100日レシピシリーズ

大腸がん手術後の100日レシピ

退院後の食事プラン

[医療解説] 森谷冝皓／国立がん研究センター中央病院下部消化管外科長・医学博士
[栄養指導] 桑原節子／国立がん研究センター中央病院栄養管理室長・管理栄養士
[レシピ・料理作成] 重野佐和子／料理研究家

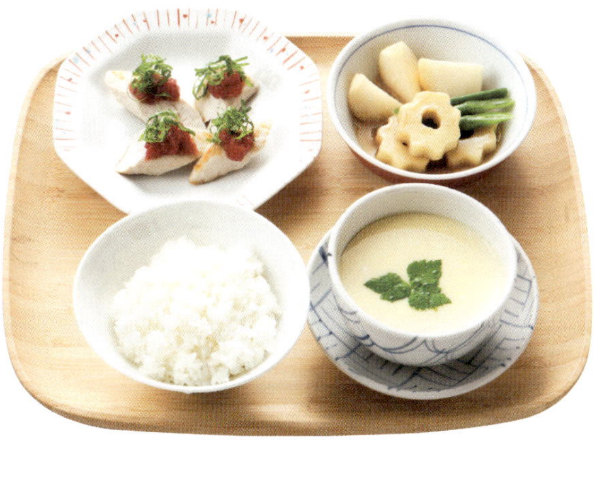

女子栄養大学出版部

100日レシピシリーズ

大腸がん手術後の100日レシピ
～退院後の食事プラン～

Contents

この本の使い方

- 料理の材料表は基本的に１人分を基準に紹介しています。ただし、作りおきができる場合は、「1人分×○回分」としています。
- １人分では作りにくく、家族もいっしょに食べられる料理は、「○人分」など、作りやすい量で紹介してあります。この場合の１人分は患者さん向けの量なので、家族が食べる量は適宜加減してください。
- 材料表に表示した重量はいずれも、食べられない皮や骨などを除いた正味重量です。
- フライパンは、油の使用量を減らすために、フッ素樹脂加工の製品を使います。他の素材のフライパンを使う場合は、油が少ないために焦げつきやすいので、火加減に注意してください。
- 電子レンジの加熱時間は出力500Wの場合です。600Wの場合は加熱時間を８割に減らしてください。
- お茶は、ほうじ茶、麦茶、ウーロン茶など、好みのものでけっこうです。紅茶は甘味なしで飲みます。

この本を開かれたかたへ

第二の人生を無事にスタートするための応援をします

桑原 節子 国立がん研究センター中央病院栄養管理室長

この本は、大腸の手術をこれから予定しているかた、また、手術が終わって退院を迎えるかたやそのご家族に向けて、手術後の食生活の不安を軽くしていただくために作られました。

退院前の患者さんからよく聞かれることは、「退院が思ったより早いので、今日の食事からどうしようか困っています」、「先生から何を食べても大丈夫、といわれましたが、どの程度かわかりません」などです。患者さんやご家族の不安は、共通していることが多いと感じます。

「大腸がん手術後」といっても、手術部位や全身の状況などで個人差が多いので、一言でこうするべきだと結論づけができるものではありません。これを食べたらいけない、という禁止項目があるわけでもないのです。ですから、「何でも自由に食べて」も乱暴ですし、「これは絶対に禁止」というのも言いすぎなのです。

本書は、退院した日から100日間を4つに区切って、それぞれの食生活のポイントを示しています。しかし、それほどこまかく、厳密に考える必要はありません。大まかな流れを理解して、ご自身の体調に合わせて応用してください。

この時期はなによりも、自身の体調と食事に関心を持って生活をすることがたいせつです。それが、術後の健康管理につながります。4つの区切りの中で、自分は今どのあたりかを確認しながら、料理のレシピを参考にして、おいしく、楽しく食べるよう心がけましょう。そうして1食1食を積み重ねることで、安全に、元気で100日目を迎えられます。

退院後100日目は、術後の第二の人生のスタートです。それまでの99日間はウォーミングアップ、いわば助走期間です。本書を通じて、皆さんが無事にスタート地点に到達できるよう、助走のリズムをととのえるサポートをさせていただきます。

自分の体験から生まれた「おいしく、おなかにやさしい」レシピを紹介します

料理研究家 重野佐和子

9年前でした。おなかに大きな違和感を感じて受診すると、「念のために」と大腸内視鏡をすすめられました。検査でポリープが見つかり、1週間後にがん告知。それからすぐに手術を受けることになりました。

さまざまな不安が頭にうず巻くなか、入院中のいちばんの心配は退院後の食事でした。

「しばらくは消化のよいものを食べること」。そう指導を受けたものの、具体的にどんな食事なのかがわからない。また、手術前と同じように食事ができるようになるのだろうか？ という不安も。きっと多くの患者さんやご家族が、同じような気持ちを抱かれるのではないでしょうか？

この本では、腸閉塞の予防を基本に、大腸の回復に合わせて食事の量や材料、切り方、調理法を変化させた退院後100日間の食事を紹介しています。料理研究家の私が退院直後から「おいしくおなかにやさしく」を目指して、あれこれ試行錯誤しながら実際に作っていたレシピもたくさんあります。退院したその日から安心して召し上がってくださいね。

なお、塩分は健康によいとされる目標値にくらべて、やや高めです。この時期は、濃いめの味つけのほうが食べやすいという患者さんが多いからです。うす味のほうが食べやすいときは、調味料を控えめにして適宜調整してくださいね。

食事は「おいしく」楽しく食べてこそ、心と体に元気が湧いてくるというもの。家族といっしょでも、一人の食事でもそれは同じです。食事に神経を尖らせることなく、術後100日を過ごすお手伝いができれば幸いです。

皆さまの食卓に笑顔と「おいしいね」の言葉が響きますように！

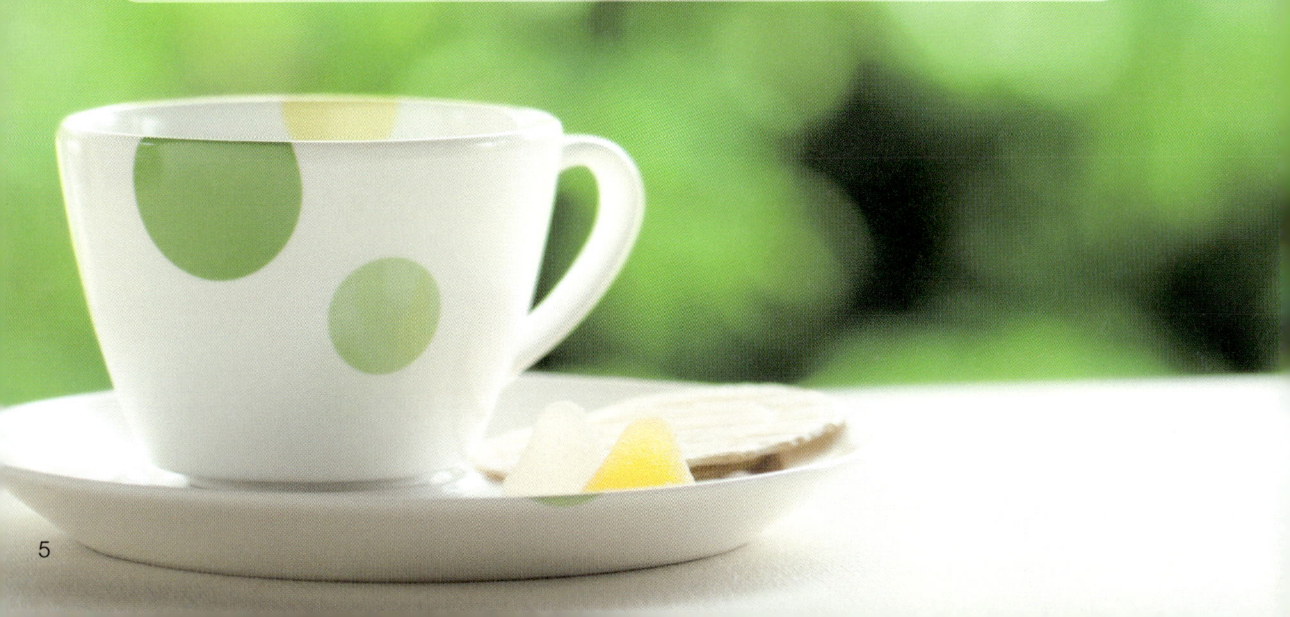

手術後100日間の経過と過ごし方のポイント

手術後の体調がどのように変化していくかを知り、
それに応じた生活のポイントをつかんでおきましょう。
回復の道のりをイメージしておくと、体も前に進みやすくなります。

入院

▶

PART 1 ①

退院から 1 週間

退院したその日から1週間

▶

PART 1 ②

退院から 2 週間

退院後1週間を過ぎて2週間まで

▶

PART 2

退院から 4 週間

退院後2週間を過ぎて4週間まで

●自宅での生活のリズムに慣れましょう

退院した喜びを感じる一方で、身近に医師や看護師がいないことに不安も感じる時期です。日々のリズムがととのうまで、退院直前に病院で食べていた食事を参考に食べましょう。

●新しい食べ方を身につけましょう。

体調が回復するにつれて食欲が増し、食事の量も増えてきます。うっかり食べすぎて腸閉塞を招くトラブルが、このころから多くなります。よくかんで、ゆっくり食べる習慣は身についていますか？　この食べ方を続けていれば、食べすぎも防ぐことができます。

●排便トラブルとじょうずにつき合いましょう

下痢や軟便、頻便に悩まされているかたが多い時期です。時間の経過が最良の妙薬ですが、食事を含めた生活のリズムをととのえ、消化のよい食事と充分な水分の補給を心がけましょう。妙薬の効き目がいっそうよくなります。

PART 3

退院から
2か月

退院後
4週間を過ぎて
2か月まで

●食べ急ぎ、食べすぎに注意しましょう

下痢や軟便、頻便が収まると、今度は便秘になるかたが多くなります。そろそろ根菜も解禁してよいものの、便秘解消にと食べすぎると、おなかが張ることがあるので注意しましょう。手術後、初めて解禁する食材はやわらかく調理して、控えめに食べることからスタートしましょう。

PART 4

退院から
3か月

退院後
2か月を過ぎて
3か月まで

●社会生活を楽しみましょう。でも、油断大敵です

おなかの創のかたさもとれて、腸の働きもよくなってきます。本格的に社会復帰するかたも多いでしょう。外での食事はコントロールがむずかしいもの。昼食は、できればお弁当を持参しましょう。つき合いで外食をする機会も増えてきます。楽しさにつられてつい食べすぎないよう注意しましょう。

退院から
100日

退院後
約3か月半

●自分のベストバランスを維持しましょう

自分が自然体で過ごせるベスト体重とベスト体調を保つコツがそろそろ見えてきたのではないでしょうか。ストレスや睡眠不足、暴飲暴食を避けて、バランス食を心がけましょう。

100日間の食べ方のポイント8か条

POINT 1 よくかんでゆっくり食べる

食べ物は、胃から小腸までの消化液の働きで、ドロドロの状態になって大腸に到達します。それだけに、口でかむという行為を軽く考えがちですが、よくかむことで唾液の分泌が増します。唾液にもでんぷんを分解する消化酵素が含まれるうえ、粘膜を保護する作用も期待できます。また、ゆっくりかむことで空気を飲み込む量が軽減されるので、おなかの張りも予防できます。

POINT 2 腹六分で腸閉塞予防

生活習慣病予防に、「腹八分」という目安がありますが、大腸がん手術後では、まず「腹六分」からです。基準は、手術後の感覚です。手術前の食事の量の6割では、今は満腹以上になってしまいます。「腹六分」から始めて、100日間で徐々に、自分にとっての「腹八分」に近づけていきましょう。

POINT 3 おなかが張るときは、ひと休み

おなかの張りは、食事内容だけではなく、不安や強いストレス、疲れや体の冷えなど、さまざまな要因によって生じますが、腸の機能不全や腸閉塞のバロメーターです。重苦しさや痛みなどの違和感、張りを感じるときは、とりあえず1食抜いて、様子をみましょう。

POINT 4 リラックスして楽しく食べましょう

「おいしい、幸せ」と感じながら食べたときは、消化液も充分に出て、吸収もよくなります。気分がふさいだりイライラして食べると、消化液が充分に出ないので、消化・吸収作用が滞り、腸のトラブルにつながることもあります。腸も胃に劣らず、心の影響を受けやすい臓器。リラックスして楽しく食べることは、回復力を高める大きなポイントです。

POINT
5 排便トラブルの対策をくふうしましょう

大腸がんの手術後は、下痢や頻便、便秘などの排便のトラブルがつきものです。時間の経過とともに必ず落ち着いてくるので、今は気に病むより、対策をくふうしましょう。食事のタイミングをはかり、消化のしやすい食事にして、よくかんでゆっくり食べるのが基本です。毎日の排便のリズムを記録しておくと、外出時の食事のタイミングをはかるのに役立ちます。

POINT
6 腸内細菌も味方につけて

腸内細菌は、腸の働きを支える重要な働き手です。手術によって腸が短くなっても、腸内細菌は働いています。むしろ居場所が小さくなったからこそ、活発に働いてもらわなければなりません。排便機能の改善を促し、免疫機能を高めて再発を防ぐためにも、ヨーグルトなど、有用菌を含む食品や、有用菌の餌となる穀物や野菜をしっかりとりましょう。

POINT
7 食物繊維はたいせつですが、術後は控えめに

退院後に、健康な腸をとり戻そうと、食物繊維の豊富な玄米や根菜を積極的に食べようとする人が少なくありません。でも、退院後100日間の腸はまだ多量の食物繊維を受け入れる体制ができていません。100日間は、食物繊維の摂取量は健康人の半量程度におさえましょう。玄米や根菜は、退院後しばらくは控え、2か月くらいから、体調をみながら少しずつとりましょう。

POINT
8 冷たい飲み物や料理は控えましょう

「冷えは万病のもと」といいますが、手術後の回復にも冷えは禁物です。体を冷やすと、血行不良になったり、おなかが張ることがあります。寒さや冷房対策はもちろんですが、冷たい飲食も避けましょう。暑い季節でも温かい料理や汁物をとり、食間の水分補給も、温かいお茶などにしましょう。

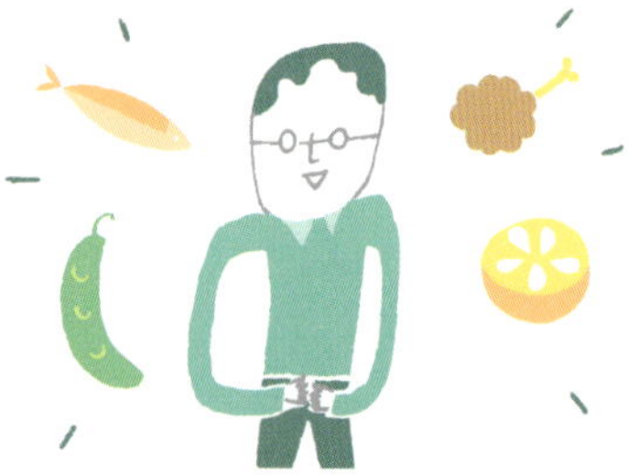

大腸がん手術後の食材選び

原則的には、食べてはいけないものはありません。
ただ、手術後 100 日間は、腸に負担をかけたり、
腸閉塞の原因になることのある食材は控えたほうがよいでしょう。

	おすすめ食品	体調により調整する食品
肉・魚・その加工品	皮なし鶏肉、鶏ささ身、牛豚赤身肉、レバー アジ、カレイ、 スズキ、サケ、タラ、 ヒラメ、カキ、はんぺんなど 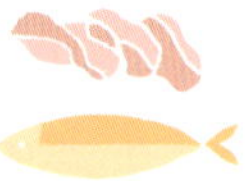	脂肪の多い肉 （バラ肉、ハム、ベーコンなど） 貝類、イカ、タコ、スジコ、塩辛など
豆・豆製品	豆腐、ひき割り納豆、きな粉など	大豆（いり大豆、煮豆）、 枝豆 
乳・乳製品・卵	牛乳、ヨーグルト、乳酸飲料、チーズなど 卵（鶏卵、うずら卵など）	制限する食品はありません
野菜	かぼちゃ、カリフラワー、かぶ、 キャベツ、大根、にんじん、トマト、なす、 白菜、ブロッコリーなど 梅干し	食物繊維が多い野菜（ごぼう、竹の子、ねぎ、 れんこん、ふき、乾物、きのこなど） 海藻（こんぶ、わかめ、のり、ひじきなど） 干し野菜の漬物（たくあん、つぼ漬けなど）
芋・果物	じゃが芋、里芋、長芋、大和芋など 缶詰めの果物、りんご、 バナナ、桃、洋梨など	繊維の多いもの（パイナップル、さつま芋、 こんにゃく、しらたき、ドライフルーツなど） 酸味の多い果物（柑橘《かんきつ》類）
穀物	かゆ、軟飯、うどん、マカロニ、 精白小麦粉のパン	玄米、赤飯、胚芽・雑穀・ 全粒粉入りパンやめん、ラーメン
調味料	植物油、バター、 マーガリン、 マヨネーズなど 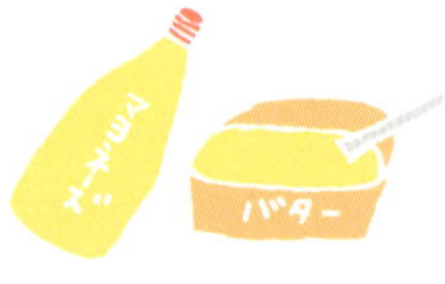	ラード、ヘットなどの動物性油脂。 からし、カレー粉、わさびなどの辛味調味料
嗜好《しこう》品	番茶、ほうじ茶、麦茶、薄い紅茶、 薄いコーヒー ビスケット、カステラ、ウエハース、 パンケーキ、ゼリーなど	炭酸飲料、アルコール、 濃いお茶、濃いコーヒー 揚げ菓子、豆菓子、 辛いせんべいなど 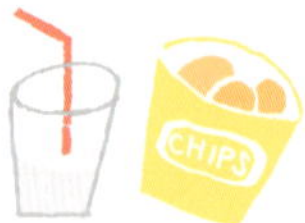

1200 1日1200kcal、たんぱく質50gの場合
（目安量は［斜線部］を除いたもの）

1800 1日1800kcal、たんぱく質70gの場合

1日にとりたい食品の目安量

退院後すぐは1日1200kcalを目標とし、その後、徐々に増やして、自分に合った量を見つけて、100日目には1日1800kcalを目安にとります。各食品グループを、できるだけそろえてとるようにしましょう。

穀物

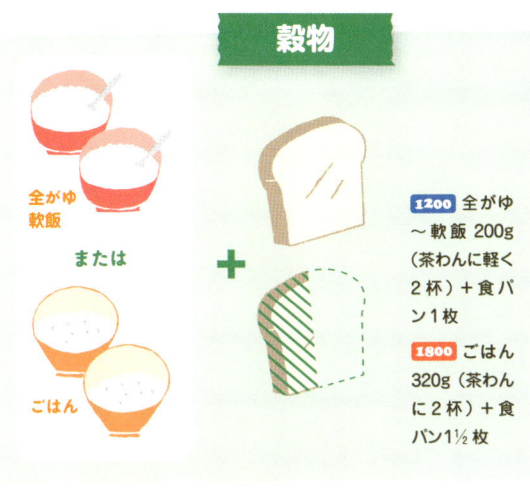

1200 全がゆ～軟飯 200g（茶わんに軽く2杯）＋食パン1枚

1800 ごはん320g（茶わんに2杯）＋食パン1½枚

肉・魚・その加工品、豆・豆製品

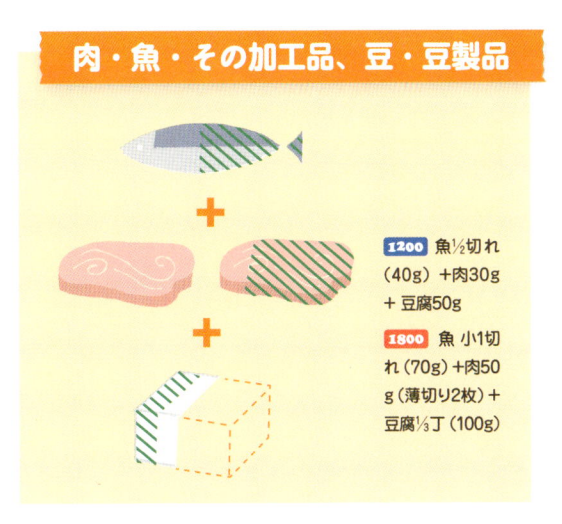

1200 魚½切れ（40g）＋肉30g＋豆腐50g

1800 魚 小1切れ（70g）＋肉50g（薄切り2枚）＋豆腐⅓丁（100g）

乳・乳製品、卵

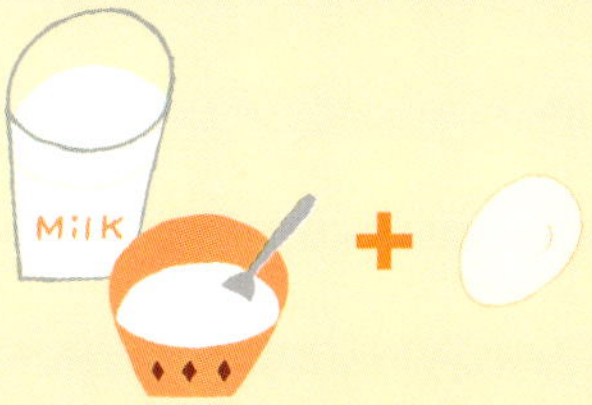

1200 牛乳 150ml ＋ヨーグルト 100ml ＋卵1個

1800 牛乳 200ml ＋ヨーグルト 100ml ＋卵1個

果物・芋

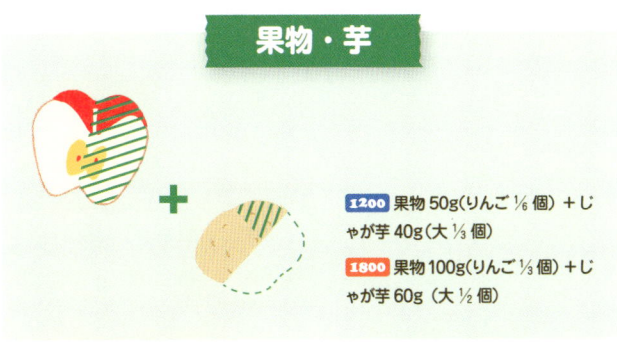

1200 果物 50g（りんご⅙個）＋じゃが芋 40g（大⅓個）

1800 果物 100g（りんご⅓個）＋じゃが芋 60g（大½個）

野菜

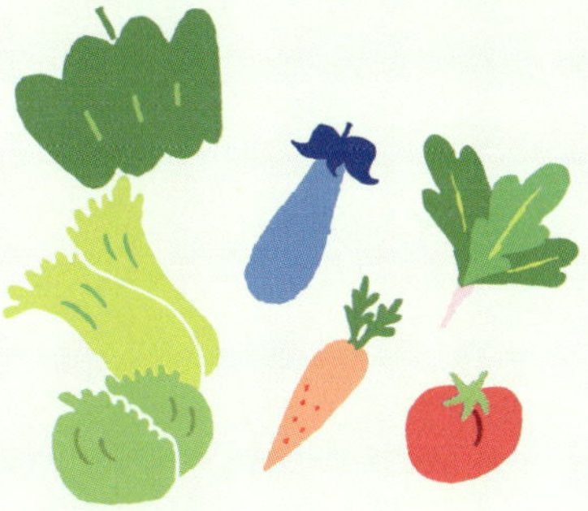

1200 緑黄色野菜、淡色野菜合わせて 120g（1食に 40g 程度を毎食）

1800 緑黄色野菜 100g ＋淡色野菜 150～200g（1食に 80～100g 程度を毎食）

調味料

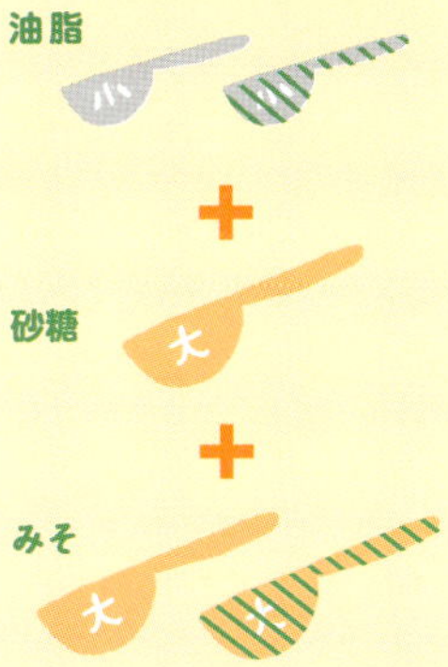

1200 油脂小さじ1＋砂糖大さじ1＋みそ大さじ1

1800 油脂小さじ2＋砂糖大さじ1＋みそ大さじ2

菓子類

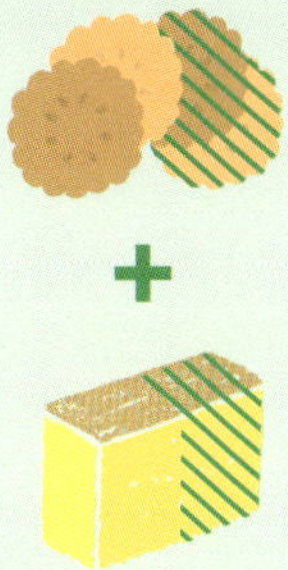

1200 ビスケット 10g ＋カステラ 25g（½切れ）

1800 ビスケット 20g ＋カステラ 50g（1切れ）

PART 1

退院後2週間

退院したその日から2週間

新しい食べ方を身につけましょう

消化のよい料理を、よくかんでゆっくりと食べ、
腹六分目にとどめる習慣をつけましょう。
紹介する献立例は、退院間近なときの病院食をお手本にした
1日3食と2回の間食のセットです。
おかゆ、うどん、汁物、間食のバリエーションも紹介します。

食事と生活のポイント

食べる量は、〝腹六分目〟を基本に1日1200kcal

1回に食べる量は6ページでも紹介したように、〝腹六分目〟が目安です。〝腹六分目〟の感覚は人それぞれですが、本来、人は自分にとっての適量に調整する能力を持っているはず。今は、病気前に眠っていたその能力を、呼び覚ますチャンスです。まずは低下した消化力に見合う量、1日1200kcal（11㌻の図参照）を目安に、食べ始めてください。

消化されにくい食品は控えましょう

腸に負担をかけず、腸閉塞を防ぐためには、食べ物を消化のよい状態に、やわらかく加熱調理することが基本です。

やわらかく調理しても、消化・吸収されない食物繊維を多く含む海藻、きのこ、根菜は、しばらくは控えましょう。生野菜や果物の皮も、最初は除くほうが安心です。

揚げ物などで脂肪をたくさんとると、下痢がひどくなったり、腸閉塞を招く心配があります。炭酸飲料や芋類、豆類などのガスを発生しやすい食品も控えましょう。

ただ、消化のよしあしは個人差もあります。10㌻の表を目安に、排便の状態と相談しながら、自分のおなかにとってのよしあしを見きわめていきましょう。

1日3食＋間食2回の5食でバランスよく

朝、昼、夕食は同じ比率にとるのが理想です。でも、短時間に急いで食べたり、食欲がないのに無理をして食べることも避けましょう。時間がないときは食事の量を1割減にし、ゆっくり食べられるときに1割増しにして、調整するとよいでしょう。

間食は、3食でとりきれない乳製品や果物を中心に、エネルギーの補いとして消化のよい菓子類を100kcal分くらい添えるようにします。

1食に必ず、主食、主菜、野菜の副菜をそろえましょう

手術による創の回復のためにも体力の回復にも、たんぱく質は不可欠です。でも、たんぱく質食品ばかりでは、むしろ逆効果。回復力の源はエネルギーです。エネルギー不足では、せっかくとったたんぱく質がエネルギー源に使われてしまい、代謝機能にも負担をかけます。

エネルギー源となる主食を第一に、たんぱく質源の主菜、エネルギーやたんぱく質の代謝に必要なビタミン・ミネラルを含む野菜の副菜を、そろえてとることがたいせつです。

献立 1

消化のよい食品と調理法を選ぶ

朝食

menu

- 半熟卵
- キャベツのスープ
- バタートースト
- りんごといちご
- カフェオレ

1食分361kcal　塩分2.3g

卵は最も消化のよい半熟にゆで、キャベツもクタクタに煮ます。トーストは、パンを二度焼きして水分を減らすことで、消化がよくなります。バターも乳化脂肪で消化がよく、香りのよさに食欲が湧きます。

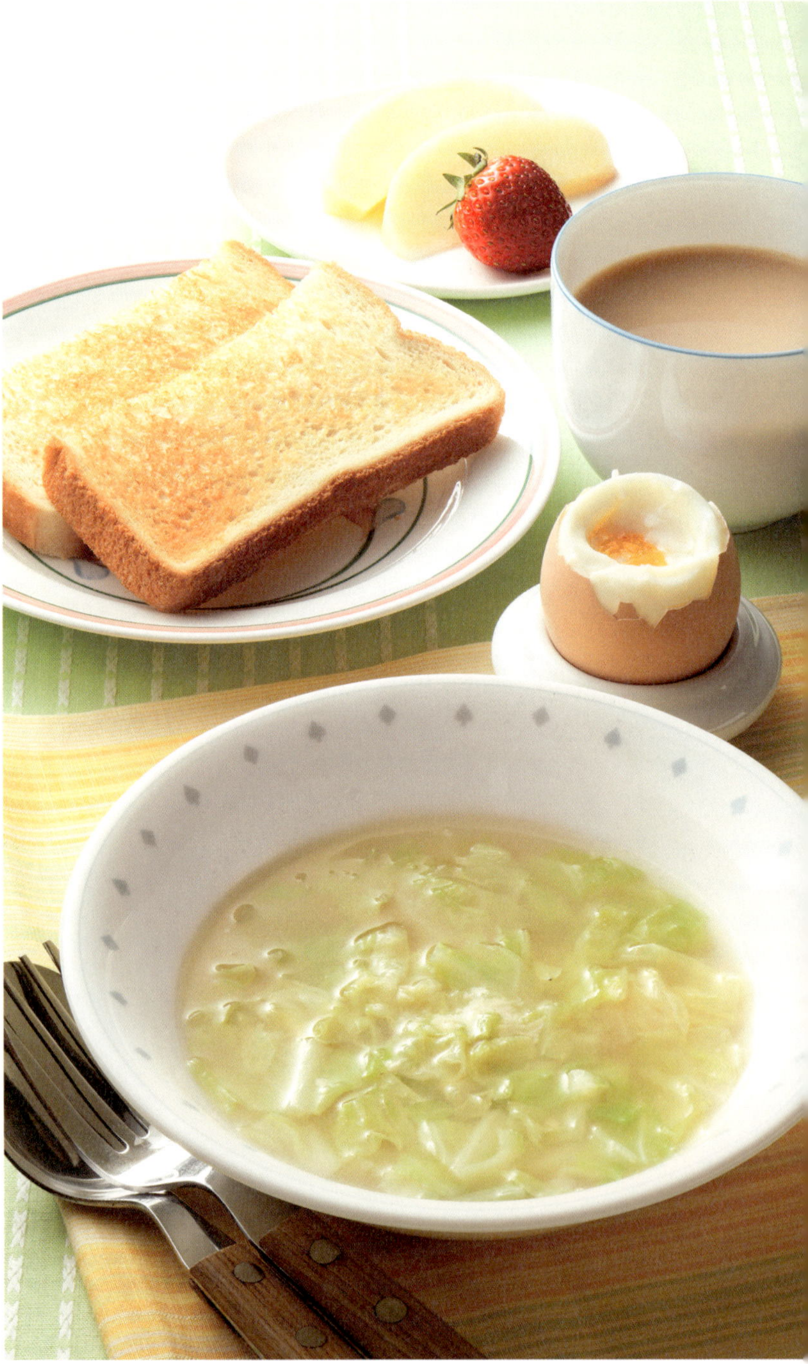

● 半熟卵

材料［1人分］

卵……1個
塩……少量

卵は水から入れてゆで、煮立ってから3分たったら水にとって器に盛り、塩をふって食べる。

● キャベツのスープ

材料［1人分×2回分］

キャベツ……大2枚（120g）
バター……小さじ1
水……2カップ
固形チキンブイヨン……½個
塩・こしょう……各少量
粉チーズ……小さじ1

1 キャベツは芯を除き、繊維に対して垂直に、1cm幅に切る。
2 なべにバターをとかし、キャベツを入れて弱火でしんなりするまでいため、水と固形ブイヨンを加え、弱火で約15分煮る。キャベツがやわらかくなったら、塩とこしょうで調味する。
3 器に盛って粉チーズをふる。

● バタートースト［1人分］

食パン（8枚切）……1枚
バター……小さじ1

● りんごといちご

材料［1人分］

りんご……小¼個（40g）
いちご……1粒（15g）

りんごは皮をむいて1cm厚さに切り、いちごと盛り合わせる。

● カフェオレ［1人分］

牛乳……½カップ
コーヒー……適量

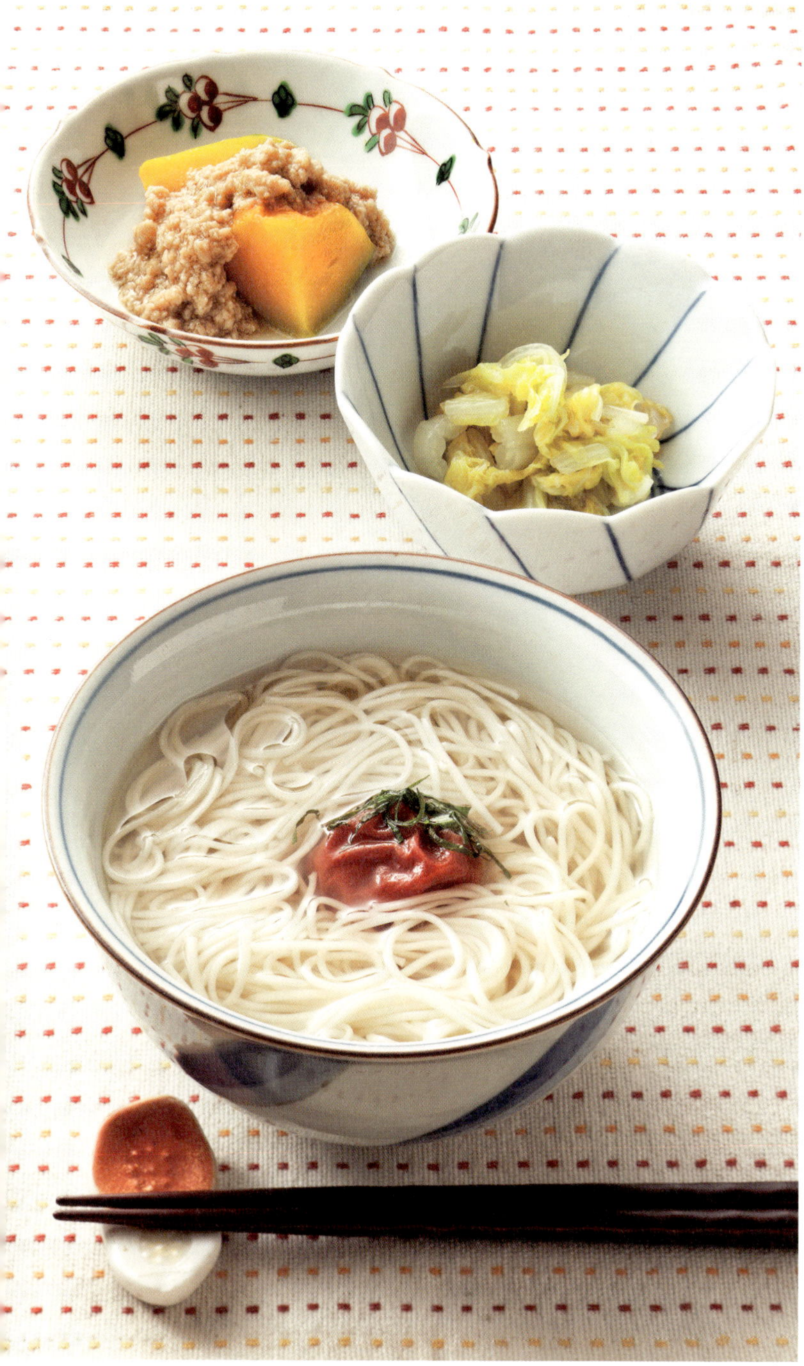

昼食 menu

- 梅にゅうめん
- かぼちゃの鶏みそそぼろかけ
- ゆで白菜の酢の物

1食分281kcal　塩分5.5g

そうめんも、
ゆっくり食べられるよう、
やわらかく煮ます。
かぼちゃは、栄養価が高くて
消化もよい、この時期に
最適の野菜。ひき肉を添えて
副菜を兼ねた主菜にします。

梅にゅうめん

材料［1人分］

そうめん……1束（50g）
a
- だし……1カップ
- みりん・酒……各大さじ½
- うす口しょうゆ……大さじ½

梅干し……½個
青じその葉……½枚

1 なべにaを合わせて煮立てる。
2 そうめんは熱湯でゆでて水にとってよく洗い、ざるにあげて水けをきる。
3 1にそうめんを入れて2〜3分煮、器に盛る。梅干しをのせ、青じその葉をせん切りにして添える。

かぼちゃの鶏みそそぼろかけ

材料［1人分］

かぼちゃ……30g
鶏ひき肉……20g
だし……¼カップ
みそ……小さじ1弱
かたくり粉……少量

1 鶏そぼろを作る。小なべに鶏ひき肉とだし、みそを合わせて菜箸《ばし》でよく混ぜる。火にかけてさらに混ぜながら2〜3分煮、ひき肉に火が通ってホロホロになったら、かたくり粉を倍量の水でといて流し、とろみがつくまで煮る。
2 かぼちゃは種と皮を除き、2cm角に切る。水でぬらしてからラップに包み、電子レンジ強で2分加熱する。
3 かぼちゃを器に盛り、鶏そぼろをかける。

ゆで白菜の酢の物

材料［1人分］

白菜……30g
しょうゆ・酢……各小さじ1

1 白菜は内側のやわらかい葉を選び、横に1cm幅に刻み、ざるに入れて熱湯をかけてしんなりさせる。
2 白菜が温かいうちにしょうゆと酢であえ、さめたら器に盛る。

間食

10:00

おなかによい市販品を組み合わせて手軽に

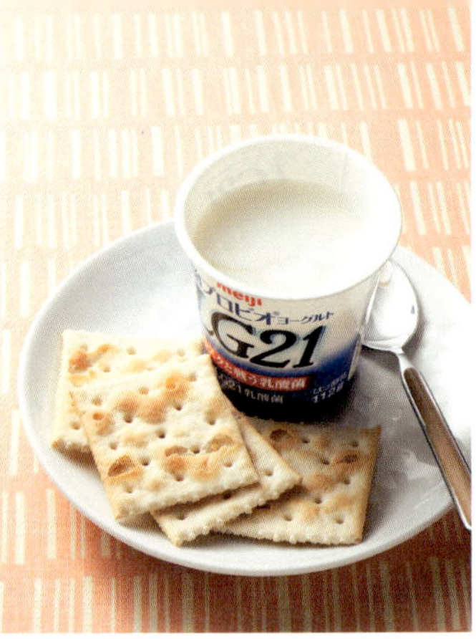

● **ヨーグルト** [1人分]

無脂肪加糖ヨーグルト(市販品)……90mℓ

● **ソーダクラッカー** [1人分]

ソーダクラッカー……4枚(12g)

1食分111kcal　塩分0.4g

15:00

しっかりかむほどに胃腸にやさしく満足感も

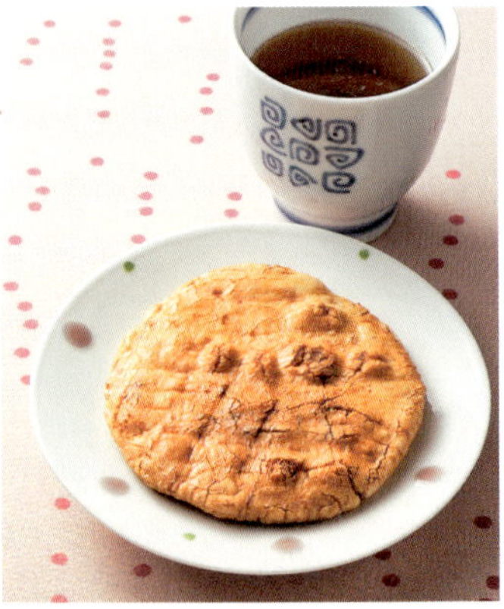

● **しょうゆせんべい** [1人分]

しょうゆせんべい(市販品)……大1枚(17g)

● **お茶**

1食分65kcal　塩分0.2g

夕食

menu

- 豆腐のカニあんかけ
- さやいんげんのごまあえ
- 長芋の含め煮
- おかゆ

1食分284kcal　塩分1.4g

● 豆腐のカニあんかけ

材料 [1人分]

絹ごし豆腐……¼丁
カニのほぐし身……20g
a ┌ だし……½カップ
　│ みりん・酒……各小さじ1
　└ しょうゆ……小さじ½
b ┌ かたくり粉……小さじ½
　└ 水……小さじ½
しょうがの搾り汁……小さじ¼
三つ葉の葉先(あれば)……少量

1 豆腐は器に入れてラップをかけ、電子レンジ強で1分加熱して温める。

2 小なべに**a**を合わせて煮立ててカニを加え、2～3分煮る。

3 **b**を混ぜた水どきかたくり粉を流してとろみがつくまで煮、しょうが汁を加えて火を消す。

4 豆腐に**3**のカニあんをかけ、あれば三つ葉の葉先を飾る。

● さやいんげんのごまあえ

材料 [1人分]

さやいんげん……3本(30g)
練り白ごま……小さじ1
しょうゆ・砂糖……各小さじ½

1 さやいんげんは熱湯でやわらかくゆで、斜めに5mm幅に切る。

2 小ボールに練り白ごまとしょうゆ、砂糖を合わせてなめらかに混ぜ、さやいんげんをあえる。

● 長芋の含め煮

材料 [1人分]

長芋……30g
だし……½カップ
みりん……小さじ½
塩……少量

1 長芋は皮を厚めにむいて1cm幅の輪切りにする。

2 なべにだしとみりんを合わせて長芋を入れ、煮立ててから弱火にし、ふたをして10分煮る。塩を加えて、さらに5分ほど煮る。串がスッと通るようになればよい。

3 器に盛り、あれば香りづけに柚子の皮のせん切りを添える。

● おかゆ [1人分]

全がゆ……100g

Column

全がゆの作り方

材料 [でき上がり200g分]

米……¼カップ
水……1¼～1½カップ

1 米は洗ってざるにあげ、なべに入れて水を加え、30分おく。

2 なべを強火にかけ、煮立ったらなべ底から一度混ぜる。吹きこぼれないようにふたをずらしてかけ、弱火で30分煮る。

3 火を消して5～15分蒸らす。

MEMO

おかゆは量が増えても加熱する時間は変わらない。一度に2～3食分煮て、1食分ずつ冷凍用ポリ袋に入れて冷凍しておくと便利。

おすすめ食材

練りごま

ごまの種皮は消化が悪いので、皮を除いてペースト状にした市販品は安心で手軽。バター代わりにパンに塗ってもよい。白と黒とがある。

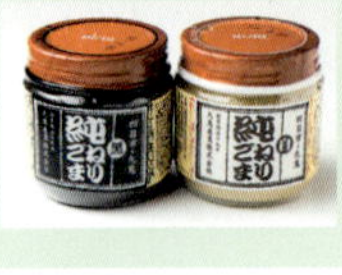

豆腐にのせたカニの緋色が映えて、退院祝いの膳にもおすすめの献立。
ごまあえには皮なしの練りごまを使い、長芋もやわらかく煮て消化よく。

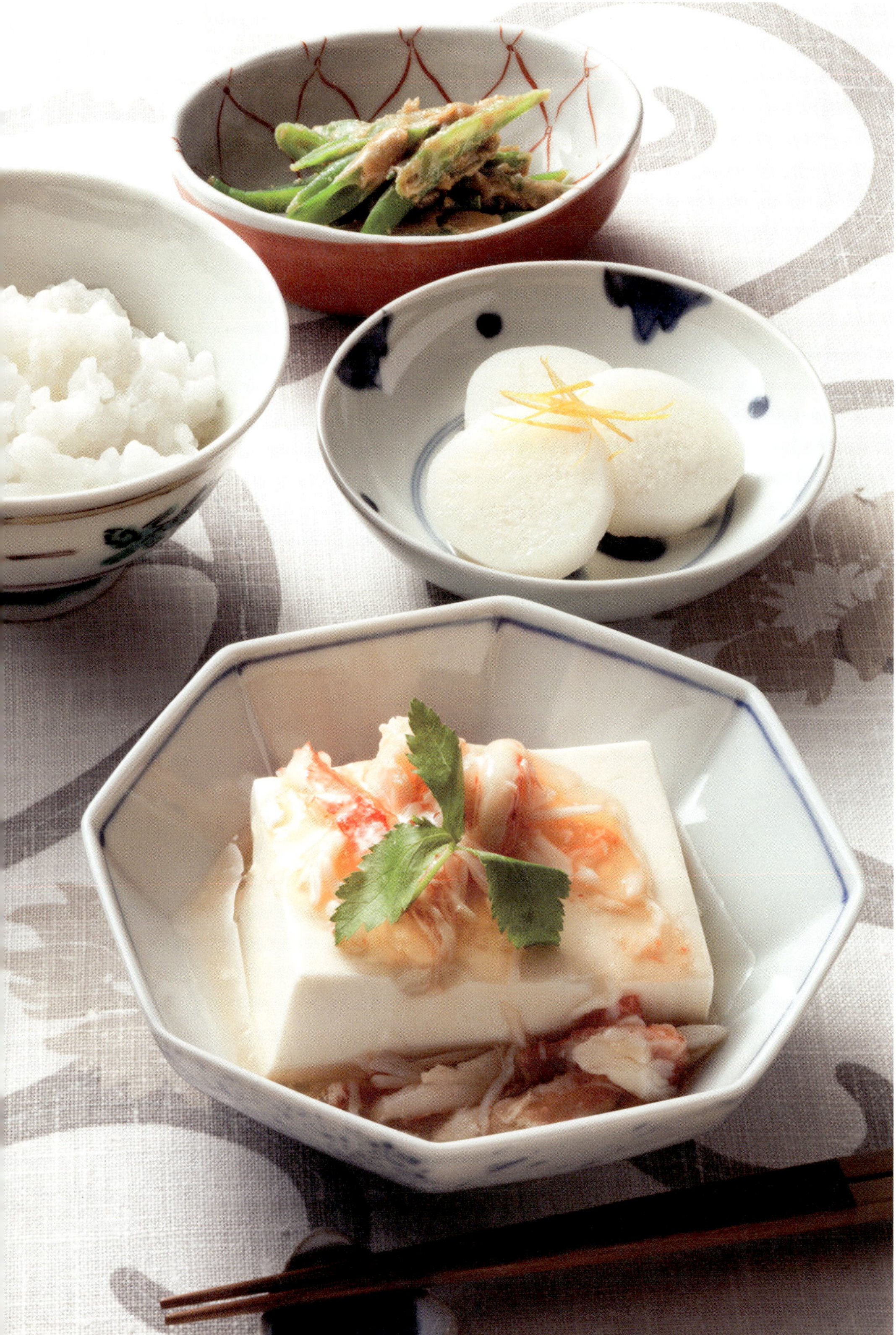

献立 2

よく火を通して充分にやわらかく

消化のよいはんぺんに、
これも消化のよいマヨネーズで
こくをプラスします。
消化酵素の宝庫・大根は
酢であえて消化促進剤に。

朝食 menu

- はんぺんのマヨネーズ焼き
- シラスのおろし酢添え
- ほうれん草と油揚げのみそ汁
- おかゆ

1食分271kcal　塩分2.7g

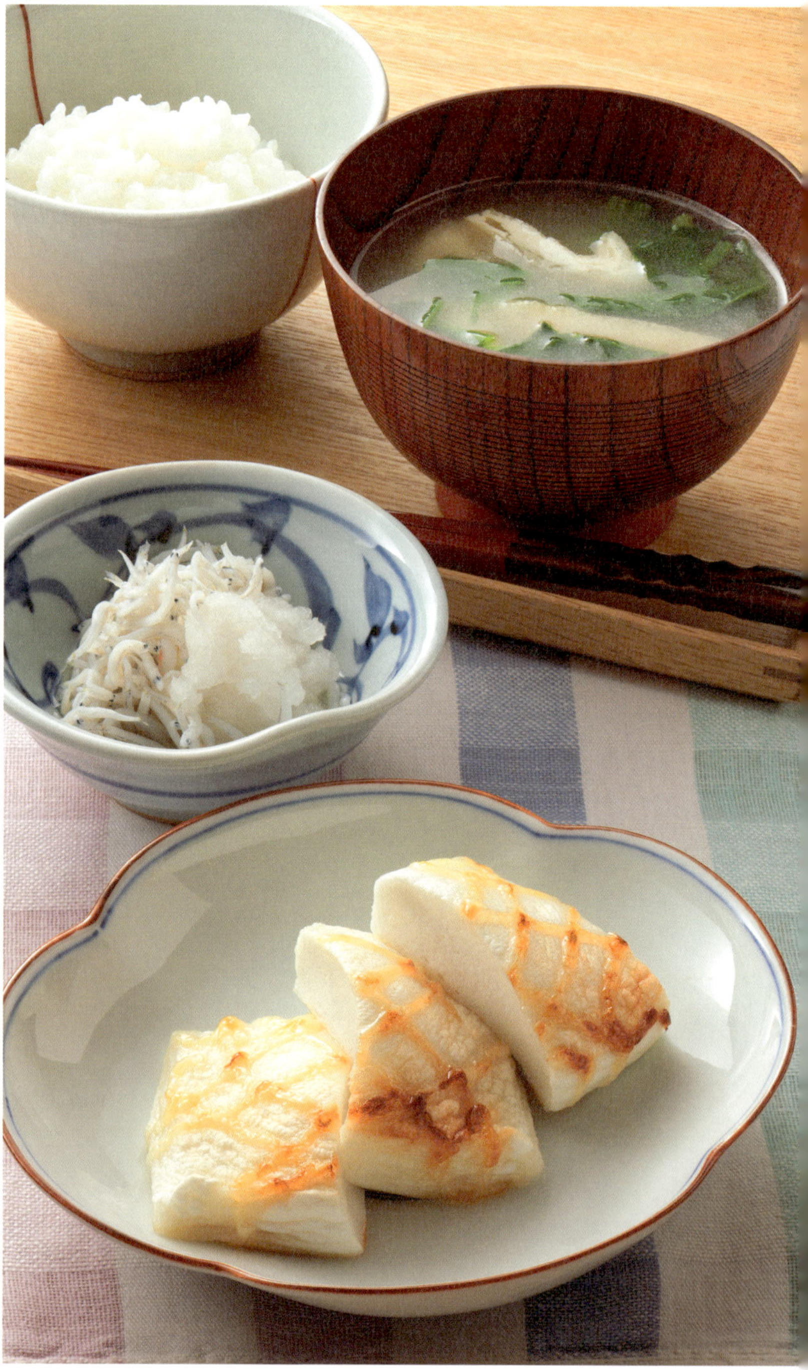

● はんぺんのマヨネーズ焼き

材料［1人分］

はんぺん…………小1/2枚（40g）
マヨネーズ…………小さじ1

1 はんぺんはアルミ箔にのせ、マヨネーズを細く格子状に絞る。
2 オーブントースターで焼き色がつくまで焼き、食べやすく切る。

● シラスのおろし酢添え

材料［1人分］

シラス干し…………10g
大根おろし…………大さじ2
酢…………小さじ1

1 シラス干しはざるに入れて熱湯をかけ、水けをきってさます。
2 大根おろしを器に盛ってシラス干しをのせ、酢をかける。

● ほうれん草と油揚げのみそ汁

材料［1人分］

ほうれん草…………30g
油揚げ…………1/8枚
だし…………3/4カップ
みそ…………小さじ2

1 ほうれん草は熱湯でやわらかくゆで、水にとって絞り、3cm長さに切る。
2 油揚げは湯をかけて、細く刻む。
3 なべにだしと油揚げを入れて1～2分煮、ほうれん草を加えてさらにひと煮し、みそをとき入れる。

● おかゆ［1人分］

全がゆ（作り方16ページ）…………100g

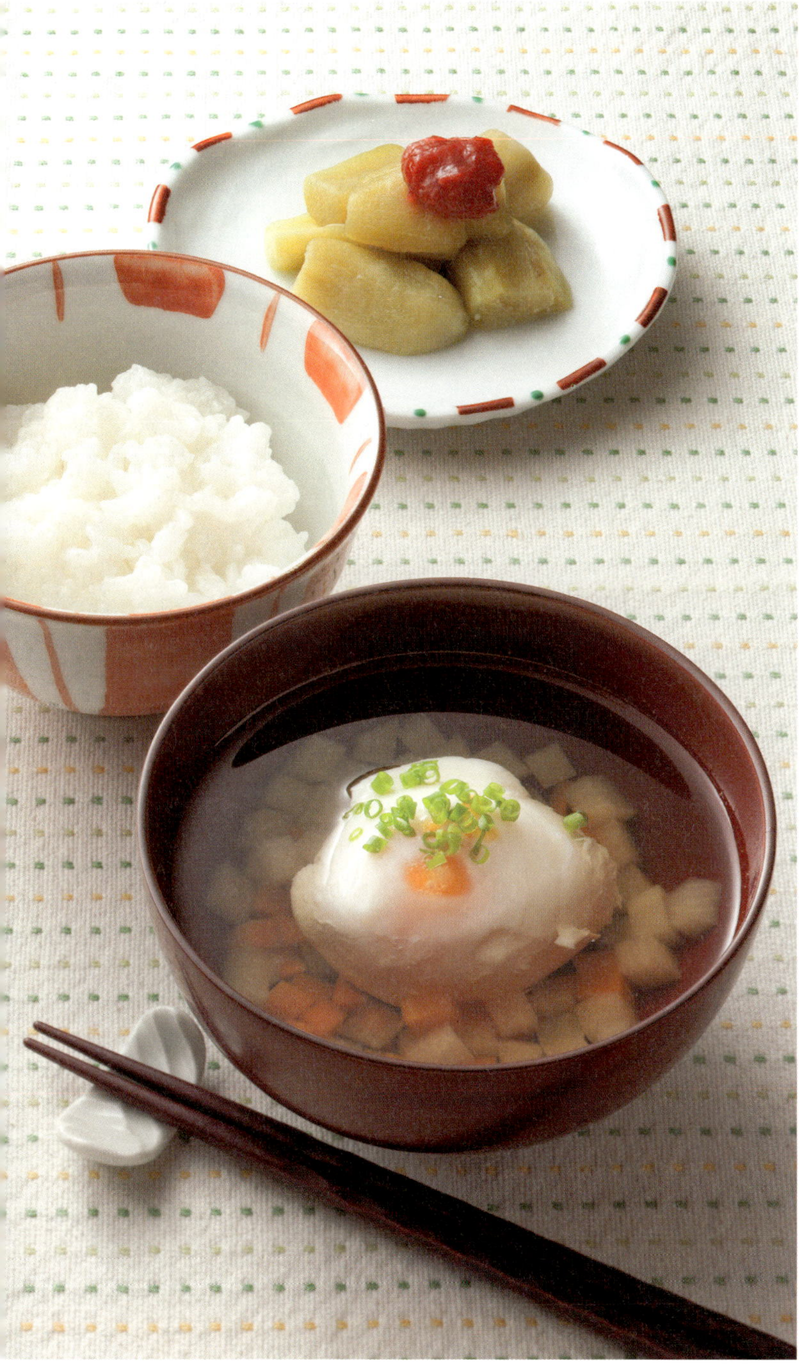

昼食 menu

- 落とし卵と野菜のすまし汁
- ひすいなすの梅肉添え
- おかゆ

1食分279kcal　塩分2.7g

角切り野菜のすまし汁に
卵を落として主菜兼用に。
電子レンジ加熱したなすの
みずみずしい甘みと梅干しは、
食欲をそそる名コンビです。

● 落とし卵と野菜のすまし汁

材料［1人分］

- 卵……1個
- かぶ……小1個（30g）
- にんじん……2cm（15g）
- だし……1½カップ
- みりん……小さじ2
- しょうゆ……小さじ2
- 小ねぎの小口切り……少量

1 耐熱ボールに水½カップを入れ、卵を割り入れ、串の先で卵黄を数か所突き、電子レンジ強で1分加熱する。

2 かぶとにんじんは皮をむいて5mm角に切る。

3 なべにだしと2を入れて10分煮、みりんとしょうゆで調味し、1の落とし卵を入れてひと煮する。

4 器に盛り、小ねぎを散らす。

● ひすいなすの梅肉添え

材料［1人分］

- なす……1個（80g）
- 梅干し……½個
- だし……少量

1 なすはへたを落として皮をむき、水につけてアクを抜き、水けをきってラップに包み、電子でレンジ強で2分加熱する。

2 ラップをはずしてさまし、小さく切って器に盛る。

3 梅干しは種を除いてスプーンでつぶし、だしでのばして2にかける。

● おかゆ ［1人分］

全がゆ（作り方16ページ）……100g

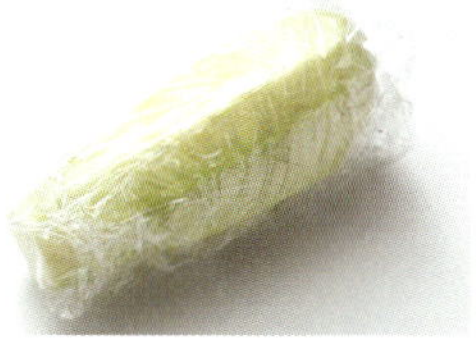

POINT
なすの皮も除いたほうが安心。
レンジ加熱なら甘みが逃げないので皮をむいてもおいしい。

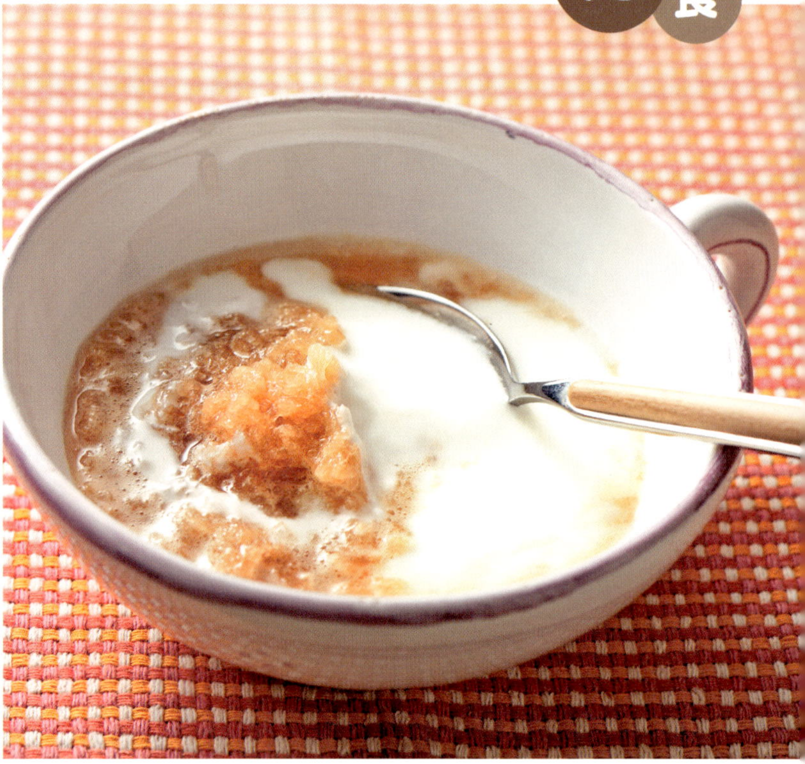

10:00

**食物繊維が多いりんごも
すりおろせば安心。
整腸作用のある乳製品と
組み合わせて万全に。**

● おろしりんご入りヨーグルト

材料［1人分］

りんご……………………小¼個（40g）
プレーンヨーグルト……………½カップ

1 りんごは皮をむく。
2 器にヨーグルトを盛り、りんごをすりおろしてのせる。全体に混ぜながら食べる。

1食分**84**kcal　塩分**0.1**g

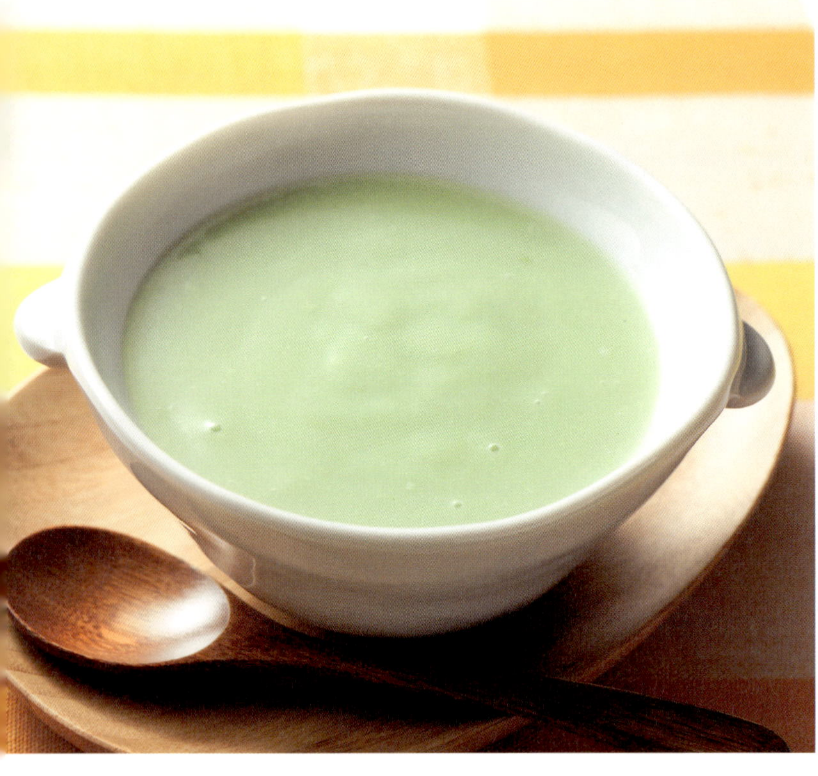

15:00

胃腸に負担を与えないエネルギー源に、抹茶のビタミンと牛乳のミネラルをプラスして

● 抹茶ミルクくず湯

材料［1人分］

抹茶入りくず湯（粉末、市販品）…½袋（12g）
牛乳……………………………½カップ

抹茶入りくず湯を器に入れて、人肌に温めた牛乳を注いでとき混ぜる。

1食分**111**kcal　塩分**0.1**g

MEMO

抹茶入りくず湯は湯にとかして飲む即席粉末製品を利用する。代わりに、くず粉、またはかたくり粉に砂糖と抹茶を合わせて使ってもよい。

夕食 menu

- タラのチャウダー
- ブロッコリーのサラダ
- パン（イングリッシュマフィン）
- メロン

１食分434kcal　塩分2.5g

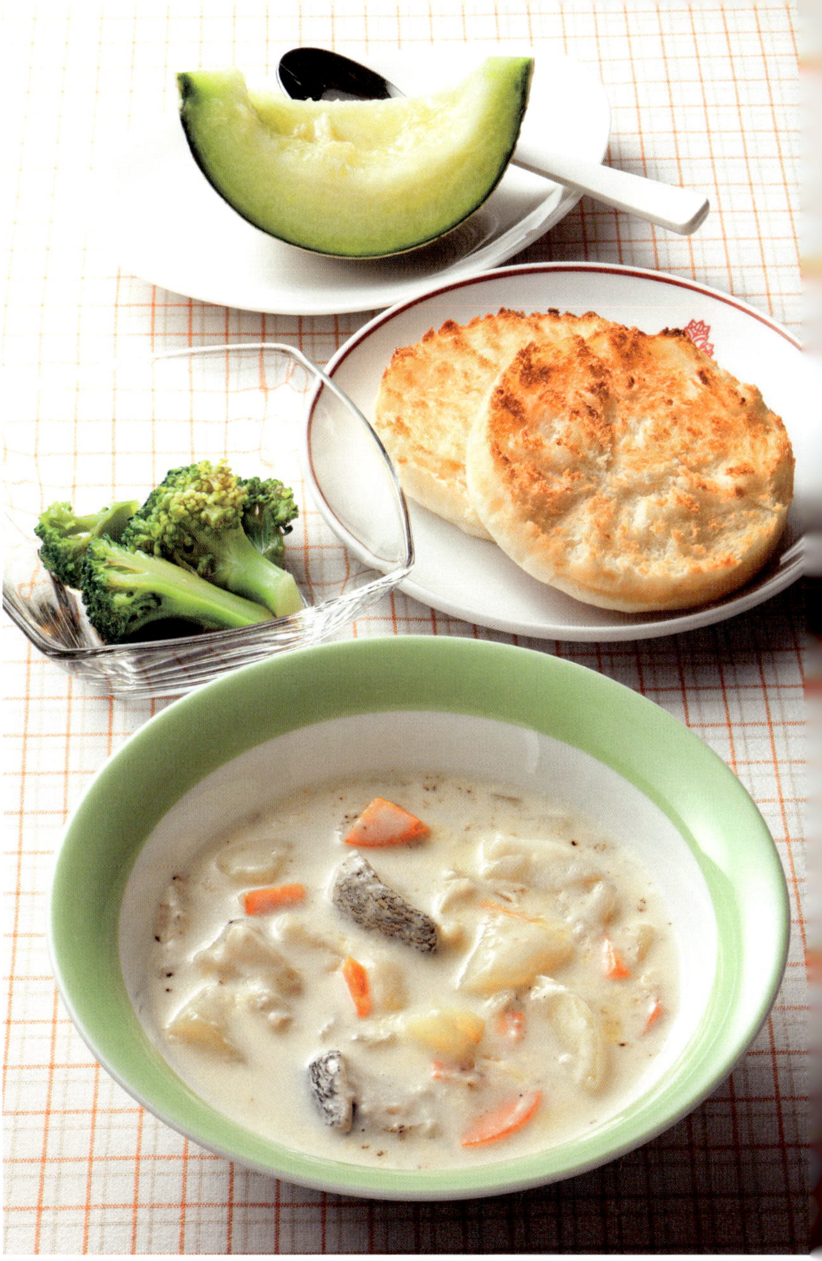

低脂肪の魚のシチューに、
やわらかくゆでた
温野菜のサラダを添えます。
パンもソフトなタイプを
トーストしてさらに消化よく。

タラのチャウダー

材料［１人分×２食分］

生タラ…………小2切れ（120g）
塩・こしょう…………各少量
にんじん…………1/4本（45g）
じゃが芋…………1個（135g）
玉ねぎ…………1/2個（100g）
バター…………10g
小麦粉…………小さじ2
a ┌ 水…………1 1/2カップ
　│ 固形チキンブイヨン…………1/2個
　└ ローリエ…………1/2枚
牛乳…………1カップ

1 タラはあれば骨を除き、一口大に切って塩とこしょうをふる。
2 にんじんとじゃが芋は1cm厚さのいちょう切りにし、じゃが芋は水にさらす。玉ねぎは1cm角に切る。
3 なべにバターをとかし、玉ねぎとにんじんを弱火でしんなりするまでいためる。じゃが芋を加えていため合わせ、小麦粉をふって焦がさないように粉けがなくなるまでいためる。
4 **a**を加え、煮立ったらアクをすくい、弱火で約10分煮る。
5 タラを加えてひと煮し、牛乳を加えてさらに5分煮、塩とこしょうで味をととのえる。

ブロッコリーのサラダ

材料［１人分］

ブロッコリー…………30g
b ┌ しょうゆ・酢…………各小さじ1/2
　│ はちみつ…………小さじ1/2
　└ おろししょうが…………少量

1 ブロッコリーは小房に分けて熱湯でやわらかくゆで、器に盛る。
2 **b**を混ぜ合わせてかける。

パン［１人分］

イングリッシュマフィン…1個（65g）

マフィンは厚みを半分に割り、トースターでこんがりと焼く。

メロン［１人分］

メロン…………1/8個（75g）

Column

食物繊維や脂肪の多いパンは控えて

食物繊維の多い雑穀入りのパンはもちろん、フランスパンも皮がかたいので、胃腸に負担になります。クロワッサンやペストリーは、脂肪も糖分も多いので控えます。精白小麦粉を主役に、油脂や砂糖控えめの、白っぽい色のパンがおすすめです。

献立③

野菜は皮や筋を除いて薄く細かく刻む

雑炊は、主食と汁物を兼ねて、
卵や鶏ささ身を加えれば、
主菜も兼ねられて手軽です。
食べ方もお手軽にならないよう、
あえ物を合の手に、ゆっくりと。

朝食 menu

- 鶏雑炊
- きゅうりの酢みそあえ
- お茶

1食分260kcal　塩分3.0g

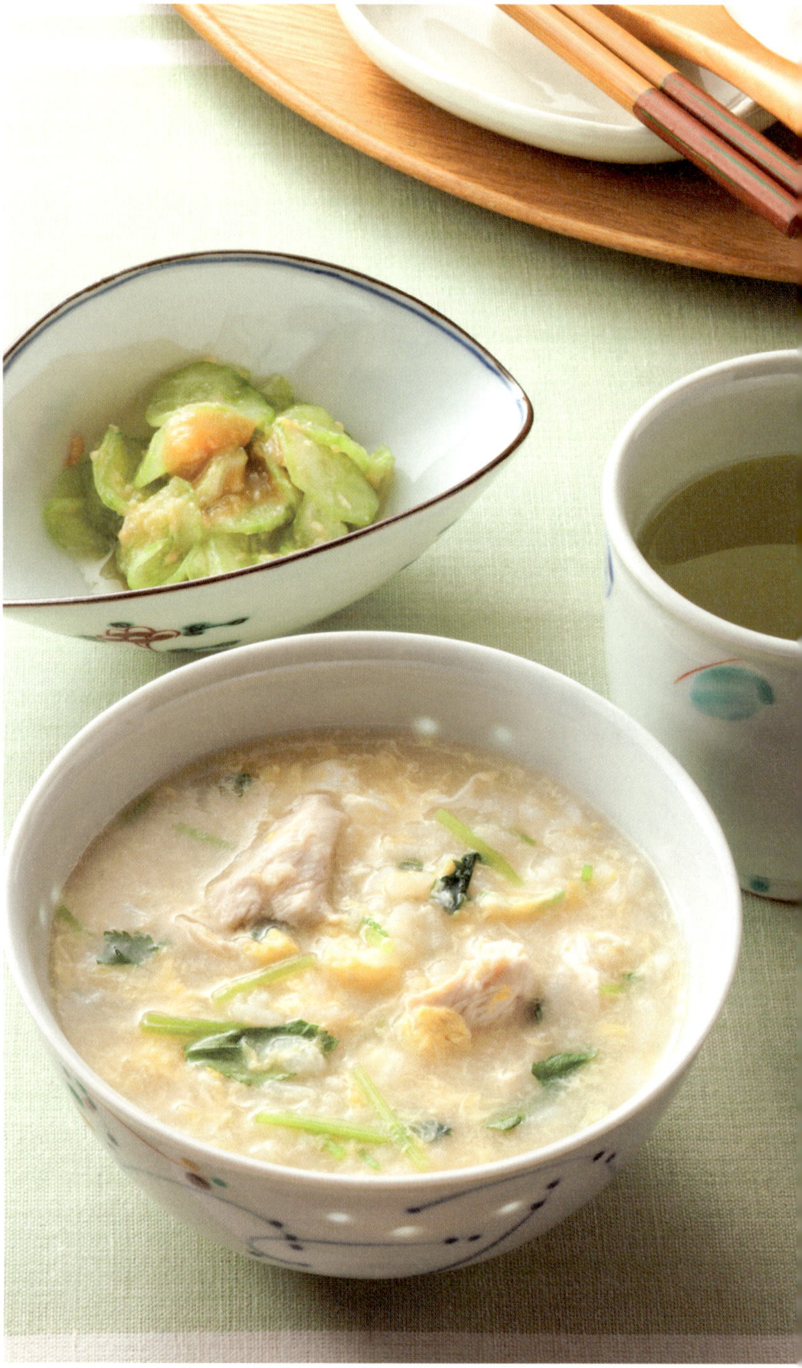

● 鶏雑炊

材料［1人分］

ごはん……茶わん軽く½杯（70g）
だし……1½カップ
鶏ささ身……½本（20g）
三つ葉……2本
しょうゆ……小さじ1
酒・みりん……各小さじ1
塩……少量
卵……1個
しょうがの搾り汁……少量

1 なべにだしを煮立て、ごはんを入れて弱火で2〜3分煮る。

2 鶏ささ身は筋を除き、薄くそぎ切り、三つ葉は2〜3cmに切り、1に入れてさらに3分ほど煮る。

3 酒と調味料で味をととのえ、割りほぐした卵を流して混ぜ、ふたをする。火を消して余熱で半熟状にする。器に盛ってしょうが汁をかける。

● きゅうりの酢みそあえ

材料［1人分］

きゅうり……½本（50g）
塩……少量
a［みそ……小さじ1
　 砂糖・酢……各小さじ⅔

1 きゅうりは皮をむき、ごく薄い輪切りにし、塩をふってしんなりしたら水けをきつく絞る。

2 aを混ぜ合わせて1をあえる。

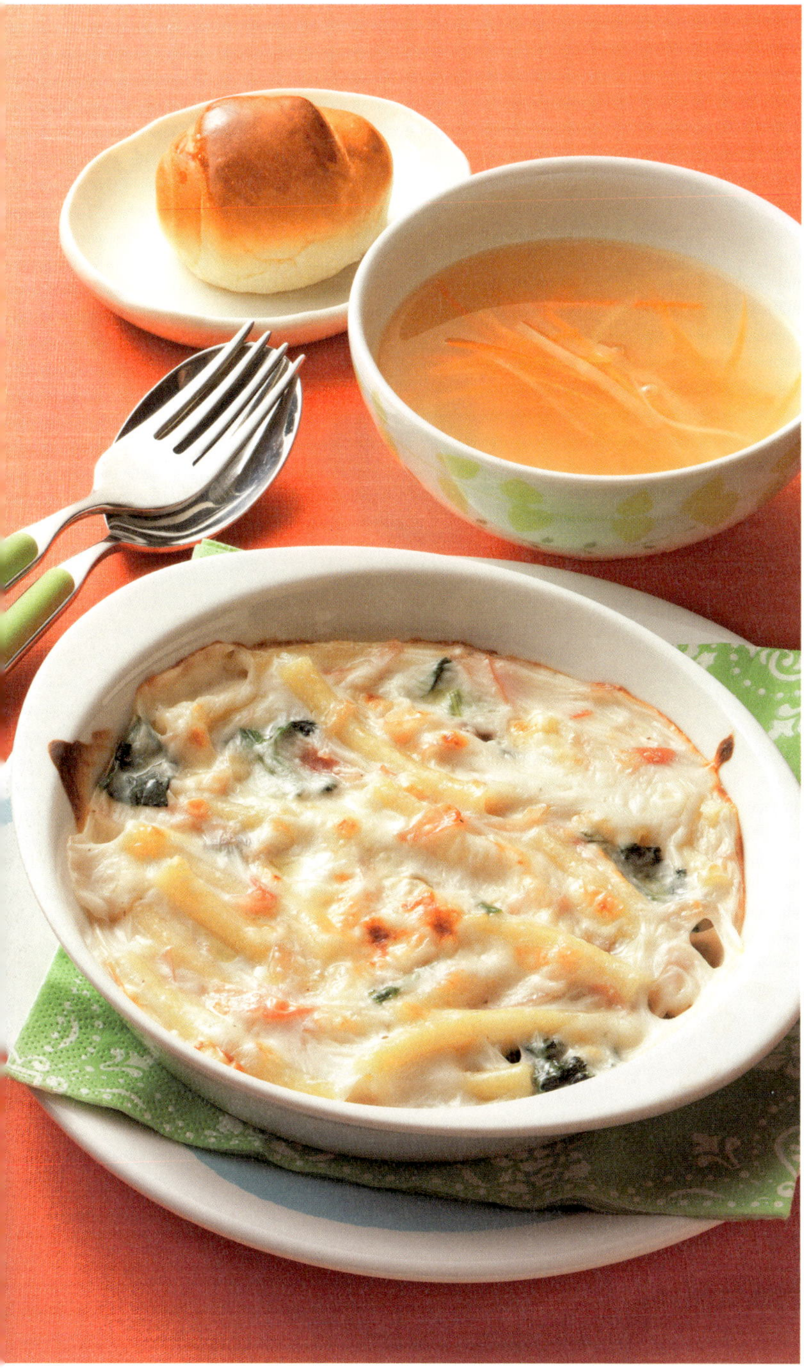

● ハムとほうれん草のマカロニグラタン

材料［1人分］

マカロニ……………………15g
ロースハム…………………1枚
ほうれん草…………………15g
a
- バター………………小さじ3/4
- 小麦粉………………小さじ1 1/2
- 牛乳…………………1/2カップ

塩・こしょう………………各少量
粉チーズ……………………小さじ3/4

1 ハムは細く切る。ほうれん草は熱湯でやわらかくゆでて、小さく刻む。

2 マカロニはたっぷりの熱湯でやわらかくゆで、ざるにあげる。

3 なべにバターをとかしてマカロニを軽くいため、小麦粉をふり入れてまぶしながらいためる。牛乳を少しずつ加えて混ぜ、弱火にして約3分、とろりとするまで煮る。

4 **3**に**1**を加えて塩とこしょうで味をととのえ、耐熱皿に盛る。粉チーズをふり、高温に熱したオーブントースターできつね色に焼く。

● せん切り野菜のスープ

材料［1人分］

セロリ・にんじん…………各20g
水……………………………1カップ
固形チキンブイヨン………1/4個
ローリエ……………………1/4枚
塩・こしょう………………各少量

1 セロリは筋をそぎ、にんじんは皮をむき、ともにせん切りにする。

2 なべに水とブイヨン、ローリエを入れて**1**を加え、煮立ったら弱火にしてふたをして10分煮、塩とこしょうで味をととのえる。

● パン［1人分］

ロールパン…………………1個（30g）

昼食 menu

- ハムとほうれん草のマカロニグラタン
- せん切り野菜のスープ
- パン（ロールパン）

1食分**341**kcal　塩分**2.4**g

ホワイトソースであえるマカロニグラタンはおなかにやさしいメニュー。シンプルな野菜スープを添えて大いばりの洋食です。

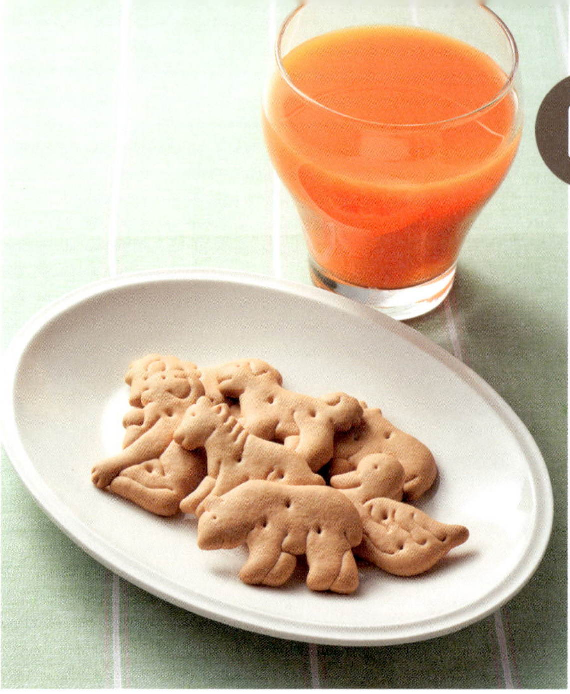

10:00

**クッキーより脂肪の少ない
ビスケットを選びます**

● **ビスケット** [1人分]

ビスケット（市販品）……………12g

● **野菜ジュース** [1人分]

野菜ジュース（市販品）……1缶（190g）

1食分**115**kcal　塩分**0.1**g

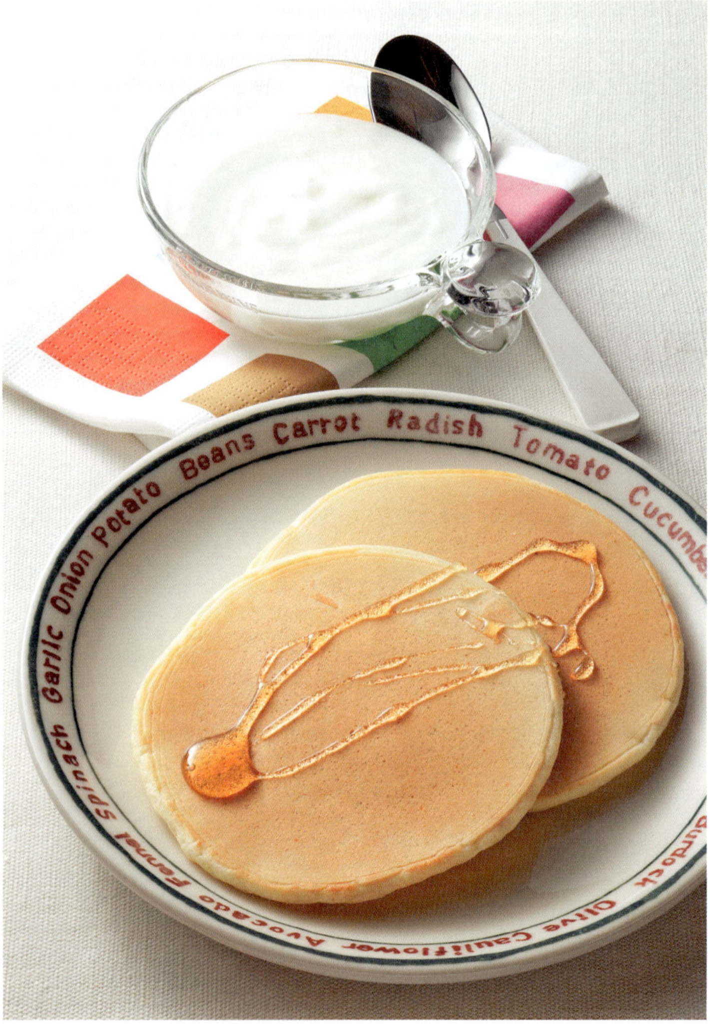

15:00

**豆乳のやさしい甘みがあれば
バターなしでもおいしい**

● **豆乳パンケーキ**

材料 [8枚分]

ホットケーキミックス（市販品）… 100g
無調整豆乳 ……………………… 3/4カップ
卵 ……………………………………1個
はちみつ……………………………大さじ1

1 ボールに卵を割りほぐして豆乳を加えてとき、ホットケーキミックスを加えて泡立て器でよく混ぜる。
2 フライパンを温め、**1**の1/8量を流して直径8cmくらいに丸く広げる。弱火で両面をきつね色にふっくらと焼く。残りも同様に焼く。
3 器に1人分2枚を盛り、はちみつをかける。

● **ヨーグルト** [1人分]

プレーンヨーグルト ……………… 1/2カップ

1食分**187**kcal　塩分**0.4**g

MEMO
パンケーキの残りはラップに包んで冷凍しても。自然解凍で食べられる。

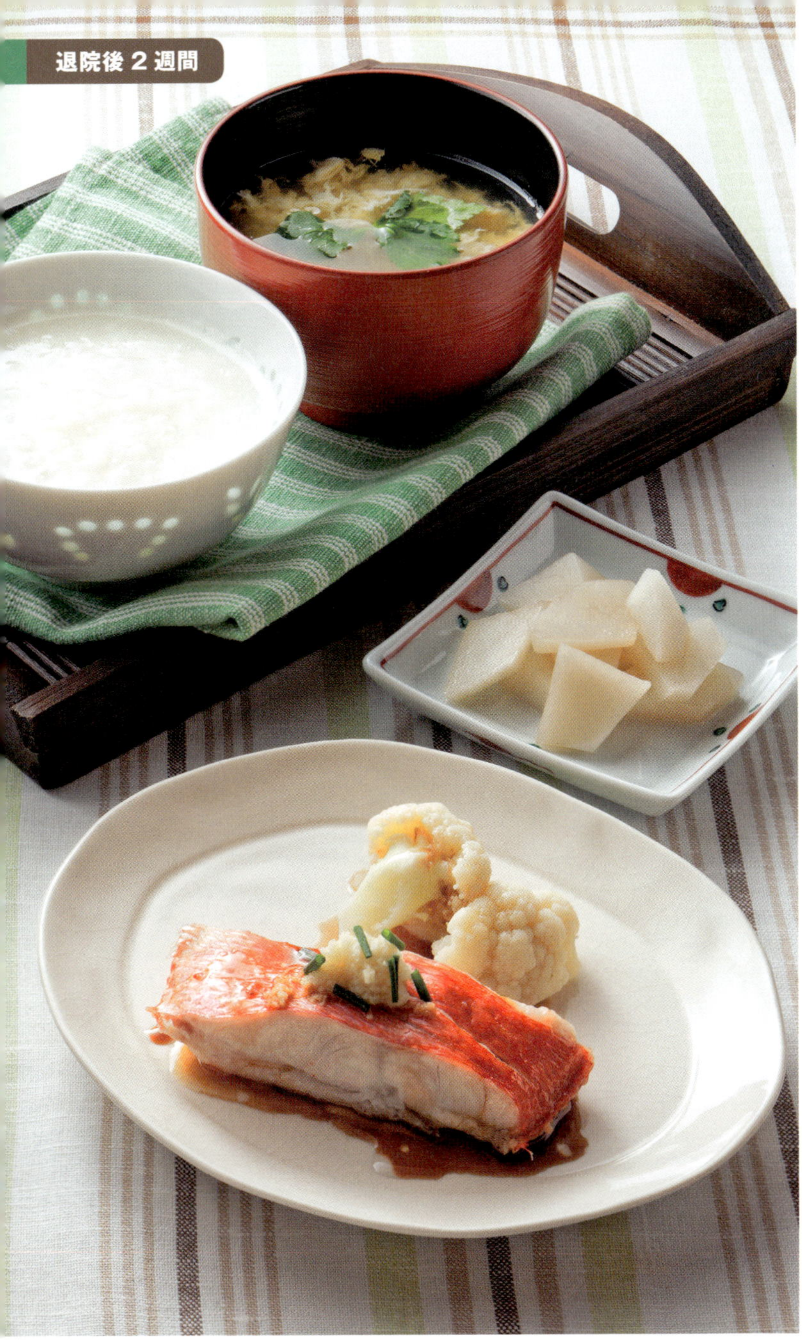

夕食 menu

- キンメダイの中国風蒸し物
- ゆでかぶの甘酢づけ
- かきたま汁
- 中国風がゆ

1食分339kcal　塩分2.7g

そろそろ恋しい中国料理を、
おなかにやさしくアレンジ。
おかゆも、おなかが温まる
しょうが風味の中国風です。

● キンメダイの中国風蒸し物

材料［1人分］

キンメダイ……小1切れ（50g）
酒……小さじ1
カリフラワー……20g
a しょうゆ……小さじ1
　みりん……小さじ1
　砂糖……少量
　ごま油……少量
おろししょうが……少量
小ねぎの小口切り……少量

1 キンメダイは皿にのせて酒をふり、蒸し器で10分蒸す。

2 カリフラワーは小房に分けてやわらかくゆでるか蒸す。

3 aを混ぜ合わせてキンメダイにかけ、おろししょうがと小ねぎをのせ、2を添える。

● ゆでかぶの甘酢づけ

材料［1人分×4食分］

かぶ……小3個（100g）
b 酢……大さじ1
　はちみつ……大さじ1
　塩……少量

1 かぶは皮をむいて1㎝厚さのいちょう形に切り、熱湯でやわらかくゆで、水けをよくきる。

2 bを混ぜ合わせた中に漬ける。15分くらいで食べられる。

● かきたま汁

材料［1人分］

卵……½個
三つ葉の葉先……少量
だし……1カップ
酒・みりん……各大さじ½
うす口しょうゆ……小さじ¾

1 卵は割りほぐす。

2 なべにだしと酒、調味料を合わせて煮立てる。とき卵を流し入れ、フワッと浮いてきたら火を消す。

3 器に盛り、三つ葉をのせる。

● 中国風がゆ

材料［1人分×2食分］

米……½カップ
水……4カップ
顆粒鶏がらだし……小さじ1
酒……大さじ2
しょうがのせん切り……½枚

1 米は洗って30分浸水する。

2 だし、酒、しょうがのせん切りを加えて火にかけ、煮立ったら弱火にしてふたをずらしてかけ、ときどき混ぜながら30分煮る。

MEMO

ゆでかぶの甘酢づけは、漬けたまま冷蔵庫で3日は保存できる。

献立 4

消化を助ける食材を組み合わせて

サンドイッチも、バターやマヨネーズたっぷりでは、おなかによくありません。ツナとじゃが芋の食感のよさを生かしてマヨネーズ控えめに。

朝食 menu

- ツナとポテトのサンドイッチ
- はちみつ入りヨーグルト
- ミルクティー

1食分340kcal　塩分1.3g

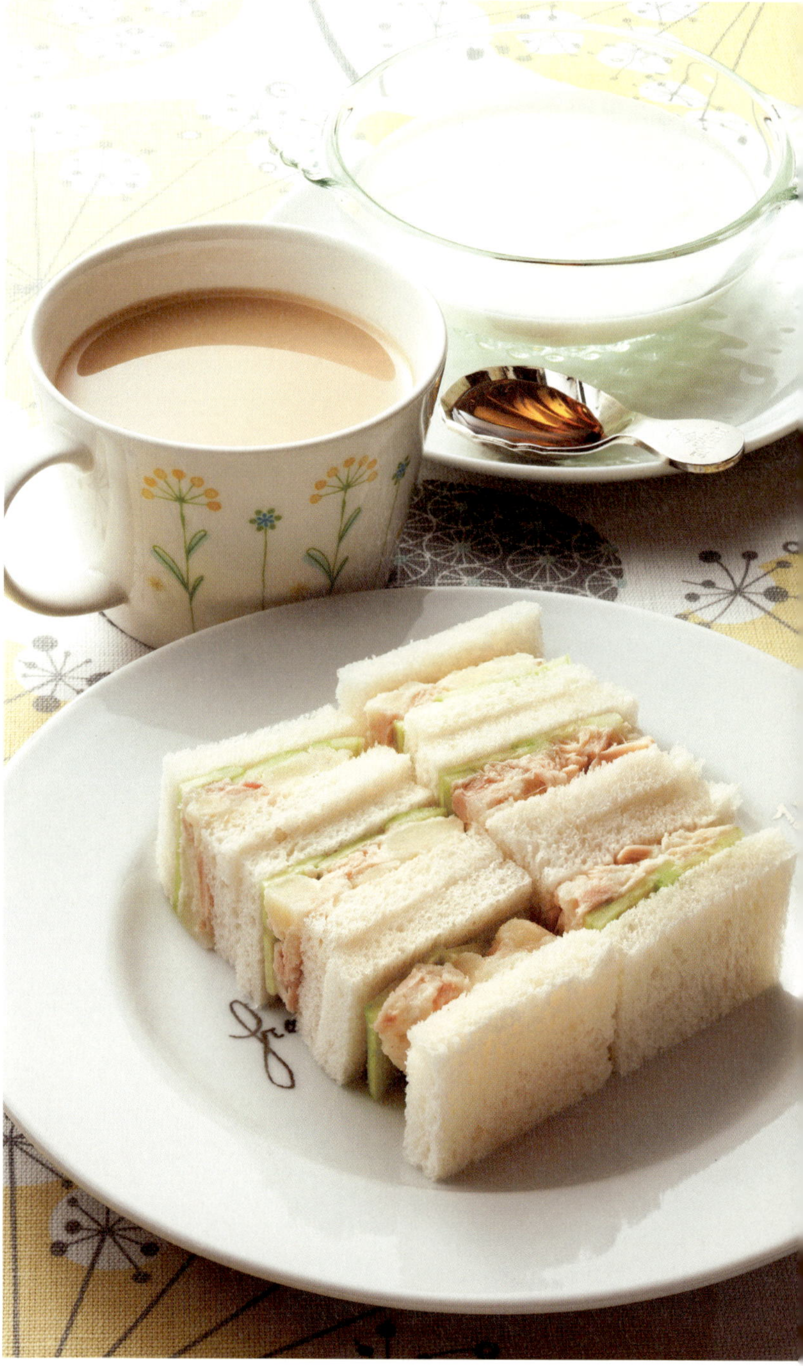

ツナとポテトのサンドイッチ

材料［1人分］

- 食パン（12枚切り耳なし）……2枚
- ツナ油漬け缶詰め……20g
- じゃが芋……小1個（90g）
- 酢……小さじ1/2
- 塩・こしょう……各少量
- マヨネーズ……小さじ1
- きゅうり……1/2本

1 じゃが芋は皮をむいて乱切りにして、水からやわらかくゆで、最後に水けを飛ばす。熱いうちにボールにとり、酢と塩、こしょうをふり、さめるまでおく。

2 ツナの油をきってほぐして**1**に加え、マヨネーズを入れてあえる。

3 きゅうりは皮をむき、縦に薄く切り、水けをふいて食パン1枚に並べる。**2**をのせて平らにならし、もう1枚の食パンをのせてはさむ。皿1枚くらいの重石をのせてしばらくおいてなじませ、食べやすく切る。

はちみつ入りヨーグルト［1人分］

- プレーンヨーグルト……1/4カップ
- はちみつ……小さじ1/2

ミルクティー［1人分］

- 牛乳……大さじ1
- 紅茶……適量

MEMO

ツナとポテトのサンドイッチは冷凍保存できるので、多めに作り、1食分ずつ分けてラップできっちり包み、冷凍するとよい。自然解凍でOK。冷凍するときゅうりの食感が悪くなるので、冷凍用はきゅうり抜きに作るのもよい。

昼食 menu

- 山芋の団子汁
- 小松菜のお浸し
- おかゆ

1食分264kcal　塩分1.6g

山芋をすりおろしただけの
やさしい歯ごたえの団子です。
するりとのどを通過しないよう、
エビといっしょに
よくかんで召し上がれ。

山芋の団子汁

材料［1人分］

エビ（殻つき）……2尾
白菜（やわらかいところ）……30g
山芋（大和芋、いちょう芋など）……50g
だし……1½カップ
酒・みりん……各大さじ1
しょうゆ……小さじ1
三つ葉の葉先……少量

1 エビは殻と背わたを除く。
2 白菜は横に小さく刻む。
3 山芋は皮をむいてすりおろし、菜箸でよく混ぜてふんわりさせる。
4 なべにだしと白菜を入れて10分煮、酒と調味料で調味し、エビを加える。再び煮立ったら3をスプーンで一口大に丸めて落とし、団子が浮いてくるまで3分ほど煮る。器に盛り、三つ葉の葉先を飾る。

小松菜のお浸し

材料［1人分］

小松菜……1株（30g）
削りガツオ・しょうゆ……各少量

1 小松菜は沸騰湯でやわらかくゆで、水にとって絞り、1cm長さに刻み、水けを絞って器に盛る。
2 削りガツオとしょうゆをかける。

おかゆ［1人分］

全がゆ（作り方16ページ）……100g

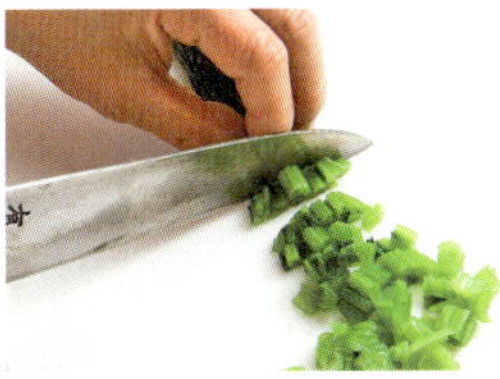

POINT
小松菜は筋がかたいので、やわらかくゆで、1cm長さに刻む。

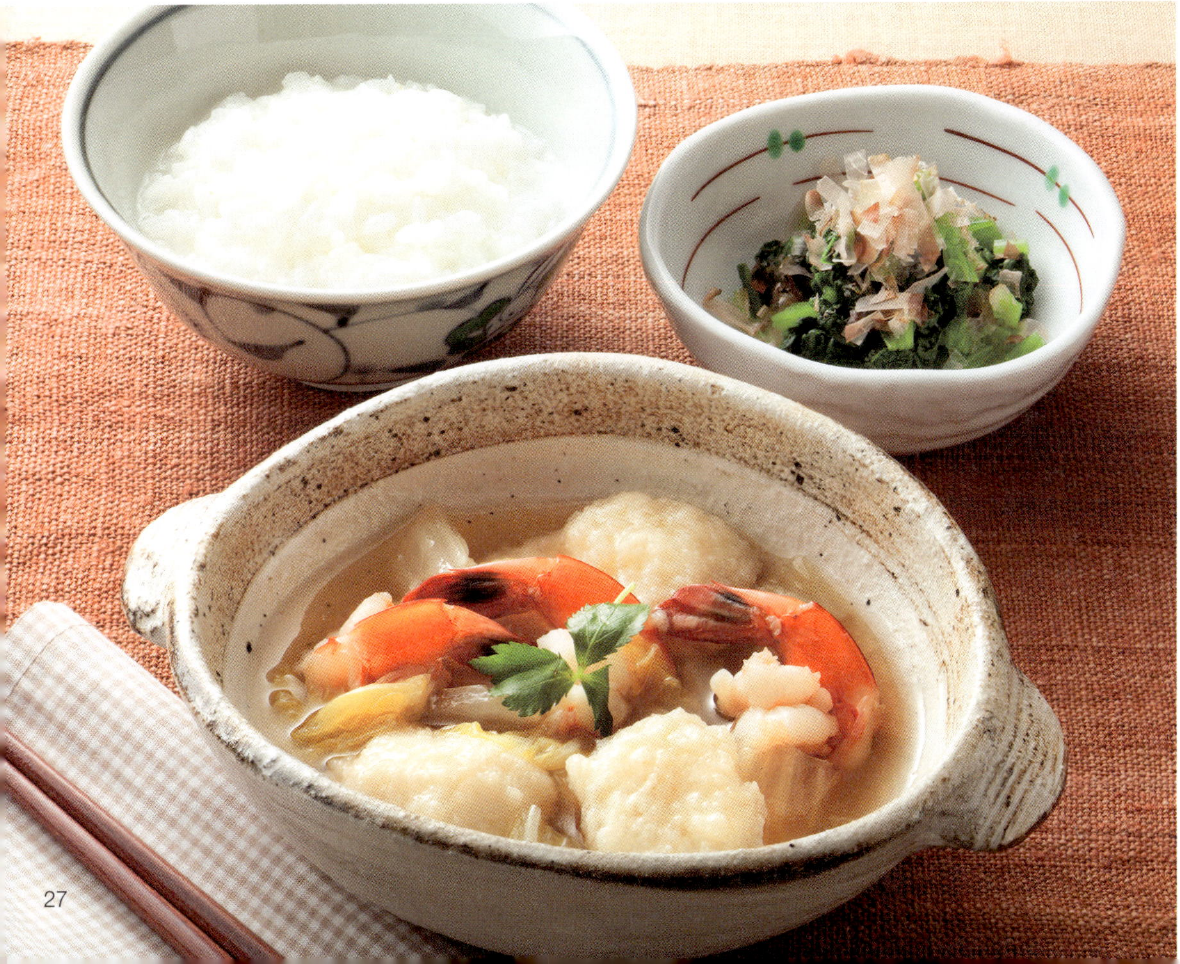

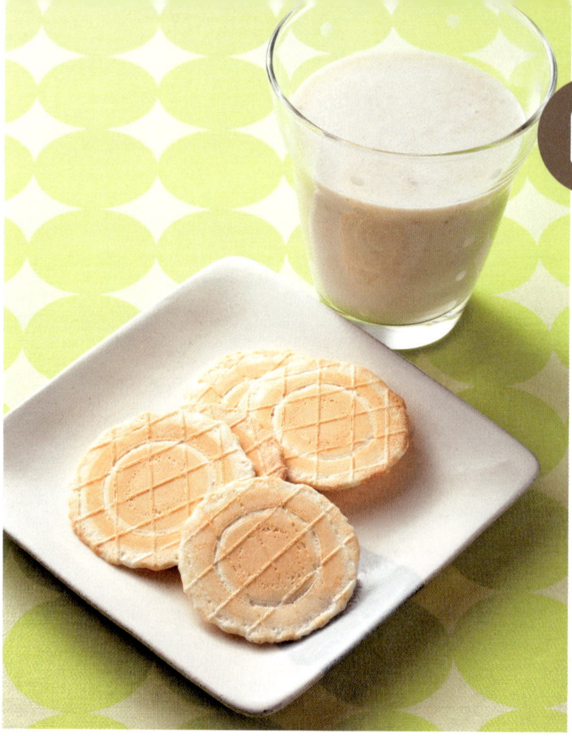

間食

10:00

**消化酵素満点ジュースに、
サクサク心地よくかめる
クラッカーを添えて**

● バナナミルクジュース

材料 [1人分]

完熟バナナ……………………1/2本
牛乳（または豆乳）……………2/3カップ
氷…………………………2〜3かけ

バナナは皮をむき、ちぎってミキサーに入れ、牛乳と氷を加えて攪拌《かくはん》する。

● ソーダクラッカー [1人分]

ソーダクラッカー………………10g

1食分178kcal　塩分0.3g

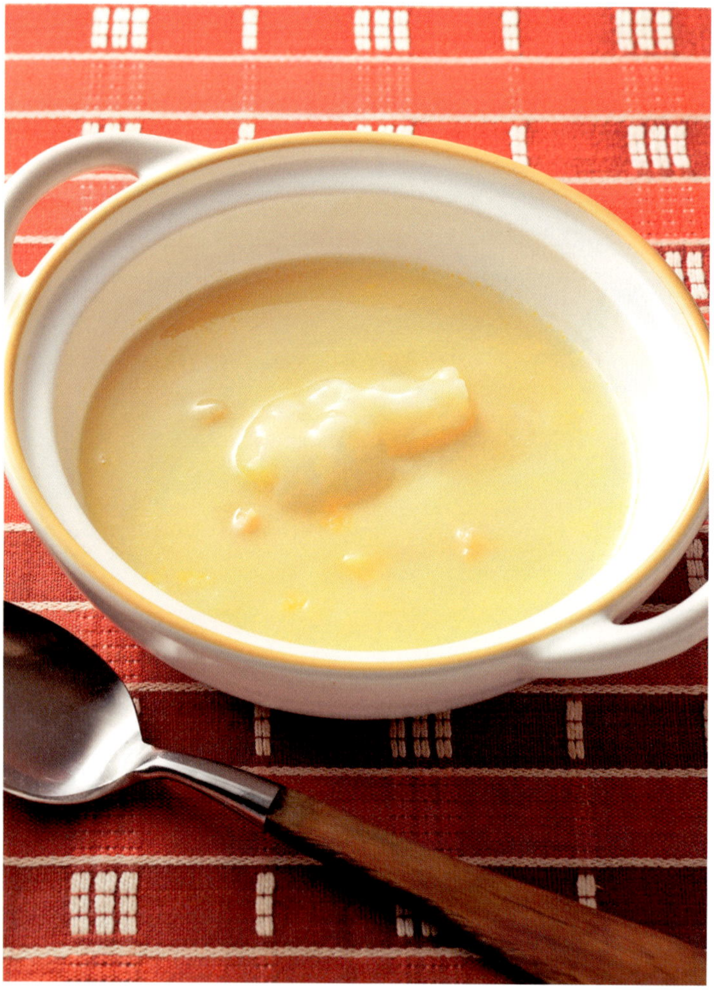

15:00

**ぽってりポタージュと、
とろとろもちの
おなかにやさしいコンビで
小腹にひとときのやすらぎを。**

● コーンポタージュの雑煮

材料 [1人分]

コーンポタージュ
（粒なし、市販の粉末製品）……1食分
薄切りもち………………3枚（36g）

1 もちを耐熱性の器に入れ、コーンポタージュを加え、表示量の熱湯を加えて混ぜる。
2 ラップをかけて電子レンジ強で1分加熱する。もちがやわらかくなればよい。

1食分153kcal　塩分1.1g

MEMO

電子レンジ加熱するともちはあつあつになるので、あら熱がとれてから食べること。ポタージュはかぼちゃ、じゃが芋など、好みのものでよい。

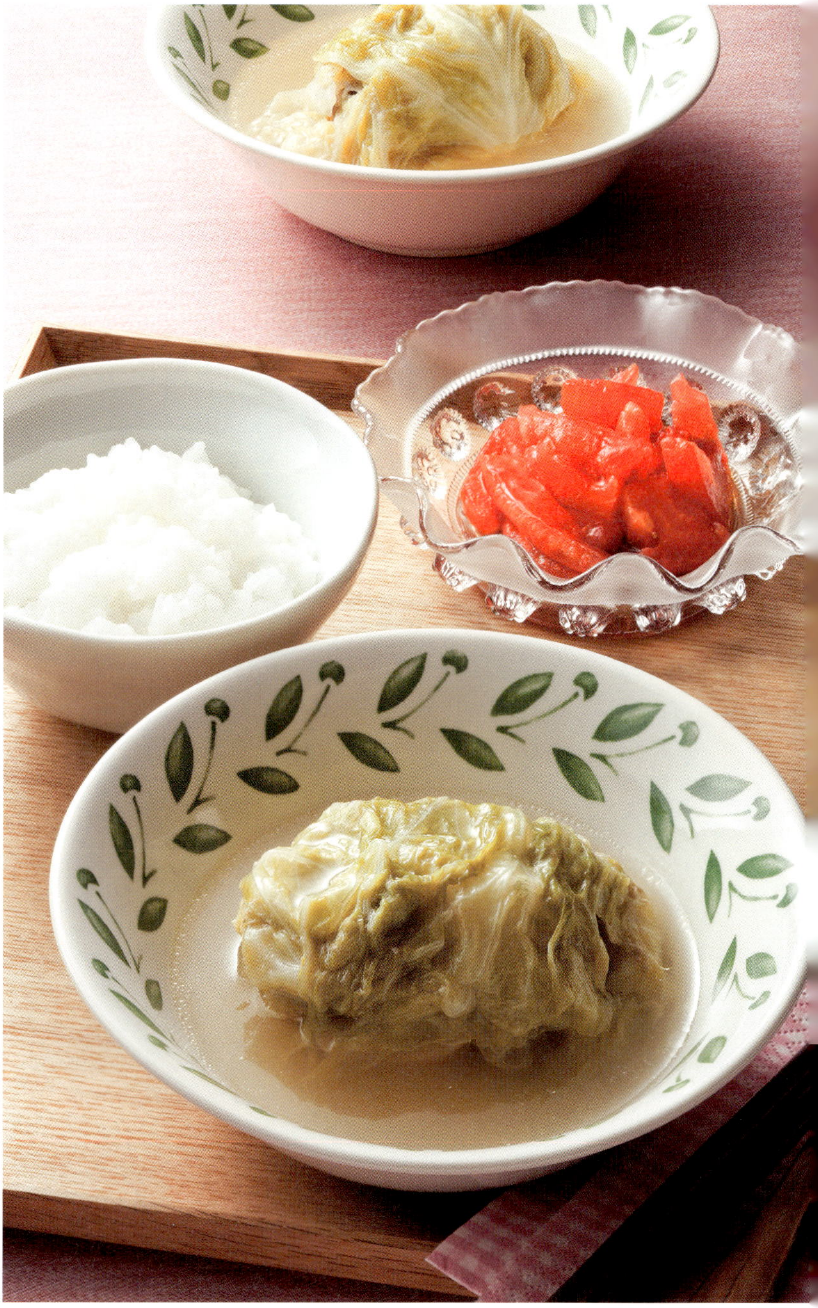

夕食 menu

- ロールキャベツ
- トマトの和風マリネ
- おかゆ

1食分299kcal　塩分2.8g

ロールキャベツも、
この時期に安心な洋食の一つ。
おかゆのおかずになるよう、
しょうゆの香りをプラス。
トマトのマリネも酢の物風です。

ロールキャベツ

材料［2人分］

キャベツ……………2枚（100g）

a
- 牛豚赤身ひき肉 ……………合わせて50g
- 玉ねぎ……………小¼個
- パン粉・牛乳……………各大さじ2
- 卵……………½個
- 塩・こしょう……………各少量

酒……………大さじ2
固形チキンブイヨン……………½個
しょうゆ・塩……………各少量

1 キャベツは芯をそぎ、熱湯でしんなりするまでゆで、ざるに広げて水けをきってさます。
2 ボールにaの材料を合わせて、粘りが出るまでよく混ぜる。
3 2を半分に分け、キャベツ1枚ずつで包み、巻き終わりを下にしてなべに入れ、水をひたひたに注ぐ。ブイヨンと酒を加えて火にかけ、煮立ったらアクをとり、弱火にしてふたをして約40分煮る。仕上げにしょうゆと塩で味をととのえる。

トマトの和風マリネ

材料［1人分］

トマト（完熟）……………小1個（70g）

b
- しょうゆ……………小さじ1
- みりん・酢……………各小さじ1
- こぶ茶……………少量
- 砂糖……………少量

1 トマトはへたをくり抜いてから、熱湯に10秒ほど入れて冷水にとり、皮をむく。
2 横半分に切って種を除き、小さな乱切りにする。
3 bを混ぜてトマトをあえ、冷蔵庫で冷やしてなじませる。

おかゆ［1人分］

全がゆ（作り方16ページ）……………100g

POINT

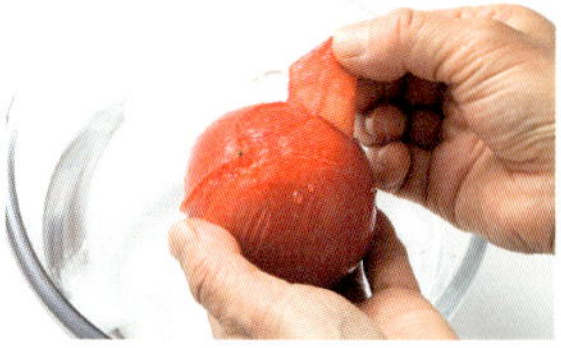

水にとると皮がはじけるので、はじけたところからむくと、薄くむける。

白がゆにあきたら おかゆのバリエ

入院中から２週間、おかゆはもう飽きた。
そんなときは、味も見た目もがらりと大変身。
主菜になるたんぱく質食品も加えたので、
あとは野菜料理を添えるだけで献立ができます。

湯葉のあんかけがゆ

大豆の栄養が凝縮した
湯葉をたっぷりのせます。
おろししょうがをのせれば、
おなかの温め効果も満点。

材料［1人分］

	全がゆ（作り方16ページ）	100g
	生湯葉	25g
a	だし	1/2カップ
a	しょうゆ	大さじ1/2
a	みりん	小さじ3/4
b	かたくり粉	小さじ1
b	水	小さじ2
	おろししょうが	少量

1 なべに**a**のだしと調味料を合わせて煮立て、湯葉を一口大にちぎって加える。煮立てないよう弱めの火で2〜3分煮る。

2 **b**を混ぜ合わせた水どきかたくり粉を流し、とろみをつける。

3 全がゆを器に盛り、**2**を煮汁ごとのせ、おろししょうがを添える。

1人分**210**kcal　塩分**1.4**g

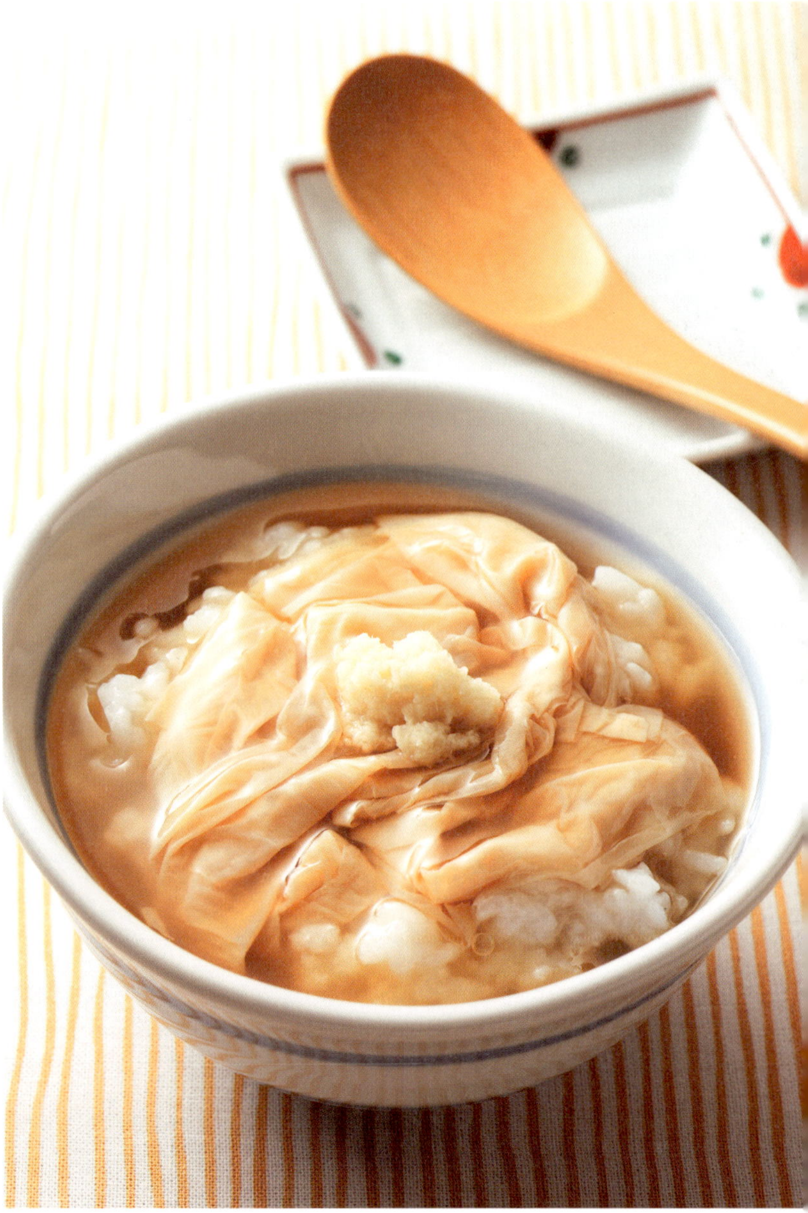

おすすめ食材

湯葉

湯葉は独特の歯ごたえがあるが、大豆製品の中で唯一、たんぱく質と脂質の消化率が100%。生湯葉（写真右）は日持ちしないが、干し湯葉（左）は長期保存でき、栄養価は同じ。

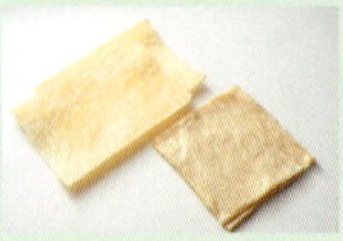

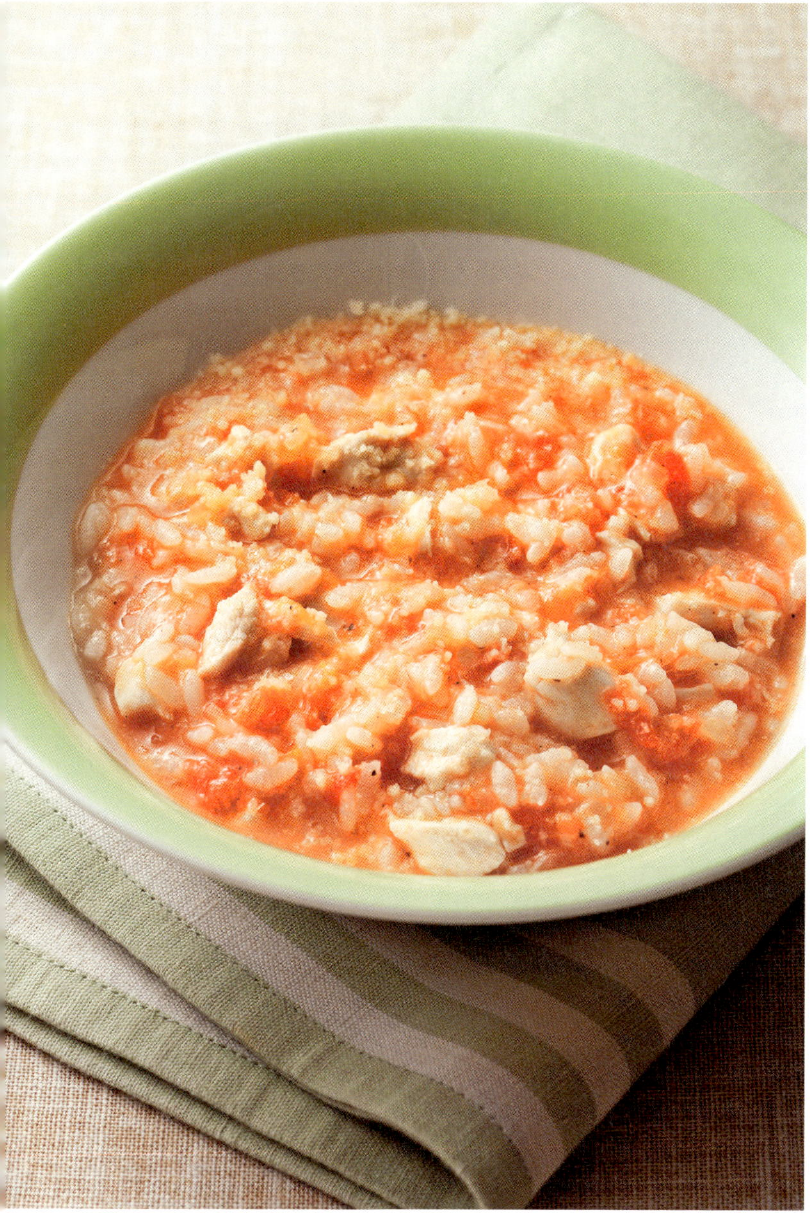

鶏ささ身のトマトリゾット

トマトにオリーブ油と粉チーズをちょっぴり加えて、
気分はイタリアン。元気が出るメニューです。

材料 [1人分]

トマト	大1個(200g)
玉ねぎのみじん切り	大さじ2
オリーブ油	小さじ1
水	1カップ
固形チキンブイヨン	½個
ごはん	茶わん軽く½杯(70g)
鶏ささ身	1本(45g)
粉チーズ	小さじ1
塩・こしょう	各少量

1 鶏ささ身は筋を除いて薄くそぎ切る。

2 トマトは皮を湯むきにし(29ページ参照)、横半分に切って種を除き、小さく刻む。

3 なべにオリーブ油を熱し、玉ねぎをしんなりするまでいためる。トマトを加えていため合わせ、水と固形ブイヨンを加える。

4 煮立ったらごはんと鶏ささ身を加え、5〜6分煮る。粉チーズをふって塩とこしょうで調味する。

1人分**262**kcal　塩分**2.0**g

MEMO

おなかの調子によっては、ごはんを入れたらコトコトと20分ほど煮ても。ささ身も包丁でこまかくたたいてかたくり粉をまぶして煮ると口当たりがやわらかい。

みんなで食べたい うどんのバリエ

おかゆではもの足りなくても、うどんなら、
みんなもいっしょに楽しむことができます。
そんな家族だんらんの昼食と
夕食におすすめのメニューです。

ほうとう風 みそ煮込みうどん

かぼちゃや里芋などの野菜が
うどんよりたくさん入って、
おいしさも栄養も満点の
山梨県の郷土料理です。

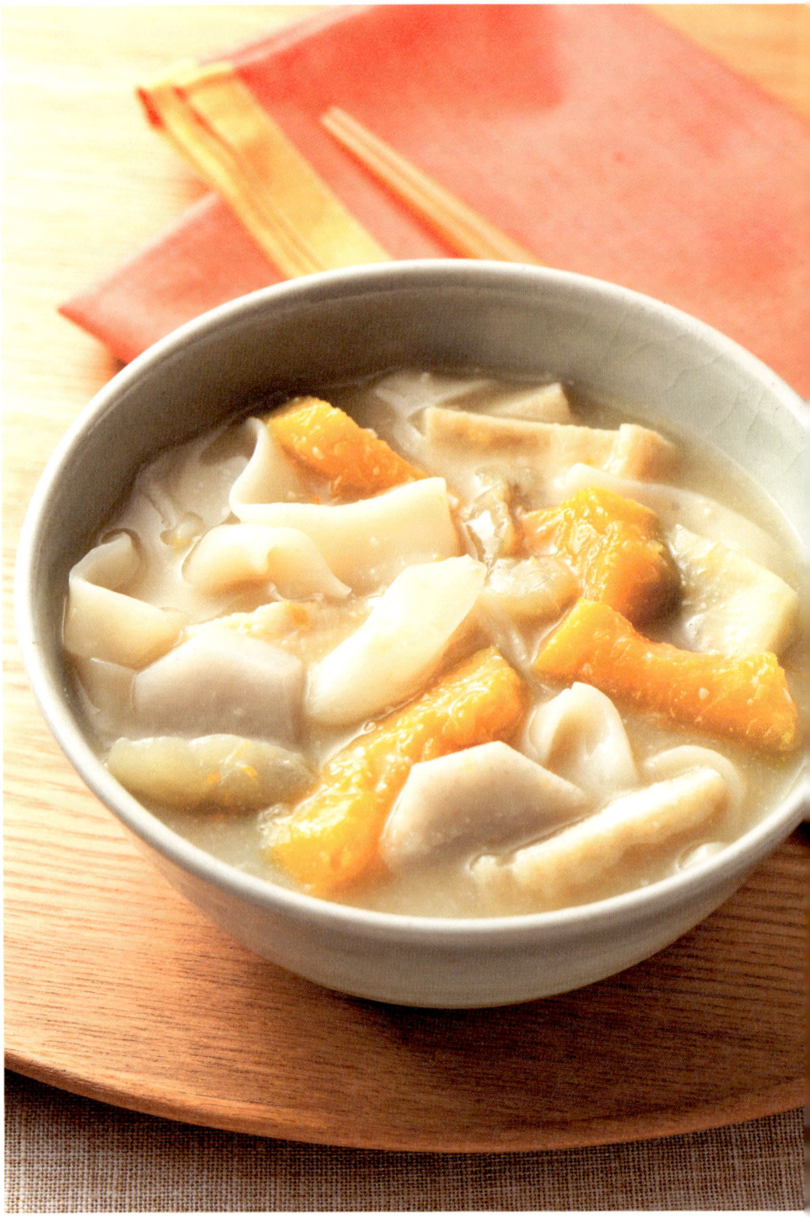

材料［2人分］

生うどん	100g
油揚げ	½枚
大根・かぼちゃ	各60g
里芋	2個
なす	2個
ねぎ	½本
だし	3カップ
酒	大さじ2
みそ	大さじ1½＋小さじ½

1 油揚げは油抜きをし、縦半分に切って1cm幅に切る。

2 大根は5mm厚さのいちょう切りにする。里芋は1cm厚さに切る。なすは皮をむいて縦半分に切り、斜めに1cm厚さに切って水にさらす。ねぎは斜め薄切りにする。

3 かぼちゃは1cm厚さに切る。

4 なべにだしと**1**と**2**を入れて火にかけ、煮立ったら中火にして20分煮る。かぼちゃと生うどんを加え、酒とみそ大さじ1½を入れてさらに10分煮る。

5 仕上げにみそ小さじ½を加えて味をととのえる。

1人分**276**kcal　塩分**2.8**g

MEMO

うどんは生うどんをゆでずに煮ると、汁にとろみが出るが、好みでゆでてから加えても、市販のゆでうどんを使ってもよい。

鶏つくねと白菜のうどんすき

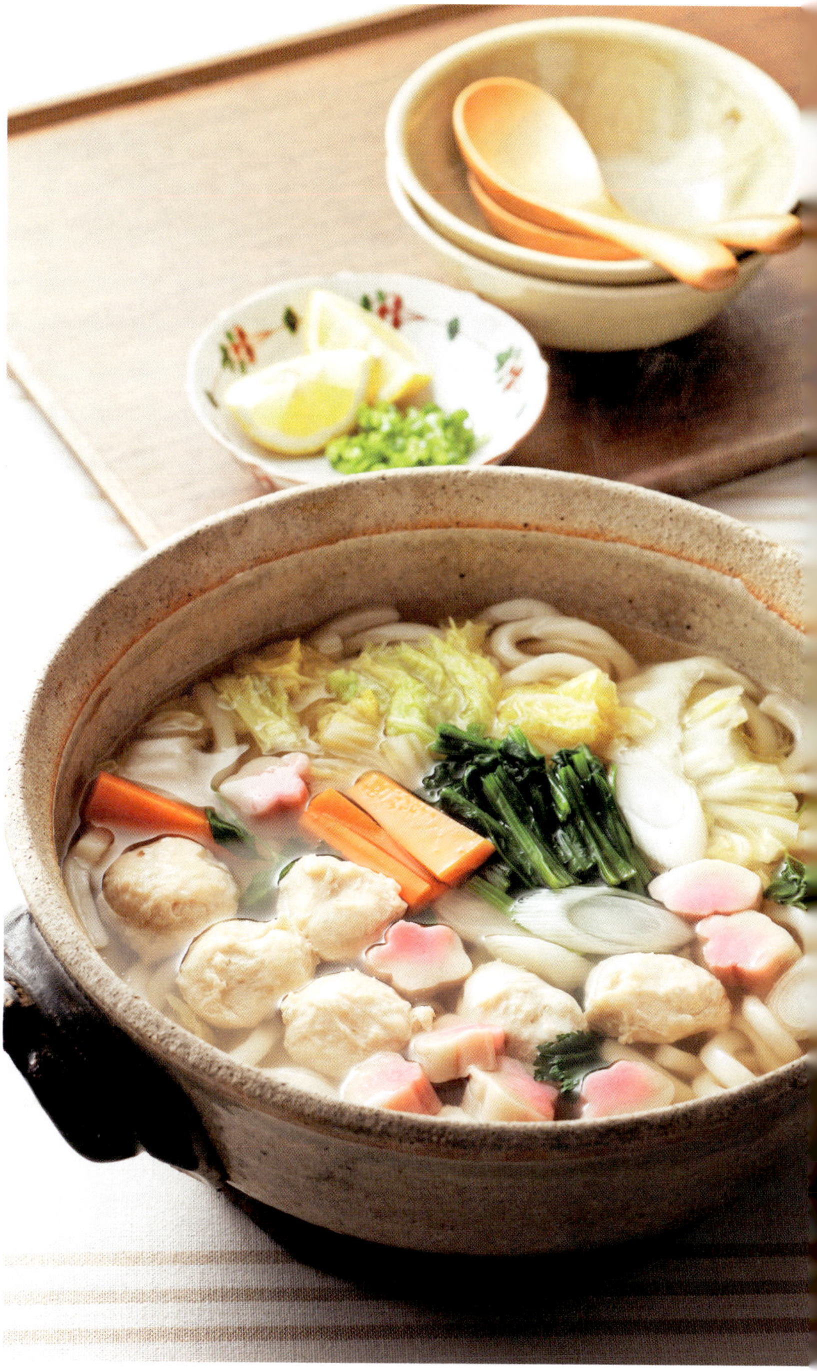

鶏つくねの
うま味がしみ込んだうどんと
野菜は絶品。花麩を散らして
華やかさを添えれば、
食卓も盛り上がります。

材料［2人分］

鶏つくね

- 鶏胸ひき肉……100g
- かたくり粉……大さじ1⅓
- みそ……大さじ1⅓
- 酒……小さじ2
- しょうが汁……少量

油揚げ……½枚（30g）
白菜（やわらかい部分）……50g
にんじん……4cm（30g）
ねぎ……½本（50g）
ほうれん草……2株（60g）
花麩（乾燥）……8個
だし……3カップ
みりん・酒……各大さじ2
しょうゆ……大さじ2
ゆでうどん……1袋（230g）
レモンまたはゆず
（かぼす、すだちなど）……小½個
小ねぎの小口切り……少量

1 ボールに鶏つくねの材料を合わせてよく練り混ぜる。

2 油揚げは湯に通して油抜きをし、1cm幅の短冊に切る。

3 白菜は2cm幅のざく切りに、にんじんは薄い短冊に、ねぎは斜め薄切りにする。

4 ほうれん草はやわらかくゆでて水にとって絞り、3cm長さに切る。

5 卓上用の土なべにだしと調味料を合わせて火にかけ、**2**と**3**を入れて10分煮る。

6 静かに煮立つ火加減にして**1**をスプーンで丸く形作りながら落とし、表面の色が変わるまで5～6分煮る。最後にゆでうどんと**4**のほうれん草を加え、花麩を散らしてひと煮する。

7 食卓で温めながら、ゆずの絞り汁と小ねぎの小口切りを添えて食べる。

1人分**364**kcal　塩分**4.0**g

MEMO

ゆでうどんの量は、本人は½袋分の115gが適量。家族の分は適宜、増やすこと。また、薬味も家族は七味や粉ざんしょうなど、好みのものをプラスするとよい。

おかずの補いになる
汁物のバリエ

食材をクタクタに煮たり、ときには
トロトロにもできる汁物は、おなかにうれしい調理法。
そのなかから目先を変えたいときのごちそう風汁物を１品、
ストックできるポタージュを１品紹介します。

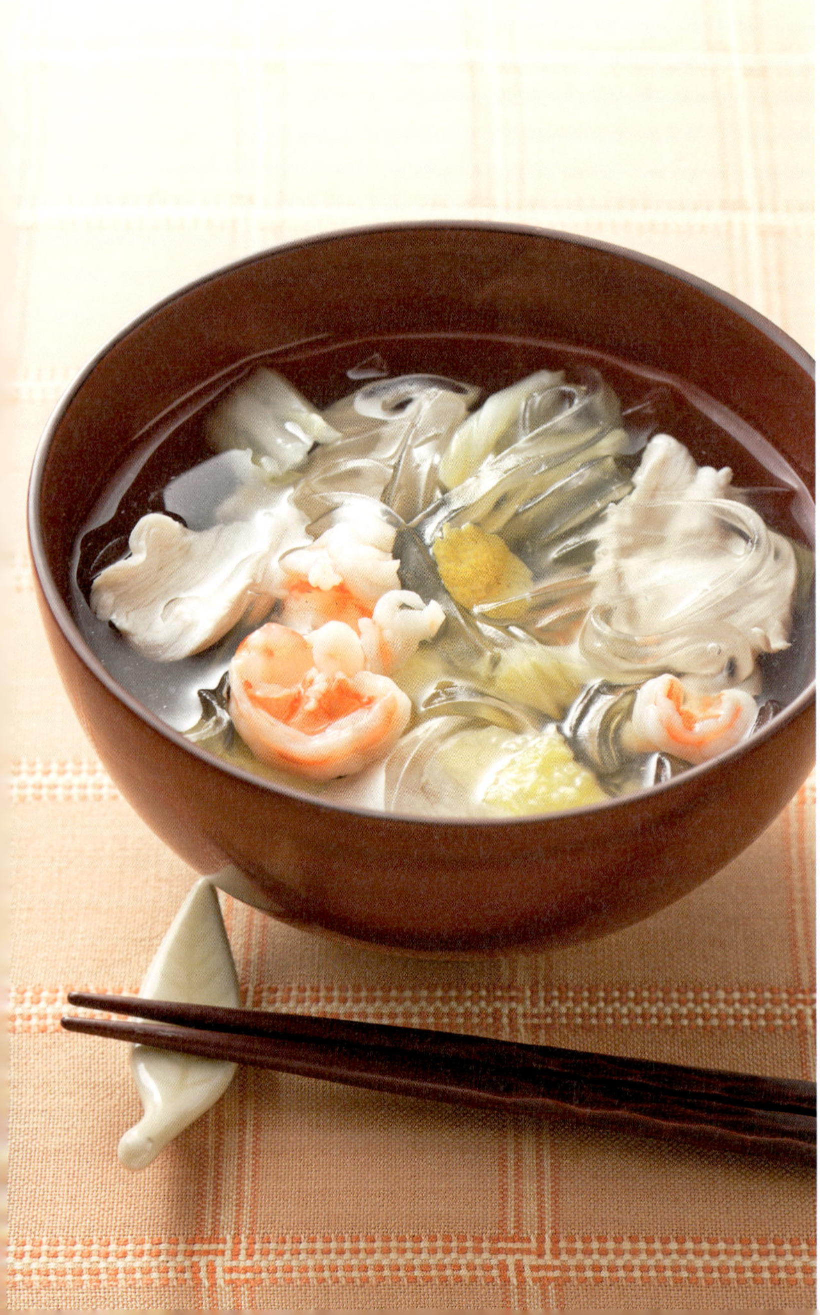

吉野汁

くず切りの透明感と
つるつるとした食感を、
エビと鶏肉の
淡白なうま味で楽しみます。
食欲のないときにもおすすめ。

材料［1人分］

くず切り（乾燥）		15g
エビ（殻つき）		小3尾（30g）
鶏ささ身		45g
白菜		¼枚（30g）
だし		1½カップ
a	酒	小さじ2
	みりん	小さじ1
	うす口しょうゆ	小さじ1
塩		少量
ゆずの皮（あれば）		少量

1 エビは殻と背わたを除く。ささ身は筋を除いて薄くそぎ切る。
2 白菜は1cm幅に切る。
3 なべにだしと白菜を入れて中火で10分煮る。くず切りを乾燥したまま加えて5分煮る。**a**で調味して**1**のエビとささ身を加えてさらに5分煮、塩で味をととのえる。
4 器に盛り、ゆずの皮を添える。

1人分**151**kcal　塩分**2.0**g

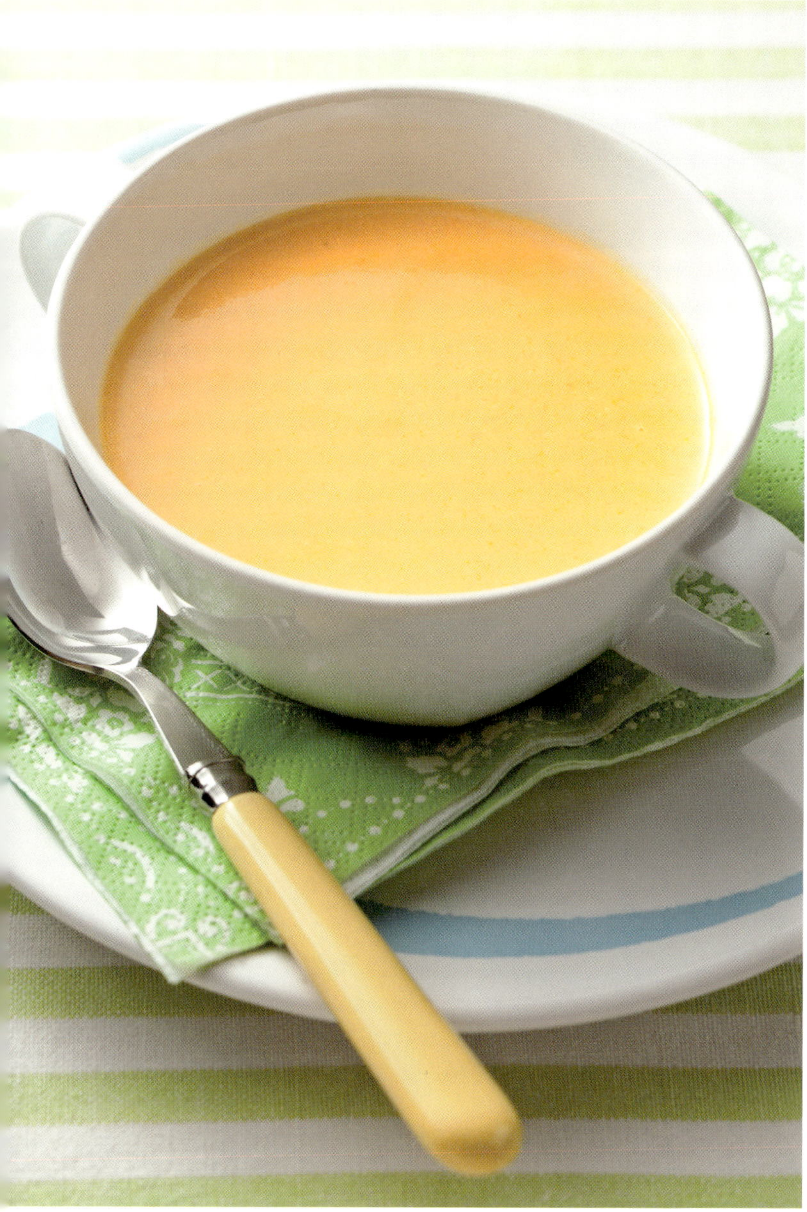

にんじんのポタージュ

ごはんでとろみをつけて、まろやかな味に仕上げます。
まとめて作って冷凍保存しておくと、栄養補給に重宝です。

材料［1人分×6回分］

にんじん	2本（360g）
玉ねぎ	½個（100g）
バター	小さじ2
水	5カップ
固形チキンブイヨン	½個
ごはん	大さじ2
ローリエ	1枚
生クリーム	大さじ4
塩	少量

1 にんじんは薄い輪切りかいちょう切りにする。玉ねぎは繊維に対して直角に薄切りにする。

2 なべにバターをとかし、玉ねぎを入れて焦がさないように注意して透き通るまでいためる。にんじんを加えて、さらににんじんにつやが出るまでいためる。

3 水と固形ブイヨン、ごはん、ローリエを加える。煮立ったらアクを除いて弱火にし、20分煮る。

4 ローリエをとり出し、あら熱がとれたらミキサーにかけ、ピュレ状にする。

5 なべに戻して生クリームを加えて温め、塩で味をととのえる。

1人分**91**kcal　塩分**0.7**g

おすすめストック

にんじんのピュレ

作り方**4**でミキサーにかけたあとのピュレを、1回分ずつ冷凍用ポリ袋に流し、薄くのばしてよくさましてから冷凍庫へ移して冷凍すると便利。室温でもどして生クリームを加えて温めて食べる。

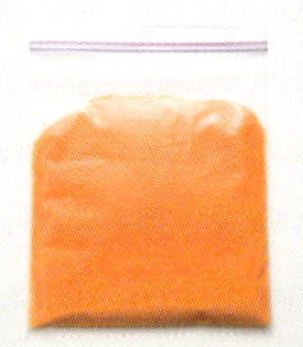

作る楽しさで元気に
手作りおやつ

作る楽しさは、気分転換にも気力アップにも効果的です。
おやつ作りなら遊び感覚でできて、
初心者でも男性でも挑戦しやすいでしょう。
お子さんなど、家族とのコミュニケーションにもおすすめです。

豆腐白玉の黒みつかけ

おなかにやさしいうえ、
小さな子供といっしょに
作るのに最適なメニューです。

材料 [1人分×2回分]

絹ごし豆腐……40g
白玉粉……40g
いちご……2個(30g)
黒みつ(市販品)……大さじ1

1 豆腐は水けをきってボールに入れ、白玉粉を加えて指先でなめらかになるまで混ぜる。均一になってからさらにこねて、耳たぶくらいのかたさになるまでこねる。

2 湯を沸騰させ、**1**を直径2㎝くらいに丸めながら1個ずつ落とし、浮き上がってから1分ほどゆでて、網じゃくしですくって水にとる。

3 水けをきって器に盛り、いちごを4つに切ってのせ、黒みつをかけて食べる。

1人分118kcal　塩分0g

MEMO

作り方**1**で生地がかたいようなら、豆腐を足すとよい。ゆでた豆腐白玉は水につけて冷蔵庫に保存すれば、翌日までもつ。

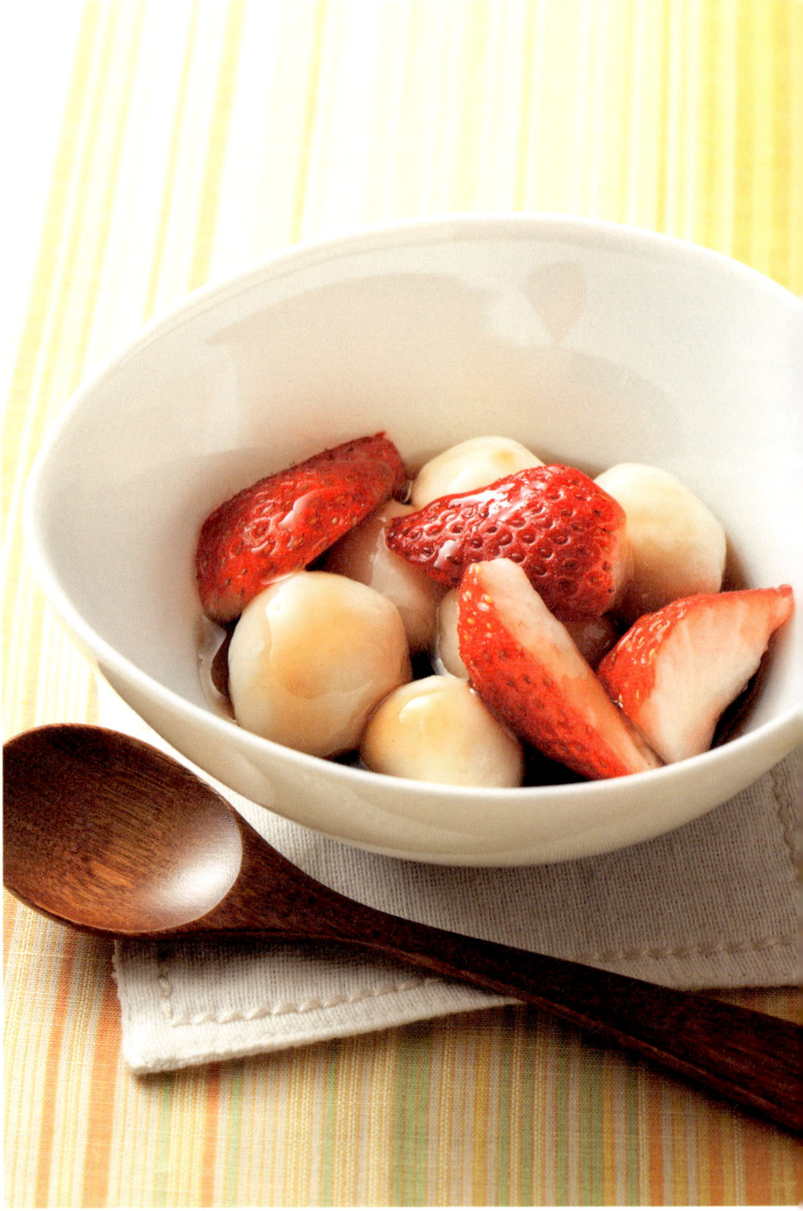

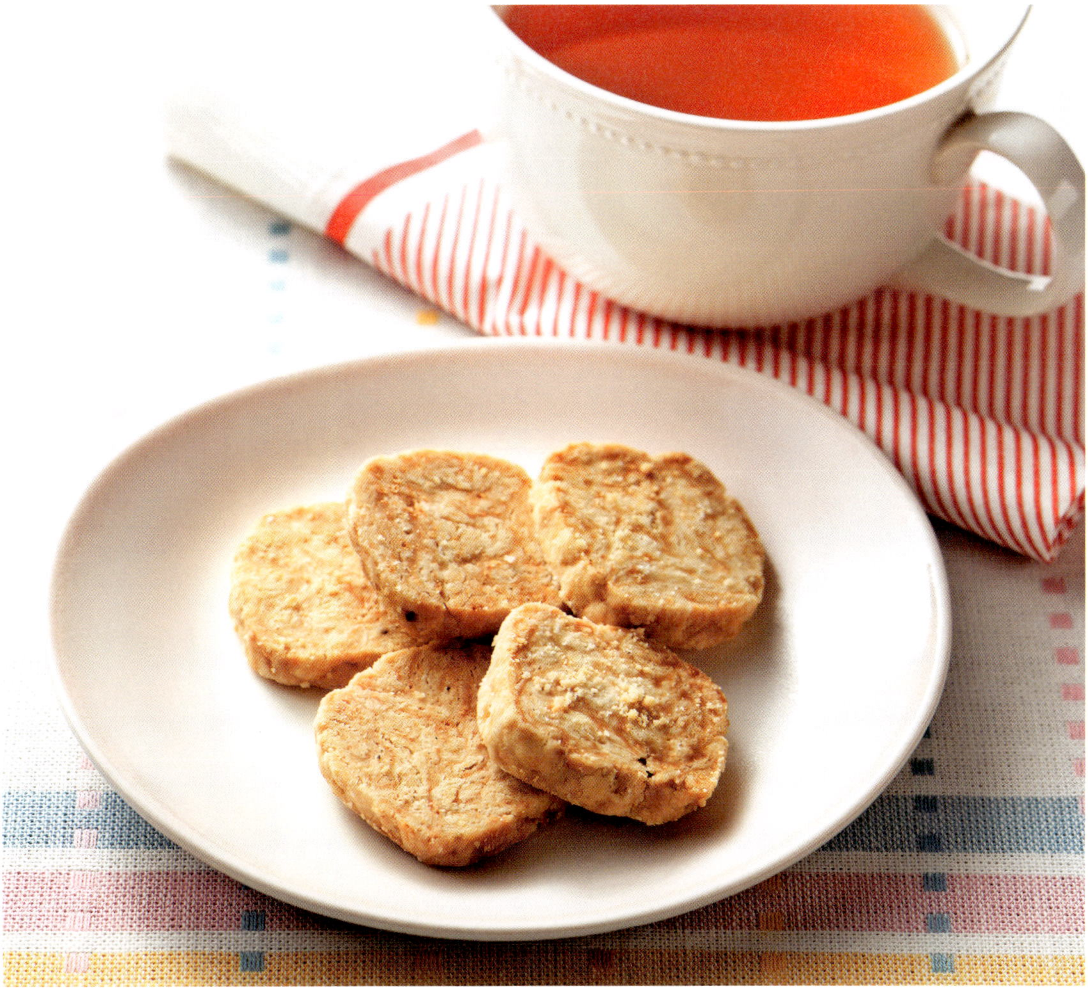

チーズサブレ

おやつは甘いものが多くてと嘆く辛党におすすめです。
サブレ生地を冷凍保存しておけば、いつでも焼きたてが楽しめます。

材料［40枚分］

- バター……40g
- 薄力粉……100g
- 牛乳……大さじ2
- 粉チーズ……大さじ2
- 塩……少量

1 バターは室温にもどしてボールに入れ、へらでクリーム状になるまで練る。

2 薄力粉をこし器を通してふるいながら**1**に入れる。へらでこするようにして粉けがなくなるまですり混ぜる。牛乳と粉チーズ、塩を加えてなめらかにすり混ぜる。

3 ひとまとまりになってきたら、手で少しこね、まな板に広げたラップの上にとり出す。

4 小麦粉を手にまぶして直径3㎝の棒状に丸め、ラップで包み、冷蔵庫に30分以上入れて冷やし固める。

5 5㎜厚さに切って天板に並べ、180℃のオーブンで10分焼く。

1人分（5枚）93kcal　塩分0.2g

おすすめストック

サブレ生地

作り方**4**でラップに巻いた状態で冷凍庫で1か月保存できる。使うときは自然解凍して、包丁が通るようになったら切り分けてオーブンで焼く。

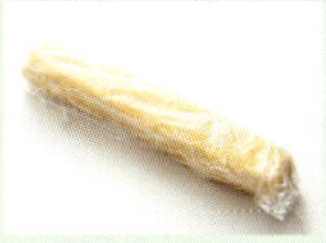

ストーマをつけている人の食事と生活のケア

手術によって直腸の大部分と肛門を切除した場合は、人工肛門（ストーマ）を造設し、便を「パウチ」と呼ばれる袋で受け止めるなど、専用の装具を用います。最近のストーマ装具は改良が進み、便の漏れや皮膚のただれが起こりにくくなっています。しかし、ストーマの便は水分が多いので、ケアを充分にしないとトラブルが起こりやすく、ガスの発生もコントロールがきかないので、困ることがあります。専門の看護師の指導を受けて確実にケアをするとともに、食事や生活でも以下の点に注意しましょう。

POINT 1 皮膚トラブルを招く下痢を防ぐ

下痢便は、アルカリ性の消化液や胆汁が含まれたまま出るので、皮膚に付着すると炎症を起こして、いっそうただれやすくなります。手術後は下痢や軟便になりがちですが、消化のよい食事を心がけ、おなかを冷やさないようにするなど、できる限り予防しましょう（42㌻参照）。

下痢便は装具がとけるのを早めるので、早めに交換して、皮膚のケアをていねいにしましょう。ガス抜きフィルターつきのパウチを使っている場合も、フィルターが詰まりやすいので、早めにチェックして交換します。

なお、パウチの中に、高分子吸収体を入れて便の水分を吸収させる方法もあります。

POINT 2 ガスの出やすい食品は外出前には避ける

ストーマから出るガスは、自覚しにくく、わかったとしても止めることができません。ただ、音が出始めたら、パウチに手のひらをのせて軽くおさえると、音が手に伝わって大きさをおさえられます。

外出前にとる食事は、ガスの出やすい炭酸飲料や芋、根菜、豆などは控え、食べるときに空気を飲み込まないよう、少しずつゆっくりよくかんで食べるよう心がけましょう。

食べ物のにおいもストレートに出やすいので、にんにく、ねぎ、にら、アルコール類、肉類は控えるほうが安心です。

ガスの発生や便のにおいをおさえる食べ物として、パセリ、レモン、ヨーグルト、乳酸菌飲料などがおすすめです。また、ガスが出やすく、就寝中や外出中にパウチがふくらんでしまうような場合は、ガス抜きフィルターつきのパウチを使うとよいでしょう。

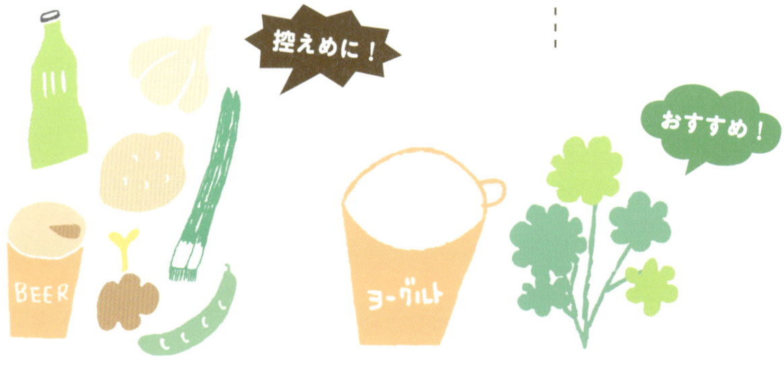

POINT

3 繊維の多い食品は控えめに

ごぼうや竹の子などの根菜、海藻やきのこなどは、たくさんとるとストーマの出口に詰まったり、便の量が増えてパウチが思ったより早く満杯になったり、ガスが発生しやすくなる心配もあります。繊維の多い食品は量を控え、よくかんで食べるようにしましょう。

POINT

4 運動や入浴はむしろ積極的に行ないましょう

ストーマをつけると、怖くて体を動かせない、運動なんてとんでもない、と思ってしまう人がいます。確かに、術後の創が癒える退院後2か月くらいまでは、大きな動きは避けますが、その後は動かすほうが、創の回復もよくなり、血行がよくなって胃腸の働きも活発になり、下痢や便秘の解消にもつながります。

おすすめの運動は、ウォーキングやジョギング、水泳、サイクリングなど。テニスやゴルフ、野球も問題ありません。避けたいのは、おなかに力の入る柔道や空手、レスリングなどの格闘技、ラグビーなどです。

入浴も、皮膚の新陳代謝を促してただれなどのトラブルを防ぎ、全身の血行をよくする効果も大きいのでおすすめです。

装具をはずしてストーマも周囲の皮膚も石けんできれいに洗います。湯船に入っても、水圧のほうが高いので、湯がストーマに逆流することはありません。便が出るのが心配なら、タオルでおさえたり、おわんをかぶせて入るのも手です。

風呂上がりは皮膚が乾燥するまで空気にさらし、皮膚呼吸をさせてあげると、心身ともさっぱりします。

POINT

5 いざというときのためにいつも装具を携帯しましょう

外出時に漏れたり装具がはずれたりしても交換できるよう、いつも最低1回分の交換装具を持ち歩きましょう。交換時に使うぬれティッシュやポリ袋も忘れずに入れておきましょう。

また、出先の周辺にストーマ交換ができるトイレがあるかどうかもチェックしましょう。最近は、シャワーやカウンター、鏡、着替え台などを備えた「オストメイト対応トイレ」が、病院をはじめ、公共交通機関、社会福祉施設、官公庁施設、デパートやショッピングセンター、美術館、図書館、高速道路パーキングエリアなどに設置され、入り口にオストメイトマークが表示されています。オストメイト対応トイレは以下のサイトから検索できます。

≪オストメイトJP≫
URL：http://www.ostomate.jp/
≪モバイルオストメイトJP≫
URL：http://m.ostomate.jp/

また、交換用装具がきれてしまった、皮膚障害や漏れなどのトラブルが起きたときは、各病院のストーマ外来を受診するのも手です。旅行のときは立ち寄る土地の病院をチェックしておくと安心です。各病院のストーマ外来は、日本創傷・オストミー・失禁管理学会のホームページ（http://www.etwoc.org/）に全国規模のリストが掲載されています。

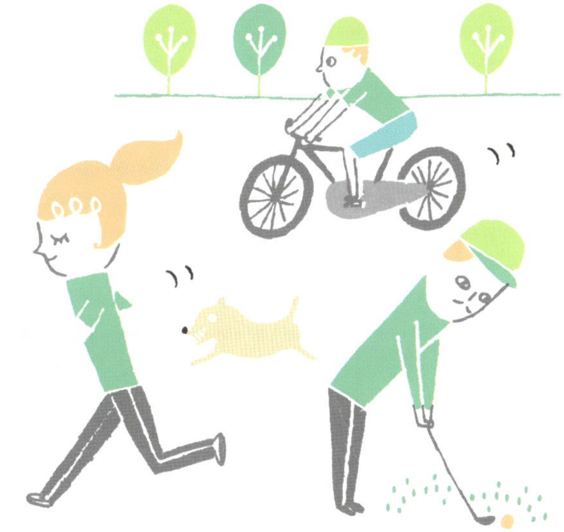

PART 2

退院後４週間

退院後２週間を過ぎて４週間まで

排便トラブルとじょうずにつき合いましょう

入院中は下痢に悩まされていたけれど、
退院したら今度は逆に便秘になったという人もいれば、
退院後１か月近く、下痢や頻便が続き、
外出もままならないという人もいます。
排便のコントロールは食事だけではありません。
生活全体を健康的にととのえることがたいせつです。

食事と生活のポイント

腸内の有用菌を増やすためのヨーグルトの食べ方

ビフィズス菌や乳酸菌など、腸内の有用菌は排便コントロールの応援団。有用菌を増やす生菌食品を「プロバイオティクス」といい、ヨーグルトをはじめ、納豆、漬け物などの発酵食品があげられます。

ヨーグルトは、各メーカーが独自に開発した生菌を含む機能性の高い製品もありますが、食事でとった生菌は、腸にすみつくことができずに排泄されてしまうので、毎日せっせと腸に送り続ける必要があります。また、いつも同じ菌ばかりでは、整腸効果が長続きしないという研究報告があるので、ときどきメーカーや商品を変えてみるのもよいでしょう。

早寝早起きをして、規則正しい生活を送りましょう

排便コントロールの基本は、自律神経のバランスを保つことです。腸の働きは自律神経に支配されているからです。自律神経は交感神経と副交感神経とがあり、両方がバランスよく働いてこそ、体調が保たれます。自律神経は太陽をめぐる地球の運行のリズムに支配されているので、バランスよく保つには、早寝早起きを心がけ、規則正しい生活を送ることが第一です。

日中は軽い運動をし、就寝前には入浴を

副交感神経が優位になると、皮膚や胃腸への血流がよくなり、消化吸収が促されます。副交感神経は、睡眠中やリラックスしているときに優位になります。でも、いつも休んでいたのでは、体が冷えて免疫力も低下します。日中は散歩などの軽い運動をして交感神経を活発にしましょう。

入浴も血液循環を促して腸の働きを活発にし、手術の創の回復を促すためにも有効です。睡眠前に入浴をすれば、湯上り後の体温の低下とともに副交感神経が優位になり、安眠を招くのに効果的です。

コラム

禁煙、節酒、続けていますか？

手術前にはお酒もタバコも楽しんでいても、入院を機会に禁煙に成功し、お酒もぐんと控えるようになったかたが多いのではないでしょうか。でも、退院して日常生活が戻ってくるにつれて、「1本だけ」「少しだけ」と、じわじわと元に戻っていませんか？

タバコは、肺がんや食道がんに限らず、大腸がんリスクの1つです。それも強く関連することが指摘されており、再発を防ぐために禁煙は効果的です。

お酒は一般に、タバコにくらべてリスクが低いとみなされていますが、米国対がん協会の「がん患者の食生活指針」でも、「アルコールを減らす」ことが「有効な可能性がある」と評価しています。禁酒ではありませんが、できるだけ控えるようおすすめします。

症状別

排便コントロールのコツ

排便のトラブルは、体調変化のサインです。まずは、41ページで紹介した予防策を心がけましょう。トラブルが起きたら、以下に紹介した対策を試してみてください。それでもなかなか改善せずに、生活に支障が生じるようなら、医師に相談しましょう。

下痢

手術後は、消化吸収能力が低下しているうえ、便から水分を再吸収する大腸の力が低下するために、どうしても下痢が起こりやすくなります。下痢が続くと脱水状態になったり、体内のイオンバランスがくずれたり、栄養状態が悪くなったりするので、適切な対症療法を心がけましょう。

対策1 消化のよい食事をとる

胃腸に負担をかけないよう、消化のよい食品（10ページ参照）を選び、よくかんでゆっくり食べましょう。

主食は、ごはんよりおかゆ、うどんがおすすめですが、するすると飲み込んだのでは逆効果です。やわらかいものでも、少しずつ口に入れてよくかみましょう。

対策2 水分をこまめに補給する

下痢によって体内の水分が失われるので、水分を補いましょう。

冷たい水や牛乳は避けて、体温程度の湯ざまし、ほうじ茶や麦茶、うすい緑茶を少しずつ飲みます。スポーツドリンクなどのイオン飲料も、エネルギー補給も兼ねられるのでおすすめです。

対策3 少しずつ何回にも分けて食べる

1回の食事量を少なくして、消化管の負担を軽減しましょう。

対策4 保温を心がける

特に下半身を冷やさないよう、ひざかけ、靴下、腹巻きなども活用しましょう。

頻便

特に直腸が手術によって短くなった場合は、手術後しばらく、便の貯留機能が低下するため、排便の回数が増える傾向があります。外出先でトイレがまにあわないこともあります。生活リズムや生活パターンに合わせて食事をとるくふうをしましょう。

対策1 食後はトイレタイムを

外出する場合は、食後、トイレに行く時間の余裕を計算に入れて、食事をとりましょう。

対策2 過労は避けて、早寝早起きを

生活リズムをととのえて自律神経のリズムをととのえることが、大腸の機能回復に効果的です。

対策3 アルコールや刺激物を控える

体調により調整する食品（10ページ参照）も控えましょう。

便秘

退院後まもない時期の便秘のコントロールは、緩下剤を服用したほうがよい場合もありますが、まずは自分でできることを試みましょう。それでも改善しないがんこな便秘は、腸閉塞の黄色サインかもしれません。さらに、いつもと違う張り感や痛みを伴う場合は、かならず受診しましょう。

対策1 生活リズムをととのえる

41ページに紹介したように、自律神経をバランスよく保つことが、腸の働きを活発にする基本です。早寝早起きをして、食事もできるだけ決まった時間帯にとるよう心がけましょう。

対策2 水溶性食物繊維をとる

便秘を防ごうと、ごぼう、れんこん、竹の子などの不溶性食物繊維の多い食べ物をたくさん食べて、腸閉塞を招いてしまうケースが少なくありません。バナナ、りんご、桃のペクチンなど、便をやわらかくする効果のある水溶性食物繊維をとるようにします。

対策3 水分をこまめに補給する

水分が不足すると便がかたくなって、症状が悪化することがあります。冷たい飲み物はおなかを冷やすので好ましくありませんが、便秘の場合は、ときには冷たさで腸に刺激を与えるのも方法です。

対策4 朝食後にトイレタイムを

食べ物が胃に入ると、その刺激で腸の蠕動《ぜんどう》運動が起こりますが、この作用は朝食後が最も強く起きます。朝食は毎日できるだけ同じ時間帯にとり、食後にトイレに行く習慣をつけましょう。

対策5 適度な運動をする

運動は腸の蠕動《ぜんどう》運動を促します。歩行を中心に、毎日できるだけ体を動かす時間をつくりましょう。術後２～３か月過ぎて、手術による創が癒えてきたら、汗をかくような全身運動を始めてもよいでしょう。

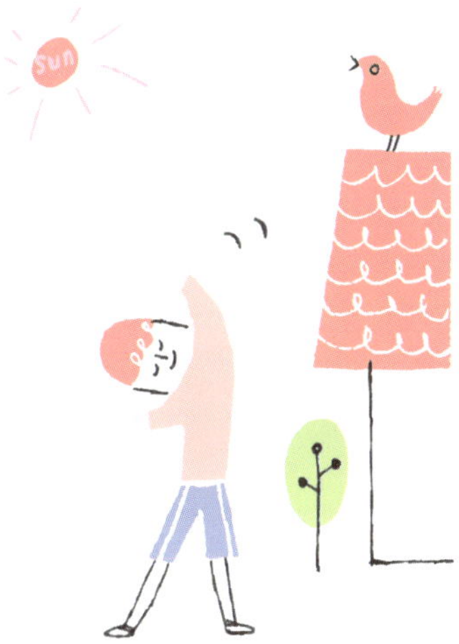

おなかの張り

おなかの張りは、腸の働きが悪くなっているサインです。まずは以下の対策を試みましょう。強い張りや痛みなど、通常と違う症状が出たら腸閉塞のサインかもしれないので、受診しましょう。

対策1 食事を抜いて腸を休める

とりあえず腸を刺激しないよう食事を抜いて、症状が落ち着くかどうか、様子を見ましょう。

対策2 ガスを発生しやすい食品を控える

炭酸飲料、豆、芋、ごぼう、きのこ、とうもろこしなどを控えます。

対策3 冷えやストレスを避ける

冷えやストレスは腸の血行を悪くします。下半身を温かくして、リラックスして過ごしましょう。

退院後 4週間

献立 1

おかゆは卒業ですが、まだまだ脂肪は控えめに

久しぶりのごはんなので、
うま味満点のシジミのみそ汁を
添えました。
シジミは消化がよくないので、
汁だけ味わっても。

朝食 menu

- 生揚げの網焼き・おろし添え
- ブロッコリーの塩ゆで
- シジミのみそ汁
- ごはん

1食分**401**kcal　塩分**2.1**g

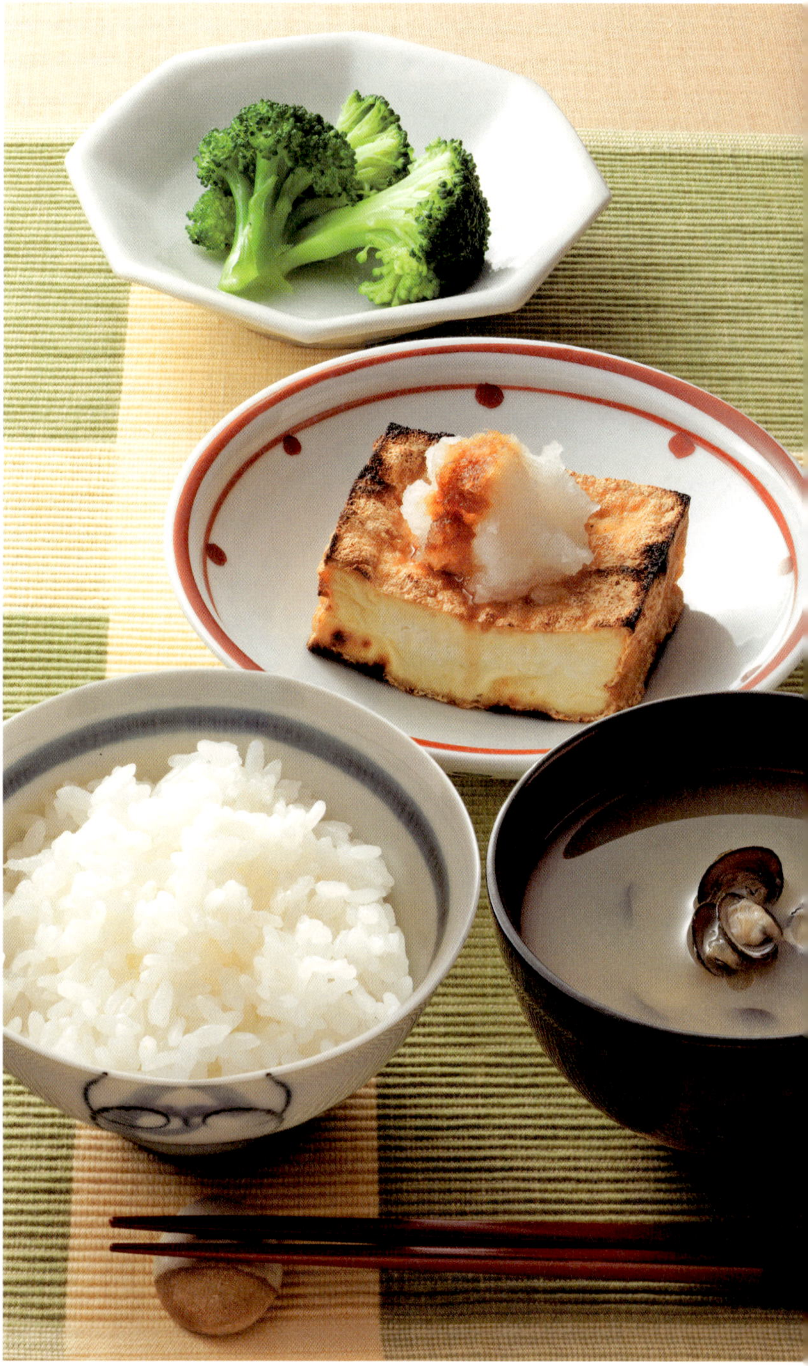

● 生揚げの網焼き・おろし添え

材料［1人分］

厚揚げ……………小½枚（65g）
大根おろし…………………大さじ2
しょうゆ……………………小さじ½

1 厚揚げは、オーブントースターか弱火の魚焼きグリルで、両面をこんがりと焼く。

2 器に盛り、大根おろしをのせ、しょうゆをかけて、箸で小さくちぎって食べる。

● ブロッコリーの塩ゆで

材料［1人分］

ブロッコリー…………………30g

ブロッコリーは塩少量（分量外）を加えた湯でやわらかくゆで、温かいところを何もつけずに食べる。

● シジミのみそ汁

材料［1人分］

シジミ（殻つき）……………⅓カップ
こんぶ……………………………3cm
水…………………………………1カップ
みそ…………………………小さじ1½

1 シジミは殻をきれいに洗い、なべに入れる。水を加えてこんぶを入れ、弱火にかける。

2 沸騰したらこんぶをとり出してアクをすくい、みそをとき入れる。煮立つ直前に火を消し、器に盛る。

● ごはん［1人分］

ごはん……………………150g

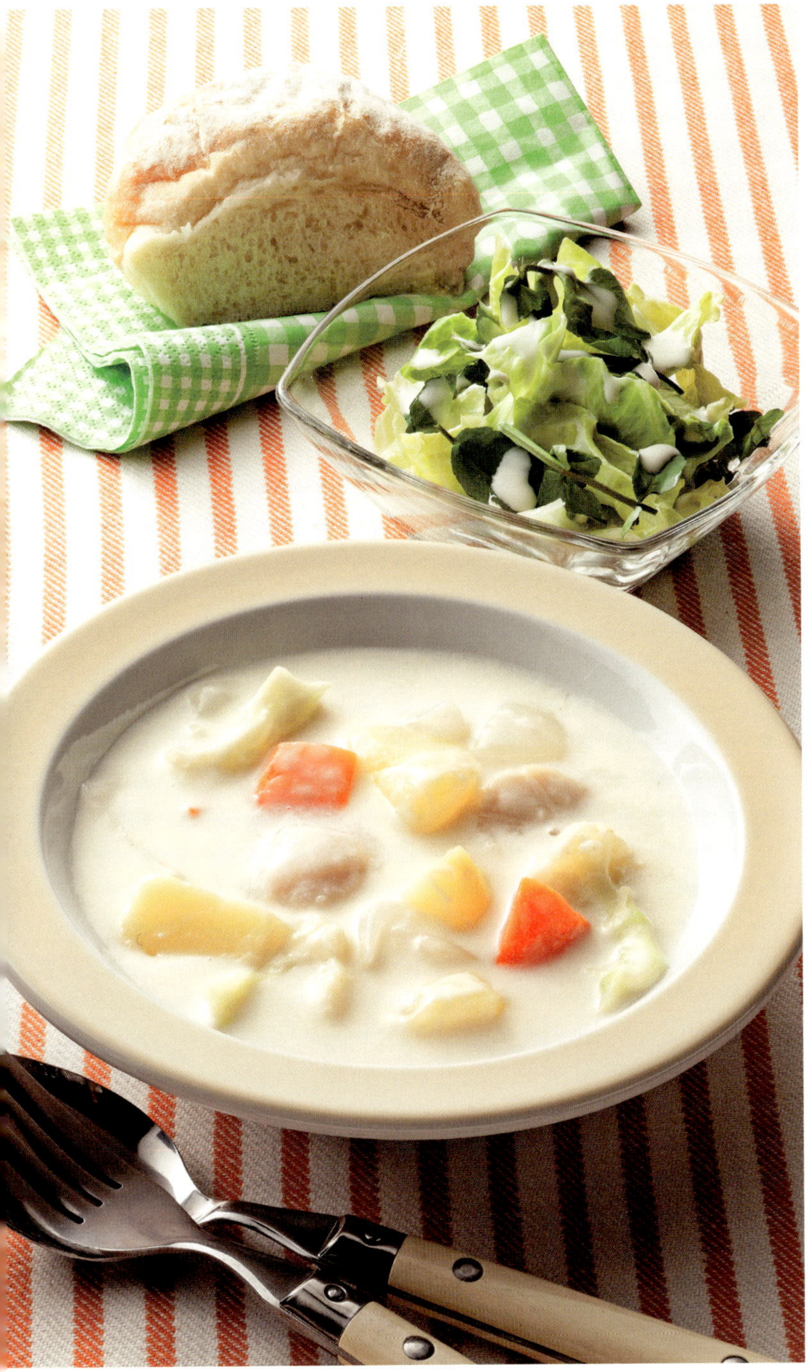

● **ホタテ貝柱とカリフラワーのクリームシチュー**

材料［2人分］

ホタテ貝柱	100g
塩・こしょう	各少量
カリフラワー	小2房（40g）
じゃが芋	小1個（90g）
玉ねぎ	小½個（80g）
にんじん	小¼本（30g）
バター	10g
小麦粉	小さじ4
水	1カップ
固形チキンブイヨン	½個
ローリエ	1枚
牛乳	1カップ
塩・こしょう	各少量

1 ホタテ貝柱は横に薄く切り、塩とこしょうをふる。

2 カリフラワーはゆでて縦半分に切る。じゃが芋とにんじんは1cm厚さのいちょう形に、玉ねぎは1cm幅のくし形に切る。

3 なべにバターをとかし、玉ねぎとにんじんをいためる。玉ねぎがしんなりしたらじゃが芋を加えて軽くいため、小麦粉をふってまぶしながら、粉けがなくなるまでいためる。

4 水と固形ブイヨン、ローリエ、カリフラワーを加え、アクを除いてふたをし、弱火で20分煮る。牛乳を加え、煮立ったらホタテ貝柱を加え、弱火で5分煮、塩とこしょうで調味する。

● **グリーンサラダ**［1人分］

レタス1枚は小さくちぎり、クレソンのやわらかい葉先少量と器に盛り合わせ、マヨネーズとレモン汁各小さじ1を混ぜ合わせてかける。

● **パン**［1人分］

ロールパン	1個（30g）

昼食 menu

- ホタテ貝柱とカリフラワーのクリームシチュー
- グリーンサラダ
- パン（ロールパン）

1食分365kcal　塩分2.0g

シチューは、シチューの素も、ベーコンも、生クリームもなし。ホタテ貝柱のうまみと野菜の甘みを生かしたシンプルな味だから、おなかにも安心です。

間食

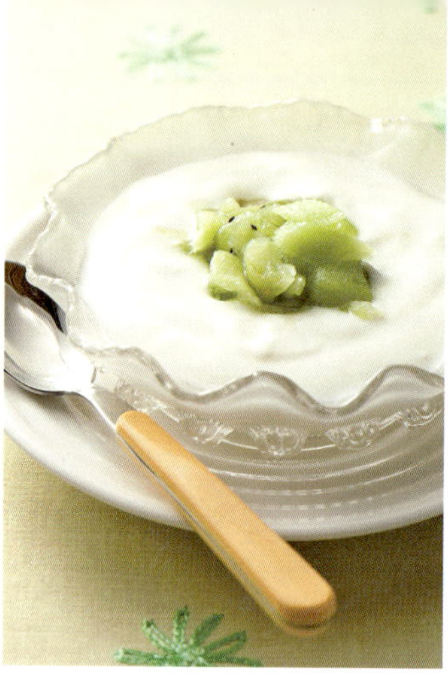

10:00

**消化酵素を含む
キウイフルーツをアクセントに。**

● **キウイヨーグルト** [1人分]

キウイフルーツ（熟したもの）· ½個（43g）
プレーンヨーグルト ················ ½カップ

ヨーグルトを器に盛り、種と芯を除いたキウイをみじんに切ってのせる。

1食分**85**kcal　塩分**0.1**g

15:00

**バターの多い洋菓子より
和風焼き菓子が安心。**

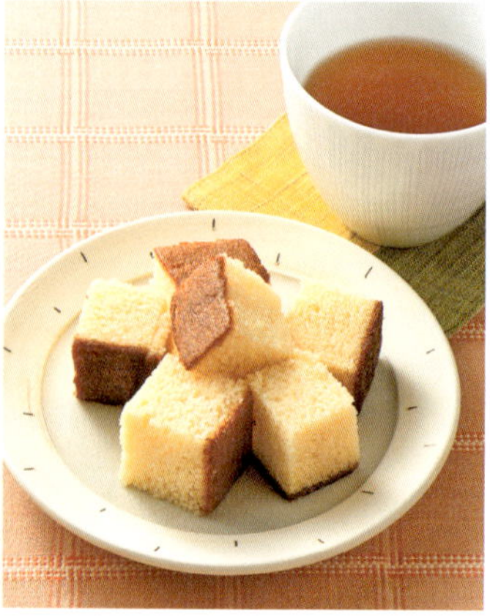

● **カステラ** [1人分]

カステラ（市販品）·········· 1切れ（40g）

● **お茶**

1食分**128**kcal　塩分**0**g

夕食

menu

● 鶏ささ身の梅じそ風味
● ちくわぶとかぶの煮物
● 茶わん蒸し
● ごはん

1食分**434**kcal　塩分**2.4**g

● **鶏ささ身の梅じそ風味**

材料 [2人分]

鶏ささ身 ················ 2本（90g）
酒・水 ···················· 各大さじ2
梅干し ·························· 1個
青じその葉 ······················ 2枚

1 ささ身は筋を除く。フッ素樹脂加工のフライパンを熱してささ身を入れ、中火で両面に焼き色をつけ、酒と水を注いでふたをして3分蒸し焼きにする。
2 あら熱がとれたら斜めに3〜4つにそぎ切り、器に盛る。
3 梅干しは種を除いて包丁でたたき、ささ身にのせる。青じその葉のせん切りを添える。

● **ちくわぶとかぶの煮物**

材料 [2人分]

ちくわぶ ················ ½本（70g）
かぶ ···················· 小1個（40g）
さやいんげん ···················· 2本
だし ························ 1カップ
b ┌ 酒・みりん ············ 各大さじ1
　 └ しょうゆ ················ 小さじ2

1 ちくわぶは斜めに1cm幅に切り、熱湯で5分ゆで、水けをきる。
2 かぶは皮をむいて縦6つに切る。さやいんげんは斜めに切る。
3 なべにだしと**b**を合わせてちくわぶとかぶを入れ、煮立ったら弱火にして10分煮る。さやいんげんを加え、さらに10分煮る。

● **茶わん蒸し**

材料 [2人分]

卵 ······························ 1個
a ┌ だし ···················· ¾カップ
　 │ 酒 ······················ 小さじ1
　 │ しょうゆ ·················· 少量
　 └ 塩 ················ 小さじ¼強
小エビ ················· 2尾（20g）
三つ葉の葉先 ··················· 少量

1 ボールに卵を割りほぐし、**a**を加えてよく混ぜ合わせ、万能こし器などを通してこす。
2 器の底に小エビを1つずつ入れ、**1**の卵液を注ぐ。
3 蒸気の立った蒸し器に**2**を並べてふたをして強火で3分、弱火で7分蒸し、三つ葉を飾る。

● **ごはん** [1人分]

ごはん ······················· 150g

おすすめ食材

ちくわぶ

強力小麦粉を練って型に入れて蒸し上げた生麩の一種。京生麩より少ないがたんぱく質もあり、消化がよく、エネルギー補給になる。

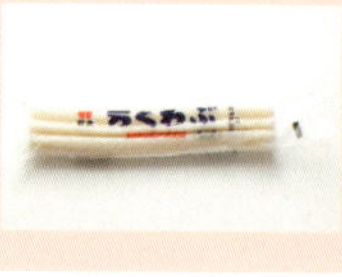

鶏ささ身の淡白なうまみを梅干しの酸味が引き立てます。
茶わん蒸しののど越しと、ちくわぶの独特の歯ごたえに、心がなごむはず。

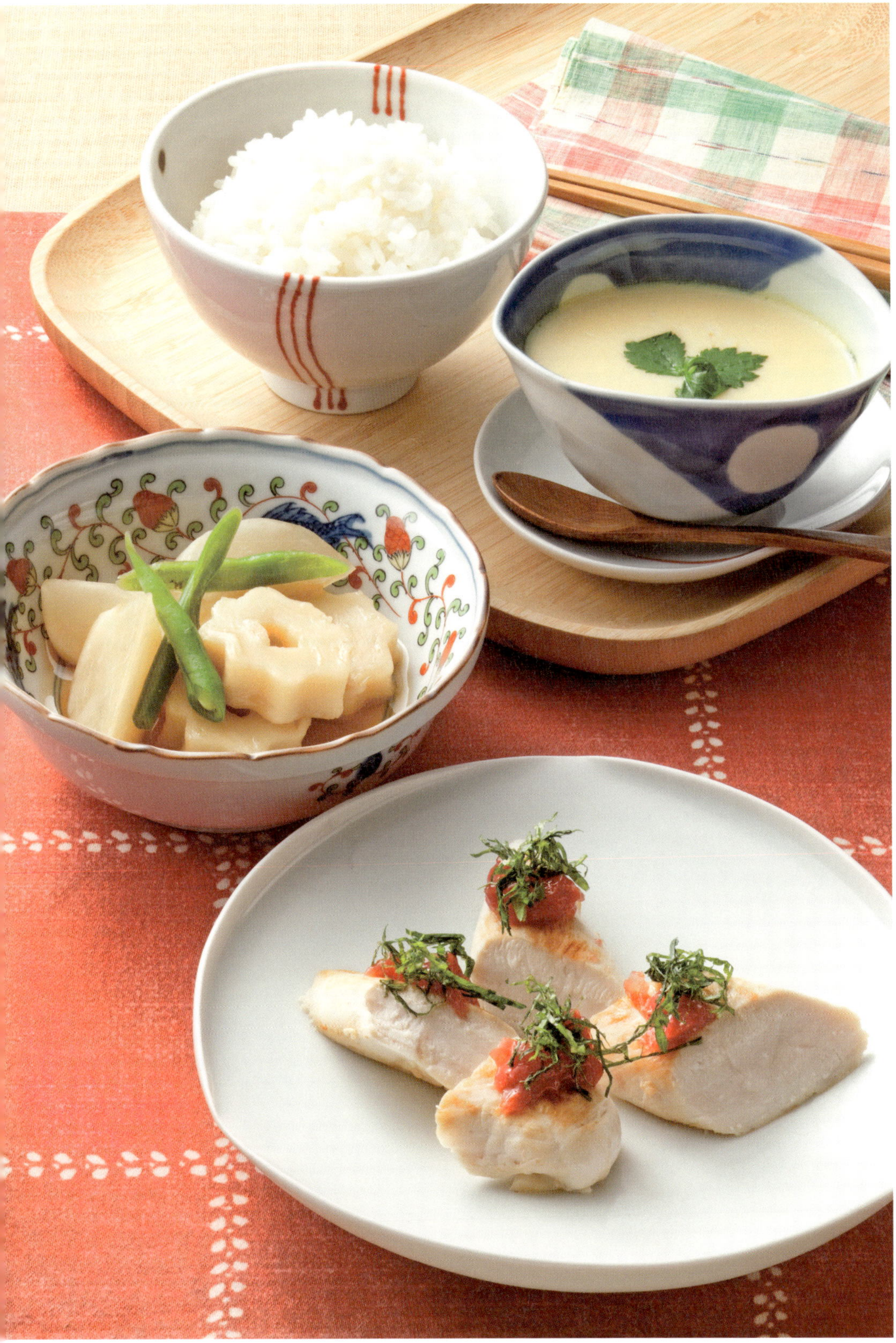

退院後 4週間

献立 2

野菜を無理なく たっぷりとろう

キャベツは、みじん切りを塩もみにするので、かさがぐんと減って、意外にたくさん食べられます。ヨーグルトに添えた果物で季節感を演出して。

朝食 menu

- ハムとキャベツのサンドイッチ
- いちごヨーグルト
- ミルクティー

1食分289kcal　塩分1.8g

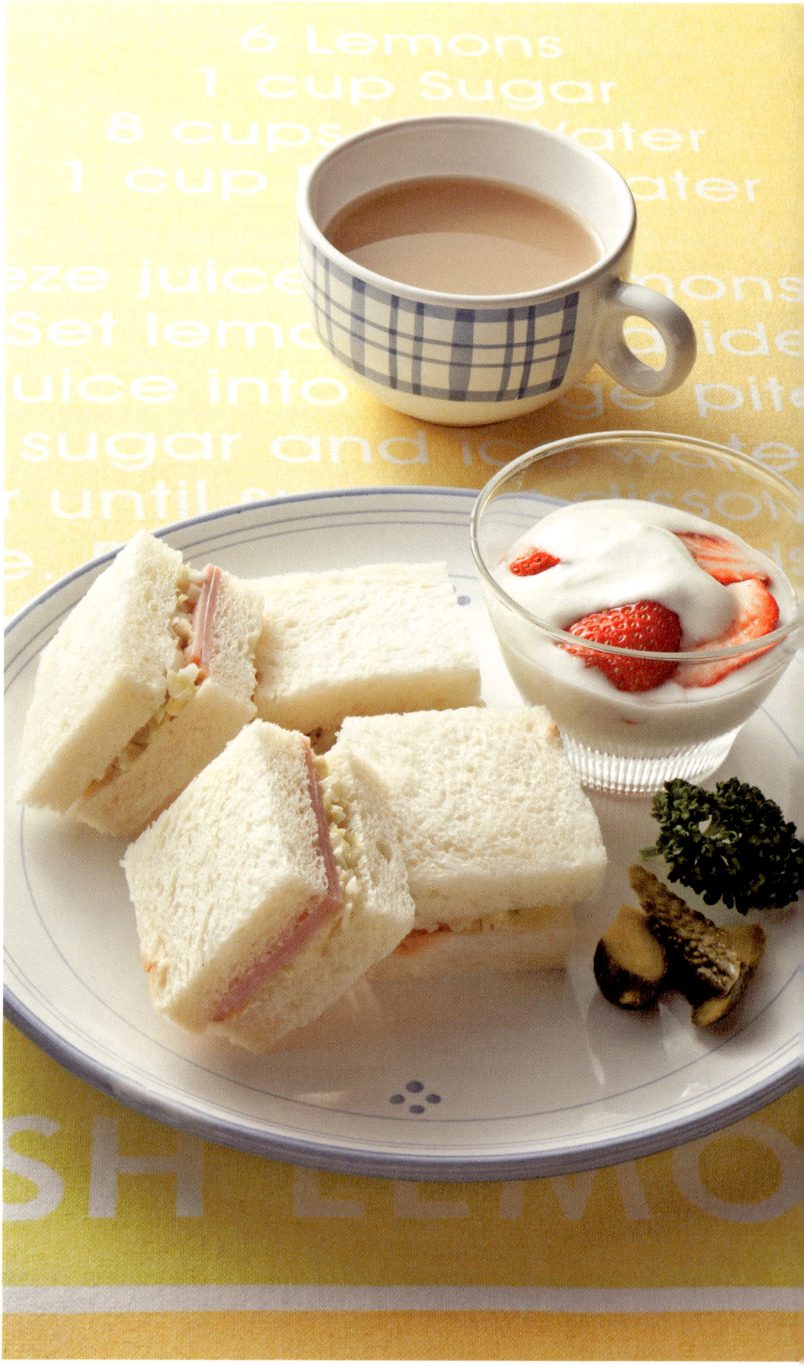

● ハムとキャベツのサンドイッチ

材料［1人分］

食パン（10枚切り）	2枚
ロースハム（ごく薄切り）	2枚（20g）
みじんキャベツのマリネ（下記参照）	30g
きゅうりのピクルス（市販品）	小1個
パセリ	少量

食パンにキャベツのマリネとハムをはさみ、耳を落として食べよく切る。ピクルスとパセリを添えて器に盛る。

● いちごヨーグルト［1人分］

プレーンヨーグルト	1/2カップ
いちご	2個（30g）

● ミルクティー［1人分］

牛乳	大さじ1
紅茶	適量

おすすめストック

みじんキャベツのマリネ

材料［できあがり約150g］

キャベツ	3枚（150g）
塩	少量
a［酢・オリーブ油	各小さじ1
マヨネーズ	小さじ2

キャベツはみじん切りにして塩をまぶし、しんなりしたら水けを絞る。aであえて、マヨネーズを混ぜる。

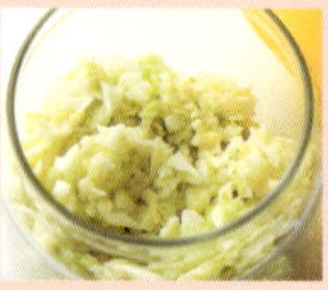

MEMO

マリネは冷蔵庫で2～3日もつ。

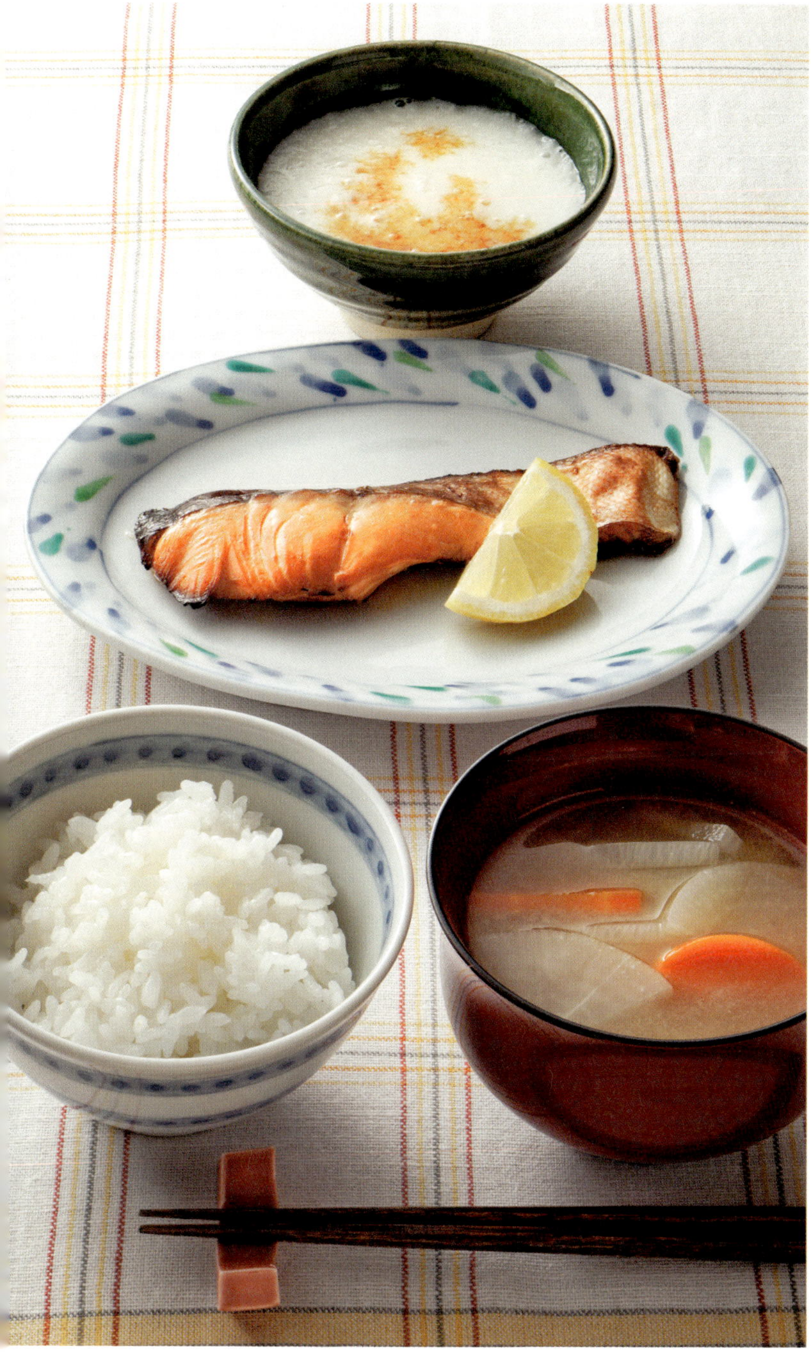

昼食 menu

- サケの幽庵焼き
- 長芋のとろろ
- 大根とにんじんのみそ汁
- ごはん

1食分**422**kcal　塩分**3.1**g

生ザケを、柑橘《かんきつ》類の香りを生かした照り焼きにし、野菜たっぷりのみそ汁を添えます。とろろはごはんにかけるとかまずに飲み込んでしまいがち。かけずによくかんで食べてください。

● サケの幽庵焼き

材料［1人分］

生ザケ…………小1切れ（60g）

a
- しょうゆ……………小さじ1
- ゆず（レモンでも）の搾り汁……………小さじ1

ゆずの半月切り（レモンでも）…1切れ

1 サケはキッチンペーパーに包んで冷蔵庫に10分おき、余分な水分をとる。

2 **a**を混ぜてサケにからめ、10分以上おいて味をなじませる。

3 魚焼きグリルで焼き上げ、器に盛ってゆずの半月切りを添える。

● 長芋のとろろ

材料［1人分］

長芋……………………50g

しょうゆ………………小さじ1/2

1 長芋は皮をむいてすりおろし、器に盛る。

2 しょうゆをかけて食べる。

● 大根とにんじんのみそ汁

材料［1人分］

大根……………………60g

にんじん………………30g

だし……………………1カップ

みそ……………………小さじ2

大根とにんじんは薄いいちょう切りにし、だしでやわらかくなるまで煮、みそをとき入れる。

● ごはん［1人分］

ごはん…………………150g

MEMO

生ザケのうち、キングサーモンや大西洋サケは高脂肪。ギンザケや国産のシロザケ、サクラマスがおすすめ。

間食

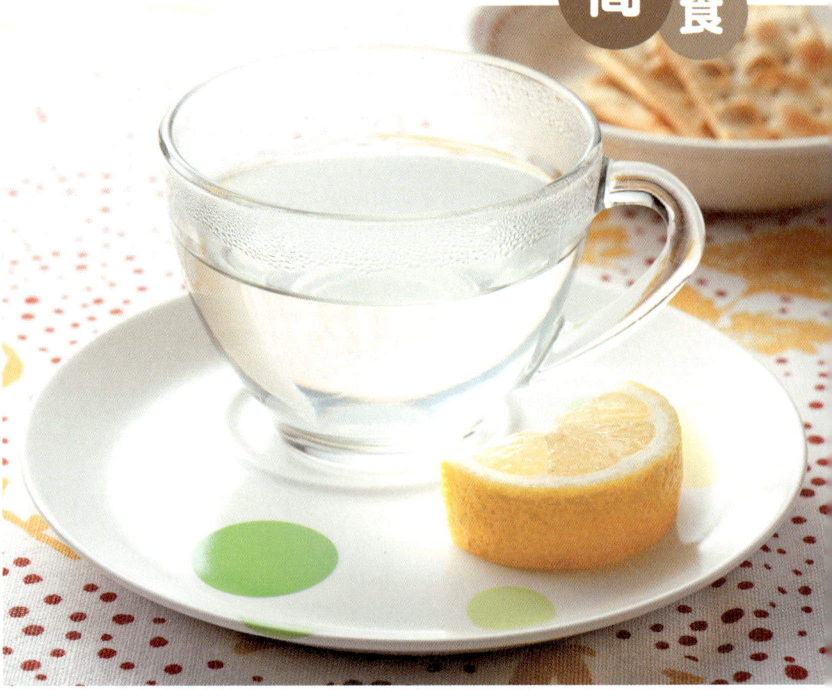

10:00

おなかを温めるホットドリンクに、
心身のリフレッシュを促す
レモン汁を落として。

● ホットレモネード

材料［1人分］

はちみつ……………………小さじ2
熱湯……………………2/3カップ
レモン汁……………………適量

● ソーダクラッカー［1人分］

ソーダクラッカー…………6枚（19g）

1食分**123**kcal　塩分**0.4**g

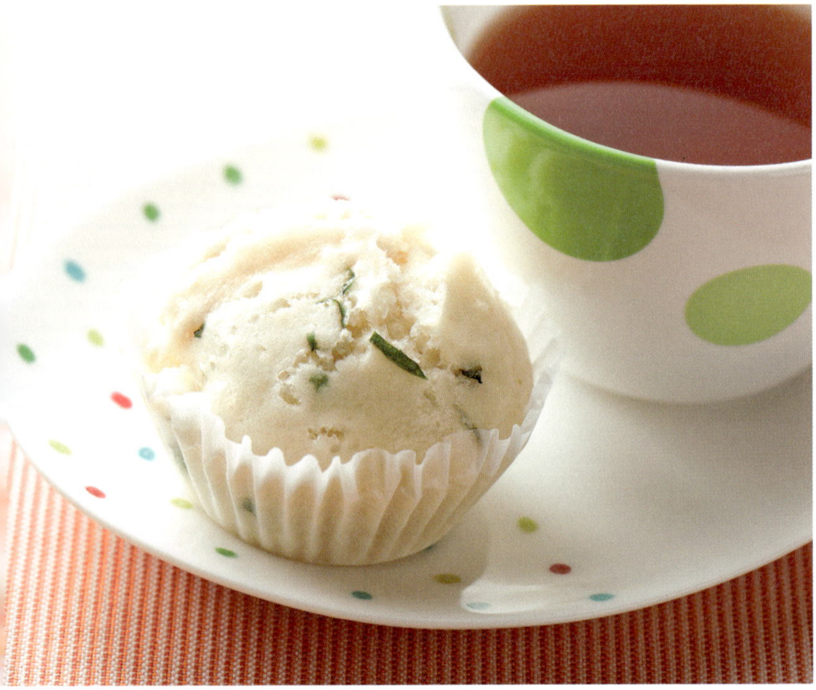

15:00

バターも砂糖もゼロで
フンワリ、しっとり。

● チーズとバジルの蒸しパン

材料［直径5cm×6個分］

a［薄力粉……………………120g
　ペーキングパウダー……小さじ1 1/4
b［水……………………水2/3カップ
　塩……………………少量
バジルの葉……………………2枚
粉チーズ……………………小さじ2

1 **a**は合わせてふるっておく。
2 ボールに水と塩を入れて泡立て器で混ぜ、**1**をふるい入れる。だまがないように混ぜ合わせる。
3 バジルはみじん切りにして粉チーズとともに**2**に加え混ぜる。
4 直径5cmくらいのカップケーキ用紙容器6個に、**3**を流す。
5 蒸気の立った蒸し器に**4**を入れてふたをし、強火で10分蒸す。

● 紅茶

1食分**80**kcal　塩分**0.3**g

MEMO

さめたらラップに包み、冷凍保存しておくと便利。2週間ほど保存できる。
自然解凍して食べる。

夕食 menu

- キンメダイと豆腐の寄せなべ
- ごはん

1食分418kcal　塩分2.6g

家族や友人と食卓を
囲みたいときに、
なべ料理は最も手軽にできて、
気軽に食べられるメニューです。
ただ、食べすぎに
注意しましょう。

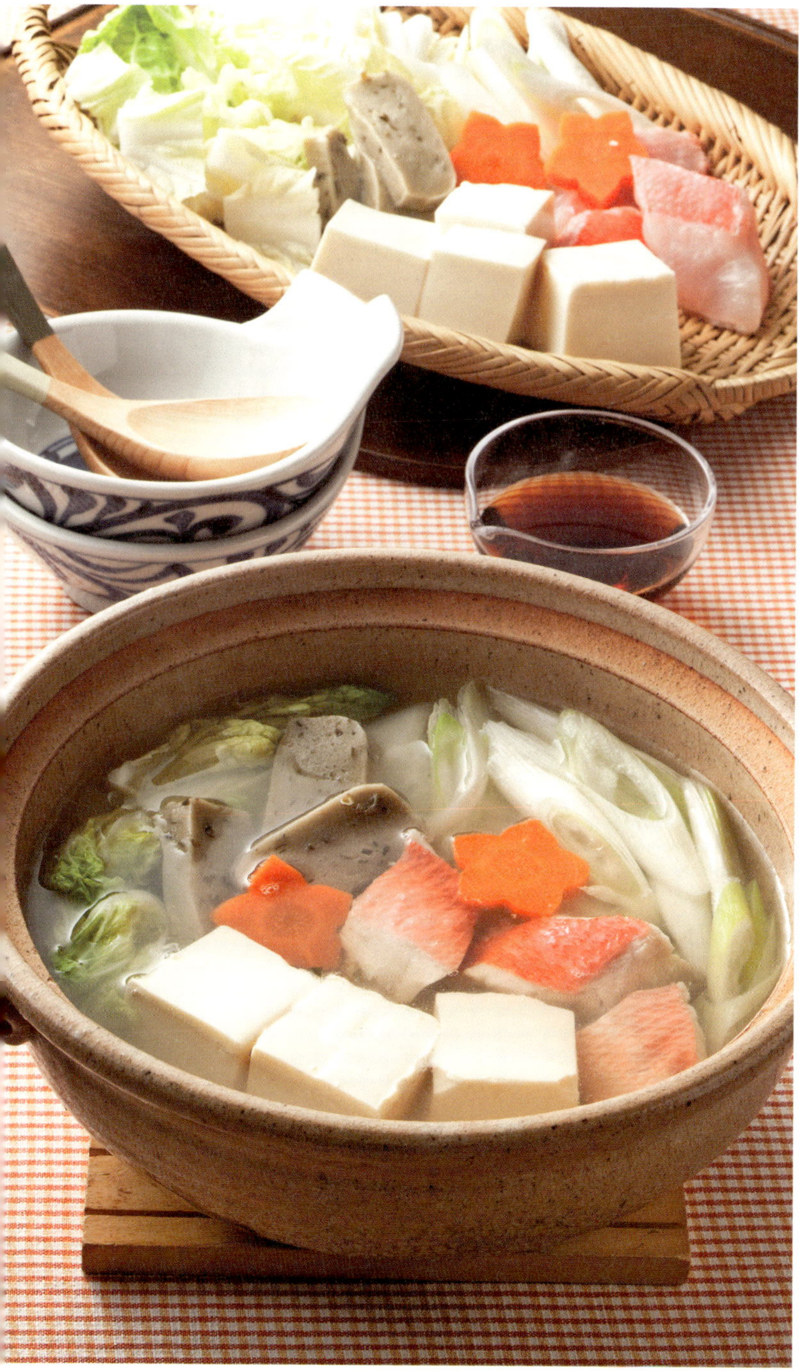

● キンメダイと豆腐の寄せなべ

材料［2～3人分］

キンメダイ……………小2切れ（80g）
絹ごし豆腐……………小1丁（200g）
生麸……………………⅓本（80g）
にんじん………………3㎝（40g）
白菜（柔らかい葉）……3枚（150g）
ねぎ……………………1本（100g）
だし……………………4カップ
酒………………………大さじ3
しょうゆ………………大さじ1

ポン酢しょうゆ

- しょうゆ……………大さじ2½
- ゆずまたはレモンの搾り汁……………大さじ2½
- みりん………………小さじ1

1 キンメダイは1切れを3～4つに切る。豆腐はやっこに切る。生麸は1㎝厚さに切る。

2 にんじんは5㎜厚さの輪切りにし、あれば花型で抜いてやわらかくゆでる。

3 白菜は小さめのざく切りにする。ねぎは5㎜幅くらいの斜め薄切りにする。

4 ポン酢しょうゆの材料を合わせて食卓に出す。

5 卓上用なべに、だしと酒、しょうゆを合わせて食卓で火にかけ、**1**～**3**を入れて煮ながら、**4**のポン酢しょうゆを添えて食べる。

● ごはん［1人分］

ごはん…………………150g

MEMO

魚はタイ、タラ、サケなどでもよい。生麸がなければ、乾燥品の焼き麸でも、ちくわぶでもよい。ごはんはなべの最後に入れて雑炊にしても。三つ葉のざく切り少量とごはんを入れて3～4分煮て、塩少量で味をととのえ、溶き卵1個分を流せば卵雑炊になる。ごはんの代わりにうどんやもちを入れてもおいしい。

献立 3

食べ急がないよう 初心に戻って消化よく

和風の朝食を手軽に、と思うと、塩干魚や漬け物、つくだ煮など、塩分の多い加工食品が並びがち。塩分をとりすぎないように、ゆで物や蒸し物を主役にしましょう。たれやあえ物を常備すると楽です。

朝食 menu

- 湯豆腐のほうれん草添え
- 里芋のごまだれかけ
- 大根のレモンあえ
- ごはん

1食分**403**kcal　塩分**1.1**g

● 湯豆腐のほうれん草添え

材料［1人分］

もめん豆腐……¼丁（75g）
ほうれん草……30g
削りガツオ……少量
a［しょうゆ……小さじ½
　 だし（または水）……小さじ½

1 豆腐は半分に切り、水から入れてゆで、水けをきって器に盛る。
2 ほうれん草は3cm長さに切り、**1**の残りの湯でゆで、水にとって絞る。豆腐にのせて削りガツオをのせ、**a**を混ぜ合わせてかける。

● 里芋のごまだれかけ

材料［1人分］

里芋……1個（35g）
ごまだれ
［黒練りごま……小さじ1½
　しょうゆ・砂糖……各小さじ½

1 里芋は皮つきのまま洗って水けを残してラップに包み、電子レンジ強で2分加熱する。皮をむき、食べよく切って器に盛る。
2 ごまだれの材料を混ぜ合わせて**1**の里芋にかける。

● 大根のレモンあえ

材料［1人分×2回分］

大根……90g
塩……少量
レモンの薄切り……2枚

大根はごく細いせん切りにして塩をまぶして5分おき、しんなりしたら水けをきつく絞る。レモンを小さく切って混ぜる。

● ごはん［1人分］

ごはん……150g

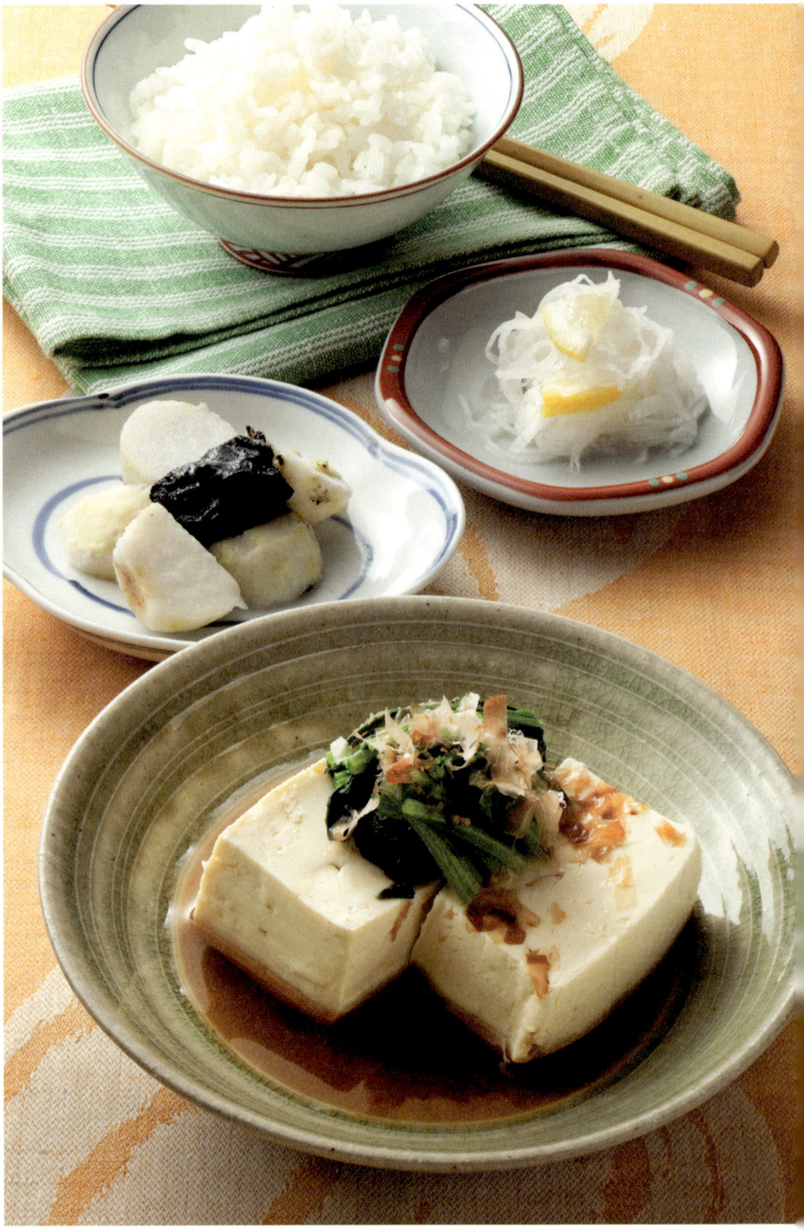

MEMO

ごまだれと大根のレモンあえは多めに作って冷蔵庫に常備すると重宝する。

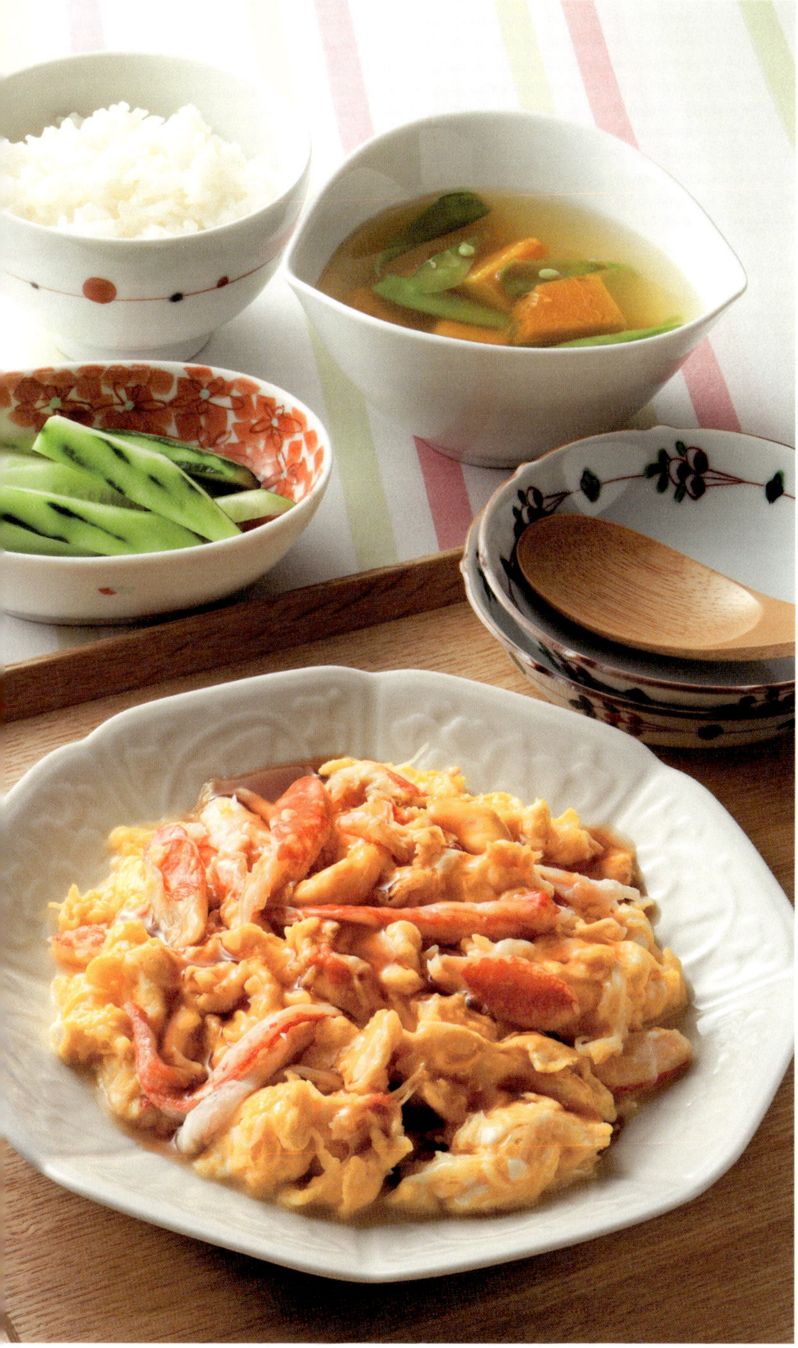

● ふわふわカニ玉

材料［2人分］

- カニのほぐし身……30g
- 酒……小さじ1
- 卵……2個
- a
  - 砂糖……小さじ1
  - こしょう……少量
- b
  - しょうゆ・砂糖……各大さじ1
  - 酢……大さじ2
  - 水……大さじ4
  - かたくり粉……小さじ1½
- 油……小さじ1

1 カニに酒をからめる。

2 ボールに卵をときほぐし、**a** を混ぜ、カニを加える。

3 別のボールに **b** を混ぜておく。

4 フライパンに油を熱し、**2** を流して大きく混ぜて半熟状に焼き、器に盛る。あいたフライパンに **3** を入れて混ぜながら煮、とろみがついたらカニ玉にかける。

● きゅうりのスティック［2人分］

きゅうり½本はしま目に皮をむき、スティックに切る。

● かぼちゃとさやえんどうの中国風スープ

材料［2人分］

- かぼちゃ……80g
- さやえんどう……6枚（12g）
- 水……2カップ
- 顆粒鶏がらだし……小さじ1
- 酒・しょうゆ……各小さじ½
- 塩・こしょう……各少量

1 かぼちゃは皮をむき、1cm厚さ2cm幅に切る。さやえんどうは斜め半分に切る。

2 なべに水と顆粒鶏がらだしを入れ、かぼちゃを加えて中火で10分煮る。さやえんどうを加え、酒としょうゆで調味して2〜3分煮、塩とこしょうで味をととのえる。

● ごはん［1人分］

- ごはん……150g

昼食 menu

- ふわふわカニ玉
- きゅうりのスティック
- かぼちゃとさやえんどうの中国風スープ
- ごはん

1食分446kcal　塩分2.9g

家族と食べるランチは、久しぶりの中国料理です。といっても、油の使用量は2人分で小さじ１杯。食材の持ち味を生かしたわが家風を楽しみましょう。

間食

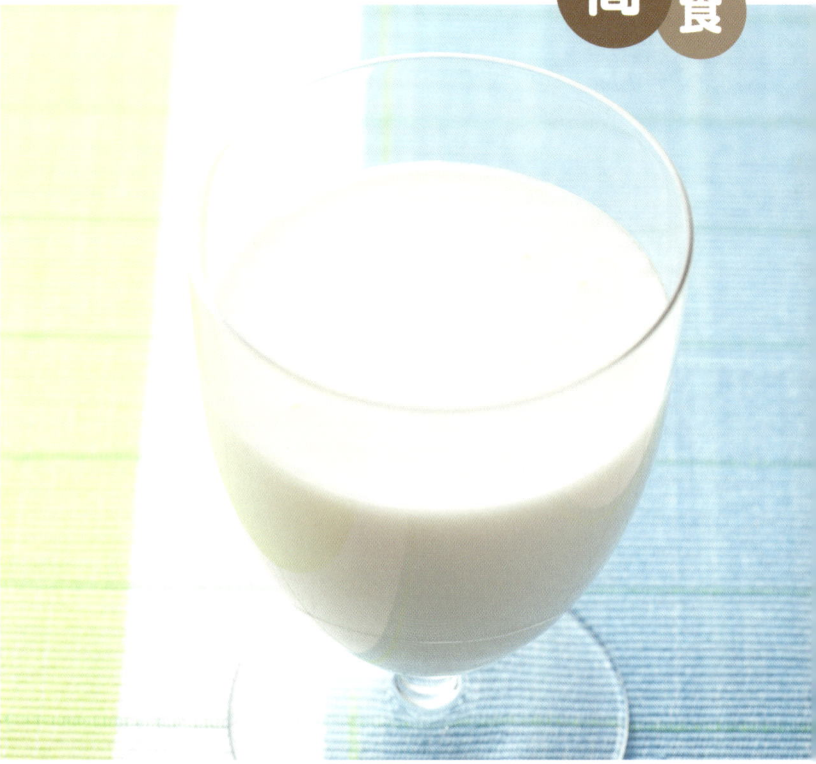

10:00

**レモンの酸味ですっきり！
手作りの乳酸菌飲料です。**

● ラッシー

材料［1人分］
プレーンヨーグルト……………1/3カップ
牛乳……………………………1/3カップ
レモンの搾り汁………………小さじ1
はちみつ………………………小さじ1

ヨーグルト、牛乳、レモン汁を混ぜ合わせて、はちみつを加えて飲む。

1食分**110**kcal　塩分**0.1**g

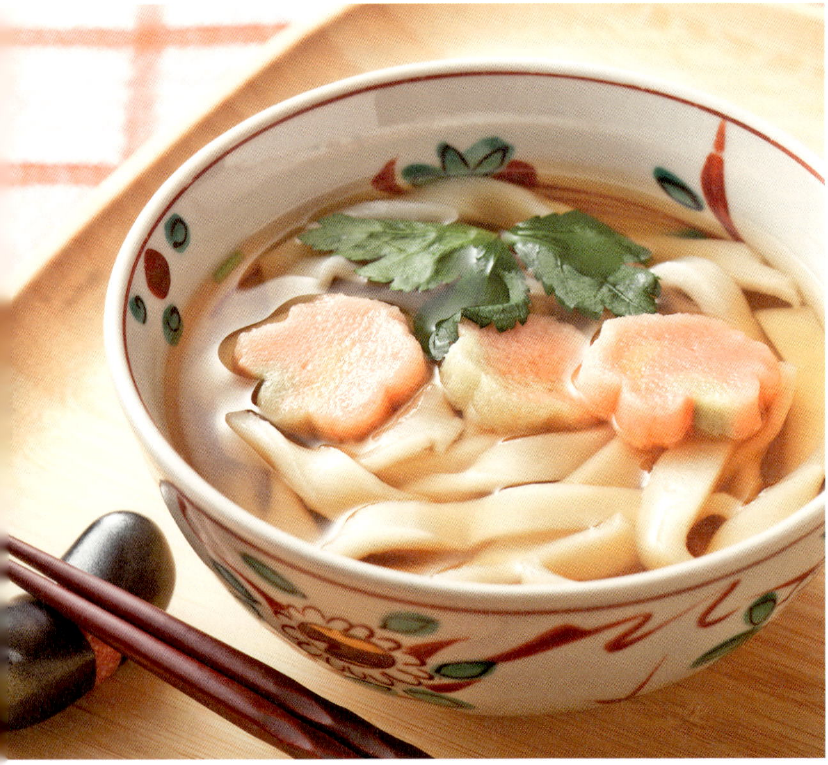

15:00

**小腹がすいたときは
カップめんではなく、
ゆでうどんを選んで。**

● 花麸うどん

材料［1人分］
ゆでうどん……………1/2袋（115g）
だし………………………………1カップ
みりん…………………………大さじ1
しょうゆ………………………大さじ1
花麩（乾燥）……………………3個
三つ葉の葉先……………………1枝分

1 なべにだしを温めてみりんとしょうゆで調味する。
2 うどんはざるに入れて湯をかけて水けをきり、**1**に入れ、花麩を散らして5分ほど煮る。最後に三つ葉を加えて火を消す。

1食分**156**kcal　塩分**2.6**g

夕食 menu

- カレイの煮付け
- 小松菜と油揚げの煮浸し
- にんじんとセロリのサラダ
- ごはん

1食分484kcal　塩分3.6g

和風の煮物と汁物を重ねると、
塩分が多くなりがちです。
汁物の代わりに、
うす塩で食べられるサラダを
添えて野菜たっぷりに。

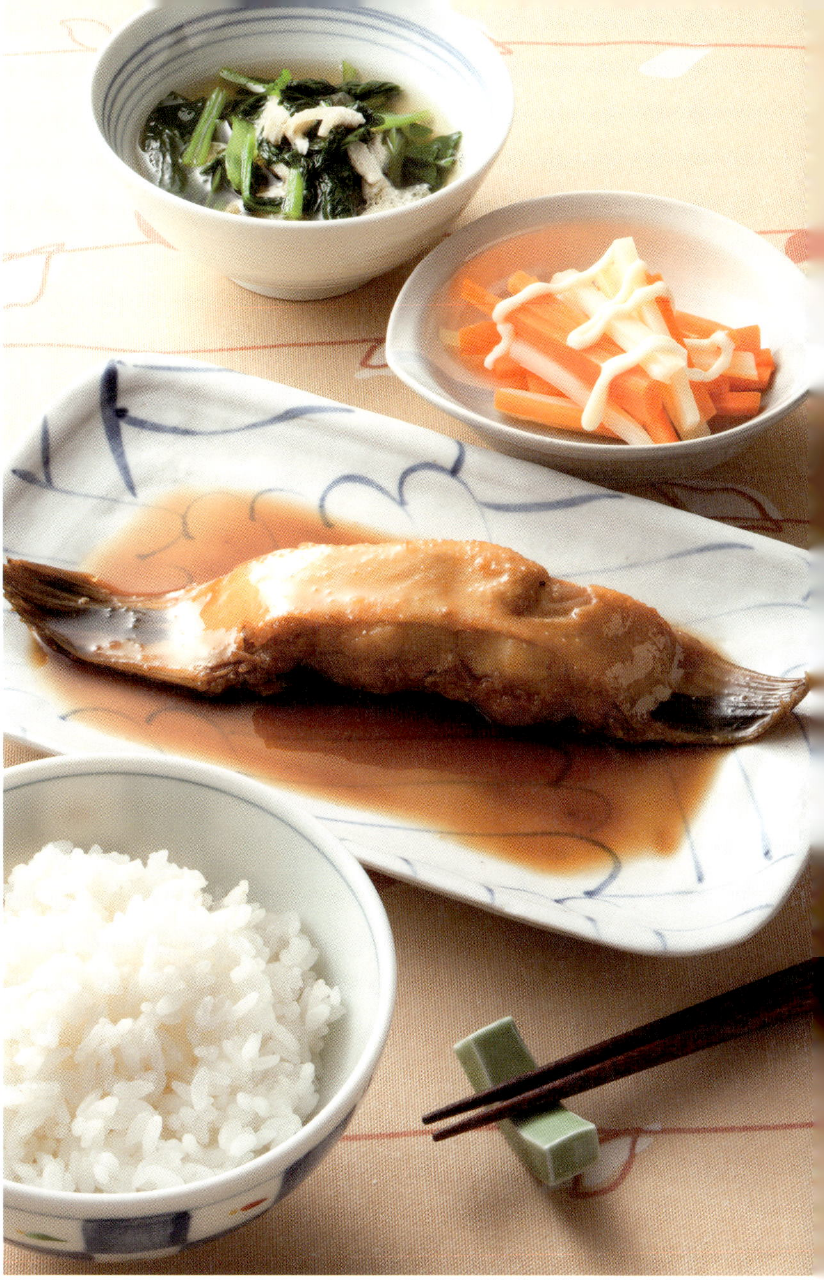

カレイの煮付け

材料［2人分］

カレイ……小2切れ（180g）
しょうがの薄切り……1かけ分
水……1カップ
酒……½カップ
しょうゆ・みりん……各大さじ2
砂糖……小さじ2

1 平なべに水と酒、調味料を合わせて火にかけ、カレイを重ねないように並べてしょうがを散らす。
2 煮立ったらカレイに煮汁をまわしかけ、空気穴をあけたアルミ箔などをかぶせて中火で12〜13分、カレイに火が通るまで煮る。

小松菜と油揚げの煮浸し

材料［2人分］

小松菜……2株（60g）
油揚げ……½枚（15g）
だし……1カップ
みりん……大さじ1
しょうゆ……小さじ2

1 小松菜は熱湯でやわらかくゆで、水にとる。水けを絞り、3cm長さに切る。
2 油揚げは湯をかけて油抜きし、5mm幅の短冊形に切る。
3 なべにだしと調味料を合わせて煮立て、小松菜と油揚げを入れて弱火で5〜6分煮る。

にんじんとセロリのサラダ

材料［1人分］

にんじん……50g
セロリ……40g
酢……小さじ1
マヨネーズ……小さじ1

1 にんじんは皮をむき、セロリは筋をそぎ、それぞれ縦に4mm角の棒状に切る。熱湯に入れてやわらかくゆで、ざるにあげて水けをきり、ボールにとって酢をまぶす。
2 あら熱がとれたら器に盛り、マヨネーズをかける。

ごはん［1人分］

ごはん……150g

MEMO

カレイは子持ちでもよい。よく火を通してゆっくりかめば消化に心配はない。なお、煮魚は1切れで煮ると煮詰まって味が濃くなるので、2切れ以上で煮る。残り1切れは、なべで温めなおすと煮詰まるので、温めは電子レンジで。当日、家族がいっしょに食べてしまうのがベスト。

野菜たっぷり 肉と魚のおかず

**肉や魚は、それだけを焼いたり煮たりして一皿に盛ると、
ボリューム感がほしくなって、つい量を多くしがちです。
たんぱく質のとりすぎを防ぐには、
野菜もいっしょに調理する一品がおすすめです。**

アジのつみれ汁

小アジ2尾はたたきにすれば前菜程度の量にしかなりません。でも、野菜といっしょにつみれ汁にすれば、充分に満足できるボリュームです。

材料 [2人分]

つみれ

- アジ……小4尾(120g)
- しょうが……1かけ
- ねぎ……10cm
- みそ・酒……各小さじ1
- かたくり粉……小さじ½

- なす……1個(80g)
- かぶ……小1個(40g)
- ねぎ……½本(50g)
- 水……2½カップ
- こんぶ……3cm
- 酒……大さじ2
- しょうゆ……大さじ½

1 アジは三枚におろして細かく刻む。しょうがとねぎをみじん切りにして加え、いっしょにたたき、みそと酒、かたくり粉を混ぜる。

2 なすは皮をむいて1cm幅の斜め半月形に切り、水につけてアクを抜く。かぶも1cm幅の半月形に切る。ねぎは斜め薄切りにする。

3 なべに水とこんぶを入れて火にかけ、煮立ったらこんぶをとり出し、**2**の野菜を入れて煮る。再び煮立ったら**1**をスプーンで小さくまとめて落とす。アクをすくい、酒を加えて10〜15分煮、しょうゆで調味する。

1人分120kcal　塩分1.7g

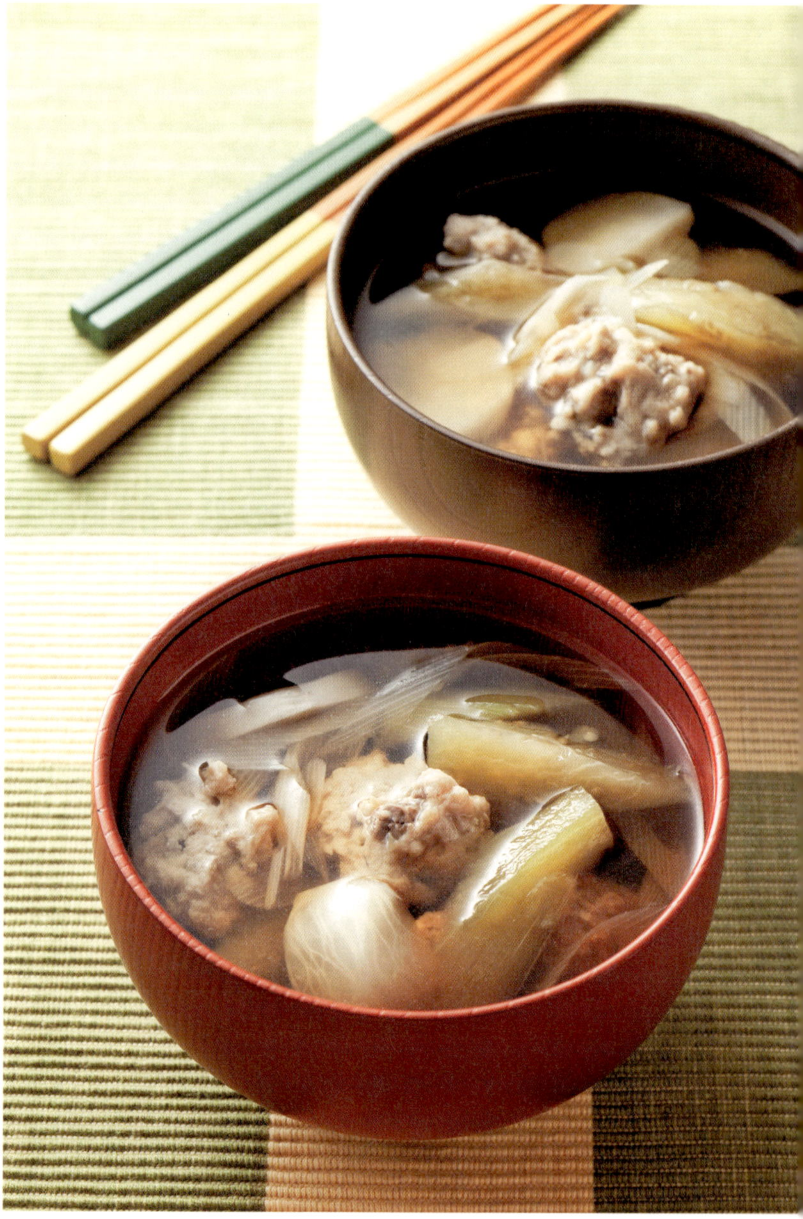

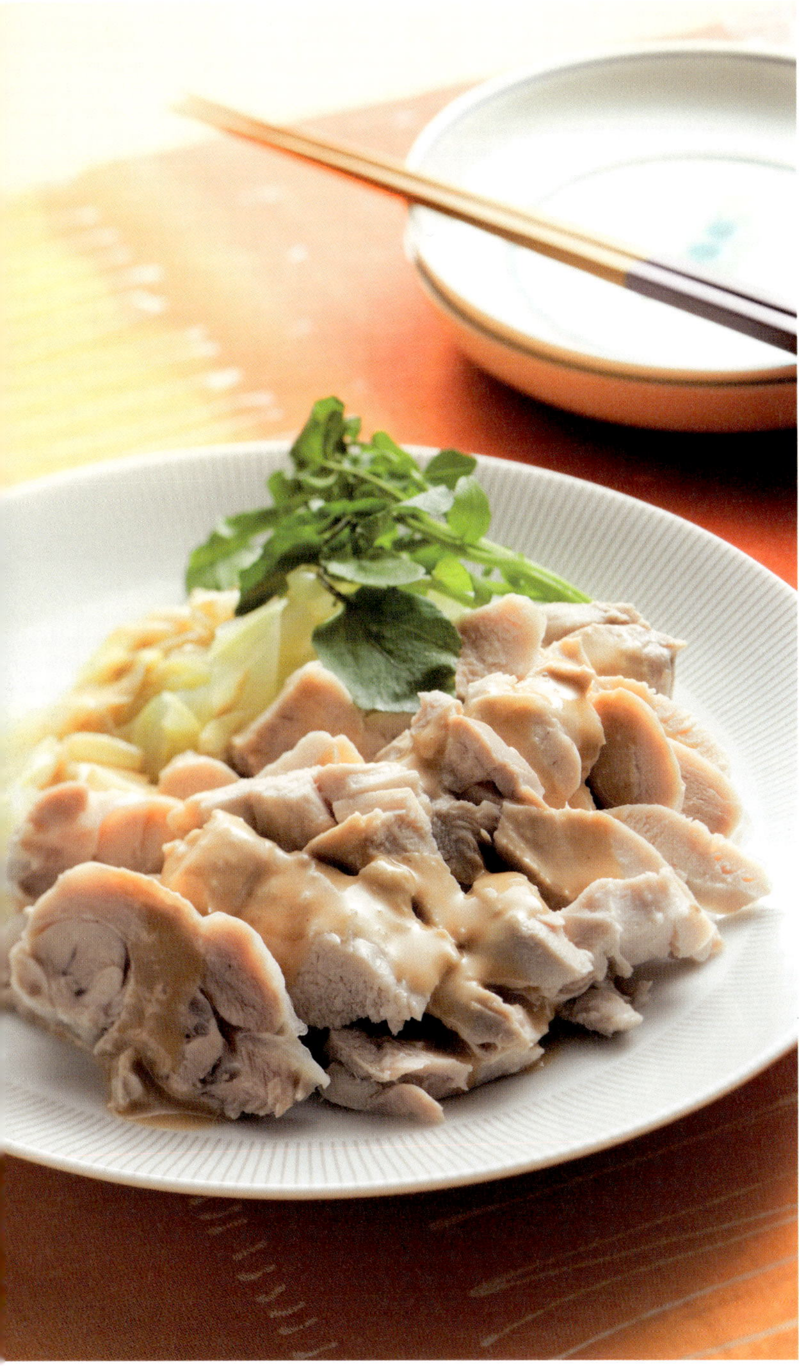

中国風ゆで鶏

ゆで鶏は、こってり味が好きな人にも喜ばれる
低脂肪の肉料理です。ゆで汁でゆでたキャベツはうま味満点。
ごまだれのコクで二重丸です。

1人分223kcal　塩分2.2g

材料［2人分］

- 鶏皮つきもも肉……1枚（210g）
- 塩・こしょう……各少量
- 水……2カップ
- a
  - 酒……大さじ3
  - しょうがの薄切り……3枚
  - ねぎの青い部分……5cm×2本
- キャベツ……2枚（100g）
- クレソンの葉先……少量

ごま酢

- 白練りごま……大さじ2
- 砂糖・酢……各大さじ1
- しょうゆ……大さじ1
- 鶏肉のゆで汁……大さじ1

1 鶏肉は余分な脂身を切りとり、塩とこしょうをすり込んでしばらくおき、水けをふく。

2 なべに鶏肉を入れて水とaを加えて火にかける。煮立ったらアクを除き、弱火にして45分ゆでる。

3 鶏肉に串がスッと通るようになったら火を消し、そのまま完全にさめるまでおく。

4 鶏肉をとり出し、残ったゆで汁にキャベツを入れてしんなりするまでゆで、ざるにあげてさまし、1cm幅に切る。

5 鶏肉の皮を除き、1cm厚さのそぎ切りにして、キャベツとともに器に盛り、クレソンを飾る。

6 ごま酢の材料を混ぜ合わせてかける。

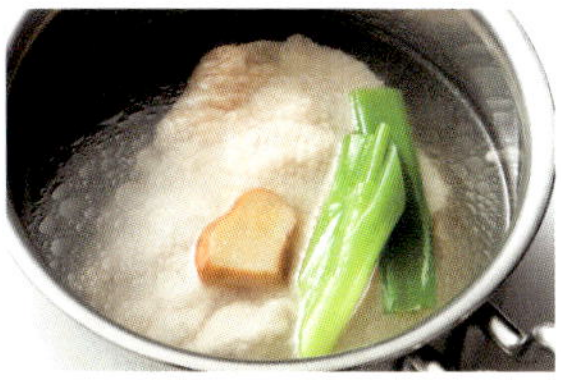

POINT

鶏肉は皮つきでゆで、火が通ったら完全にさめるまでゆで汁につけておくと、肉汁が逃げずにふっくらジューシーに仕上がる。

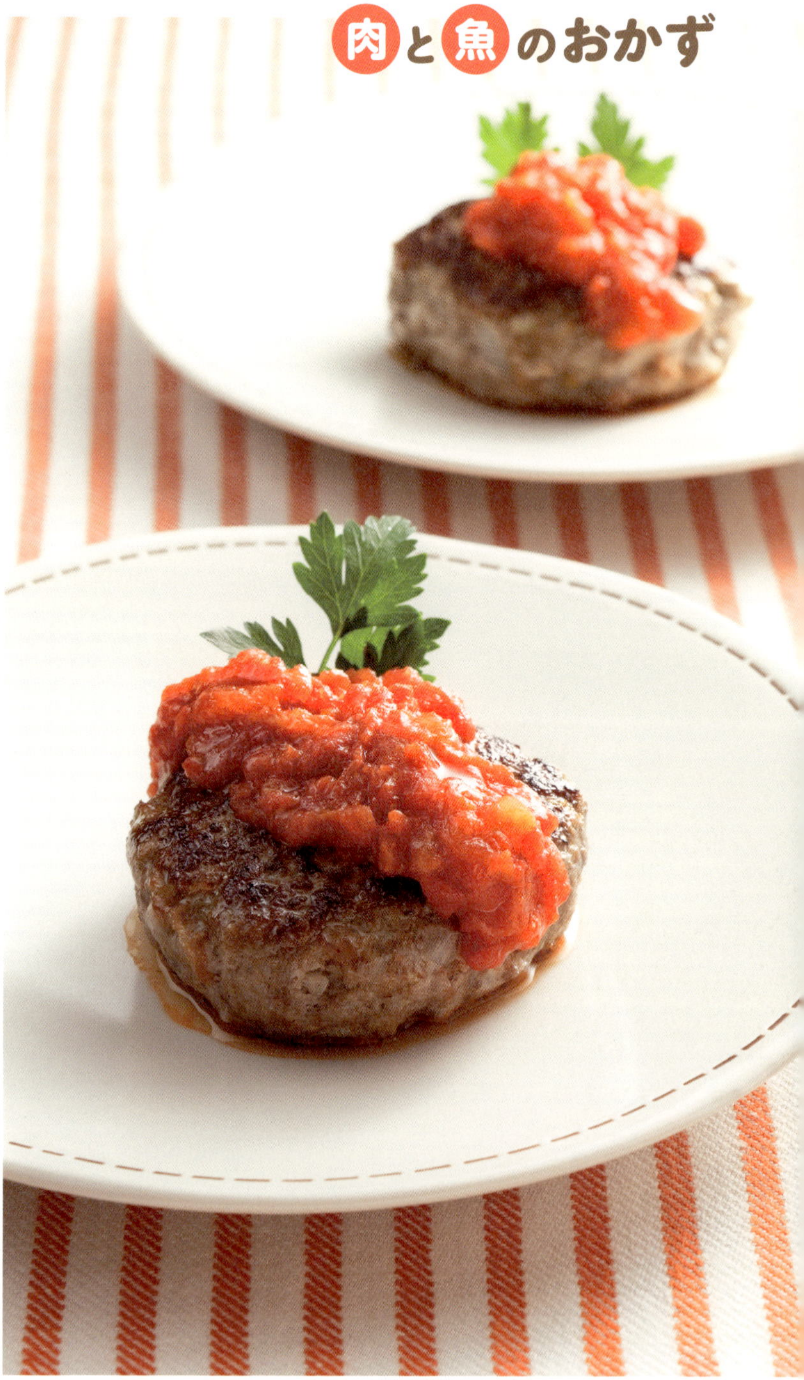

れんこんハンバーグ

れんこんはでんぷんが多いので、すりおろしてひき肉に混ぜると、のりの役割を果たし、赤身ひき肉でも口当たりがなめらか。ボリュームも出ます。

材料［2人分］

牛豚赤身ひき肉……100g
れんこん……100g
玉ねぎ……¼個（50g）
とき卵……½個
パン粉……大さじ3
塩……小さじ⅓強
こしょう……少量
油……小さじ1
即席トマトソース
- トマト（完熟）……大1個（200g）
- 塩……少量
- こしょう……少量

イタリアンパセリ（あれば）……少量

1 れんこんは皮をむいてすりおろす。玉ねぎはみじん切りにする。

2 ボールにひき肉、とき卵、パン粉、塩、こしょうを合わせて練り混ぜ、**1**を加えてさらによく混ぜる。等分して、小判型に整える。

3 トマトは皮を湯むきして横半分に切って種を除き、細かく刻んでおく。

4 フライパンに油を熱し、**2**を入れて両面に焼き色をつける。ふたをして弱火にして火を通し、器にとり出す。

5 あいたフライパンに**3**のトマトを入れてとろっとするまで煮詰め、塩、こしょうをする。**4**のハンバーグにかけ、あればイタリアンパセリを飾る。

1人分**223**kcal　塩分**1.7**g

鶏手羽元のポトフ

骨つき鶏肉から出るうま味をたっぷり吸った野菜の
おいしさを堪能してください。
１品で主菜と副菜を兼ねられ、作りおきにも最適です。

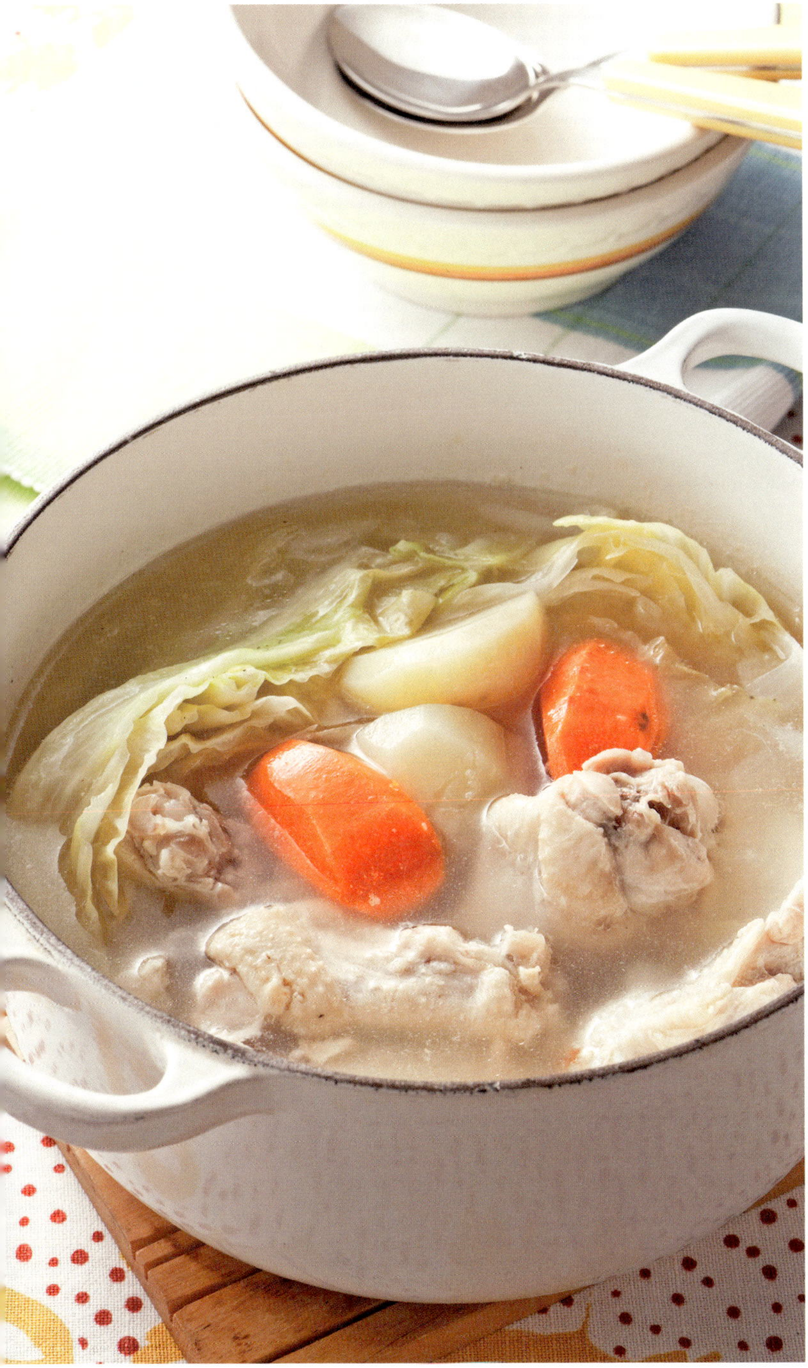

材料［２～３人分］

鶏手羽元……6本（180g）
玉ねぎ……½個（100g）
にんじん……½本（90g）
じゃが芋……1個（135g）
キャベツ……⅙個（160g）
水……5カップ
ローリエ……1枚
塩……小さじ¾
こしょう……少量

1 玉ねぎはくし形に切る。にんじんは食べやすい大きさに切る。じゃが芋は4つに切る。キャベツは芯をつけたままくし形に切る。

2 なべに鶏手羽元と玉ねぎ、にんじんを入れ、水とローリエ、塩、こしょうを加えて火にかける。煮立ったらアクをすくい、弱火にして1時間煮る。

3 じゃが芋とキャベツを加え、さらに30分煮て、塩とこしょうで味をととのえる。

１人分**197**kcal　塩分**1.5**g

MEMO

スープの残りで中華ゆでめんを煮ると、ラーメンの気分が味わえる。もちろん、雑炊や雑煮などを楽しんでも。

おなかにやさしい 麸のおかず

動物性食品に含まれるコレステロールは、
腸内細菌のバランスをくずすリスクの一つ。
麸は、小麦粉からグルテンをとり出して
加工した植物性たんぱく質食品。肉に代わって、
ボリュームと食べごたえを演出してくれます。

車麸入り肉じゃが

車麸はグルテンが多く、煮汁を吸うとまさに肉のおいしさ。少量の豚肉でうま味を補い、車麸でボリュームを補います。

材料［2人分］

- 豚もも薄切り肉……40g
- 車麸……小2個（10g）
- じゃが芋……小2個（180g）
- 玉ねぎ……小1/2個（100g）
- 酒・みりん……各大さじ2
- 砂糖……大さじ1/2
- しょうゆ……大さじ2/3
- さやいんげん……3本（20g）

1 豚肉は一口大に切る。

2 車麸は水につけてもどし、水けを絞って一口大に切る。

3 じゃが芋は1個を6つに切って水にさらす。玉ねぎは1cm幅のくし形に切る。

4 なべに酒と調味料を合わせて煮立て、豚肉と玉ねぎを入れてひと煮する。豚肉の色が変わったらじゃが芋を加え、水をひたひたに注ぎ、煮立ったら弱火にして20分煮る。

5 車麸を加え、さやいんげんを斜めに切って加え、さらに5分煮る。

1人分**180**kcal　塩分**0.9**g

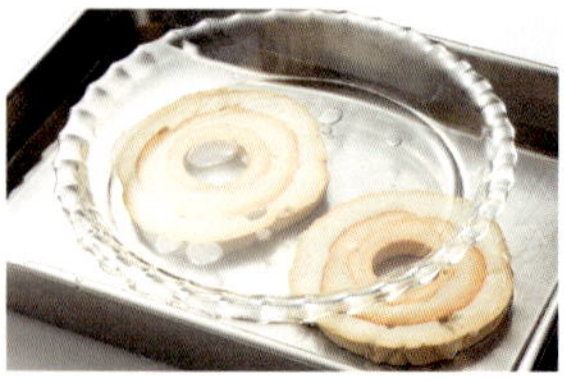

POINT

車麸はバウムクーヘンのように棒状に焼き重ねてから輪切りにした製品。全体が充分に水に浸るよう、皿などで重石をして、しんなりするまでもどす。

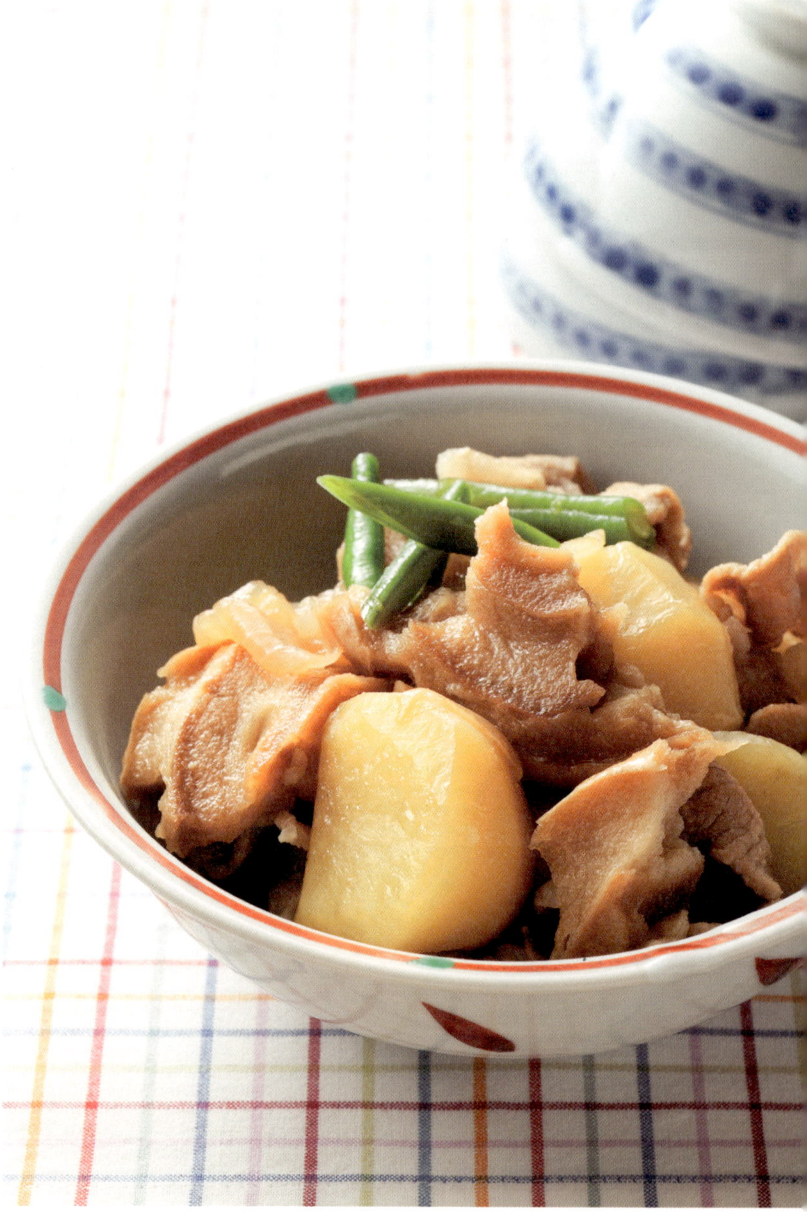

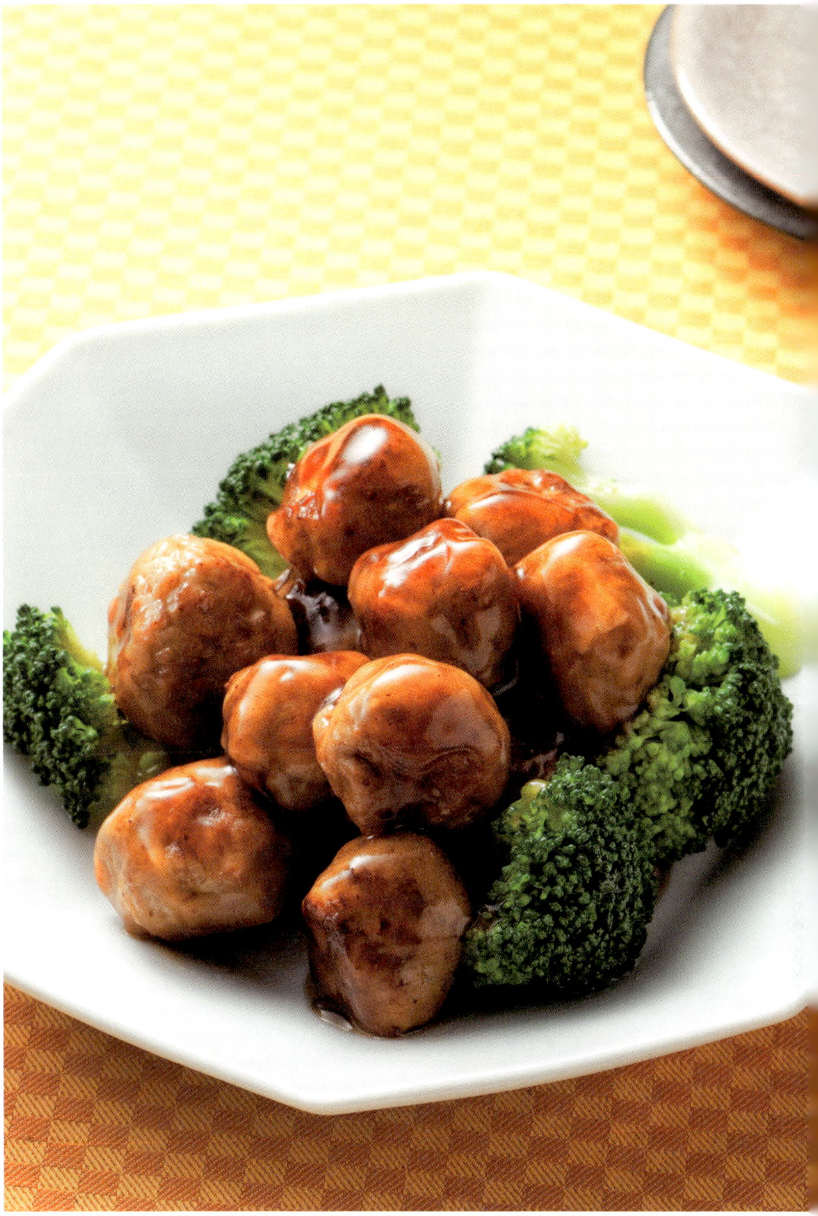

麩入り肉団子

すりおろした焼き麩が、ひき肉の増量とパン粉の代役を兼ねます。
麩が肉汁を吸うので、赤身ひき肉でもジューシーに
口当たりよくできます。

材料［2人分］

	豚赤身ひき肉	120g
a	とき卵	½個
a	しょうがの搾り汁	1かけ分
a	酒	小さじ2
a	塩	少量
a	こしょう	少量
	焼き麩	20g
	油	大さじ1
b	しょうゆ・酒	各大さじ1
b	水	大さじ4
b	かたくり粉	小さじ1½
	ブロッコリー	80g

1 ボールにひき肉と**a**の材料を合わせて混ぜる。麩を指先でくずして加え、ひき肉となじむようよく練り混ぜる。

2 フッ素樹脂加工のフライパンに油を熱し、**1**を直径3cmくらいに丸めて入れ、ときどき転がしながら焼き色をつけ、ふたをして蒸し焼く。4～5分焼いて火が通ったらキッチンペーパーの上にとり出して余分な油をとる。

3 フライパンに残った油をふきとり、**b**の材料を流す。底から混ぜながら煮立て、とろみがついてきたら**2**の肉団子を戻し入れ、あんをからめながら、とろっとするまで煮る。

4 ブロッコリーは小房に分けて熱湯でやわらかくゆで、器に敷いて肉団子を盛る。

1人分**275**kcal　塩分**1.7**g

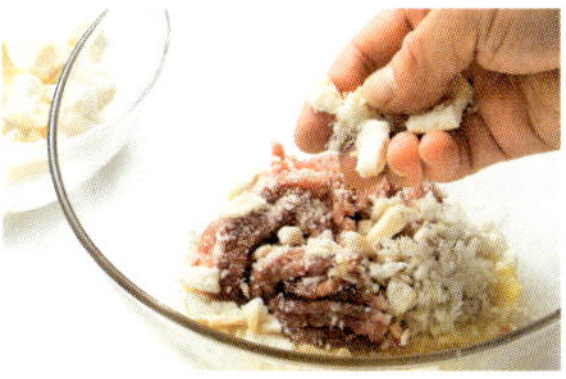

POINT
麩は、観世麩や小町麩、卵麩など、焼き目がなく、ふわっと焼いたタイプを使うと、指先で軽く押すだけで簡単につぶれる。

作りおきのできる野菜のおかず

野菜料理は手間がかかるので、おろそかになりがちです。
消化よく調理するには時間もかかるので、
多めに作って、２回は役立てましょう。そんな１品があると
食卓が豊かになり、栄養のバランスも自然にととのいます。

大根とにんじんのきんぴら

ごぼうの代わりに、
消化酵素満点の大根を使います。
うす味でもひきしまった味が、
食欲をそそります。

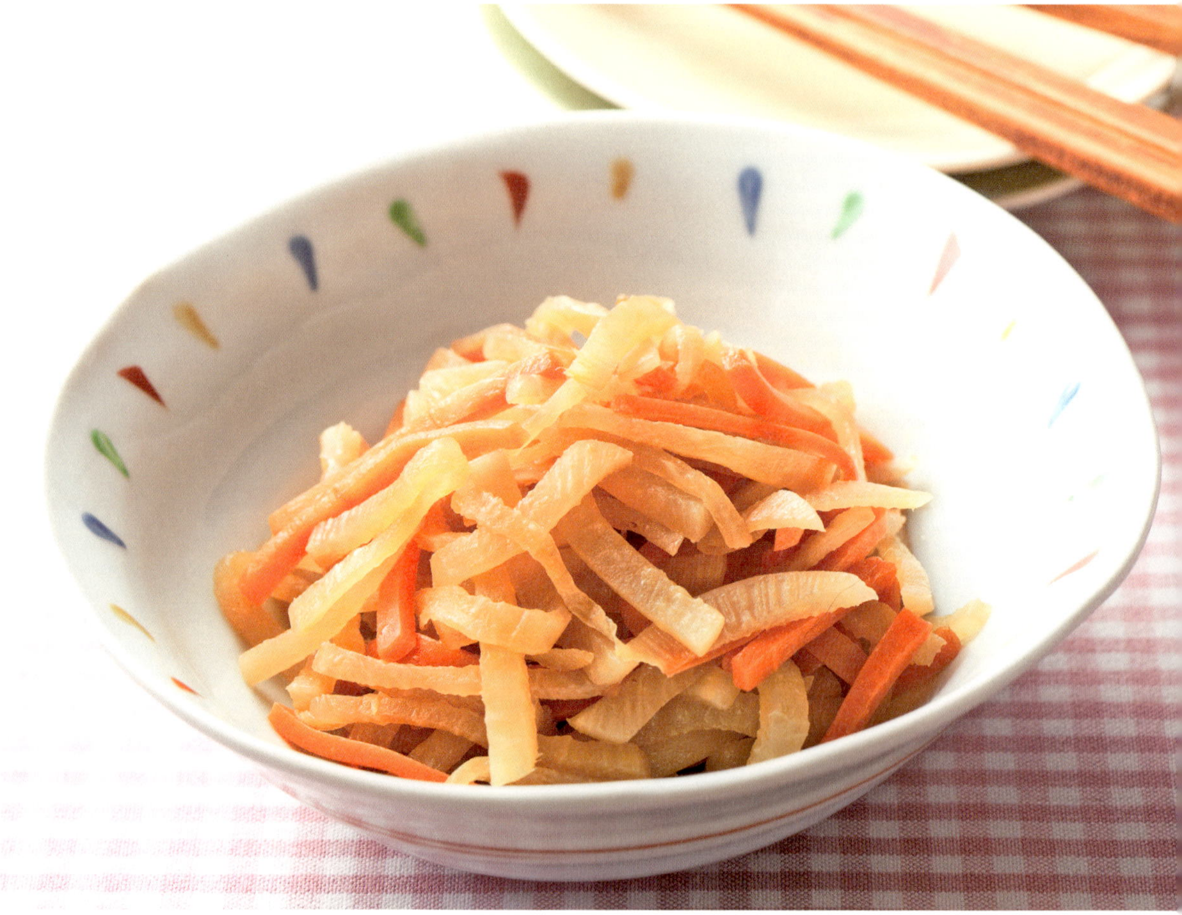

材料［1人分×6回分］

大根	300g
にんじん	60g
油	小さじ2½
みりん・酒	各大さじ1½
しょうゆ	大さじ1½

1 大根は皮を厚めにむき、薄い輪切りにしてから、3〜4㎜幅に細く切る。にんじんは大根より少し細めのせん切りにする。

2 フッ素樹脂加工のフライパンに油を熱し、**1** をいためる。大根がしんなりしてきたら調味料を加える。大根から出る水分をとばしながら、味がなじむまでじっくりといり煮する。

1人分**37**kcal　塩分**0.7**g

MEMO

冷蔵庫で３日はもつ。大根の代わりにセロリでもおすすめ。

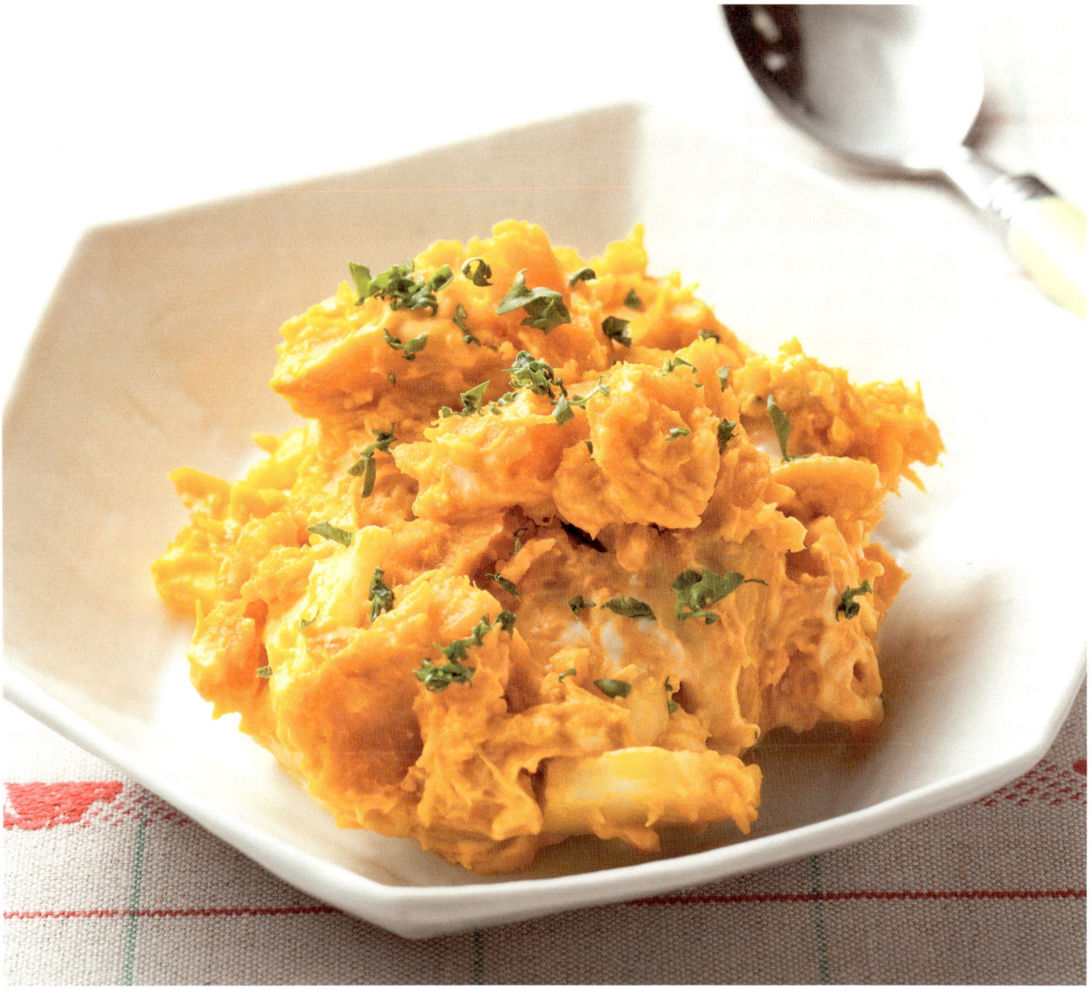

かぼちゃとりんごのサラダ

消化良く栄養価の高いかぼちゃは出番が多いもの。甘煮に飽きたらサラダに。
冷蔵庫で保存してもポテトサラダのようにかたくしまらないので、おすすめです。

材料［1人分×6回分］

かぼちゃ……………¼個（300g）
りんご……………200g
レモンの搾り汁……………大さじ1
塩……………少量
a ┌ マヨネーズ……………小さじ2
　 └ オリーブ油……………小さじ2
パセリのみじん切り……………少量

1 かぼちゃは種と皮を除き、小さめの角切りにする。耐熱性ボールに入れ、ラップをかけて電子レンジ強で4分加熱する。

2 りんごは皮をむいて薄いいちょう形に切る。

3 **1**のかぼちゃはラップをはずして水けをきり、りんごを合わせてレモン汁と塩であえ、かぼちゃがさめるまでおく。

4 **a**を加えてあえ、パセリのみじん切りをふる。

1人分**85**kcal　塩分**0.1**g

MEMO

冷蔵庫で２日はもつ。りんごを入れずにかぼちゃだけで作り、食べるときに、きゅうりの塩もみを混ぜてもおいしい。

抗がん剤治療中の食事アドバイス

食欲不振

吐きけ・嘔吐、味覚異常などが原因になることもあれば、精神的なストレスによることもあります。原因の改善に努めるとともに、できるだけ食べられる工夫をしましょう。

対策1 食べられるときにいつでも食べられるものを用意する

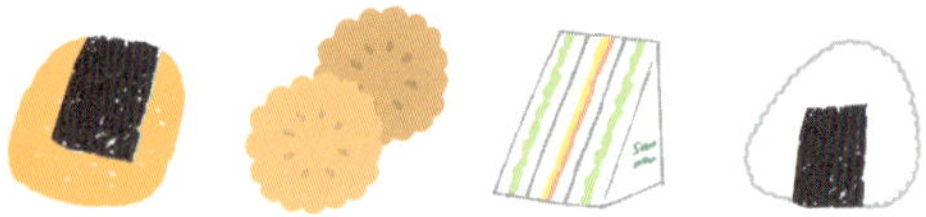
せんべい
クラッカー
サンドイッチ
おにぎり

対策2 主食をかえてみる

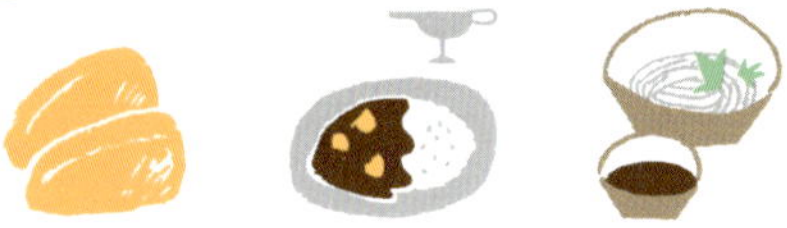
いなりずし
カレーライス
冷麦

対策3 箸休めや汁物、デザートを添える

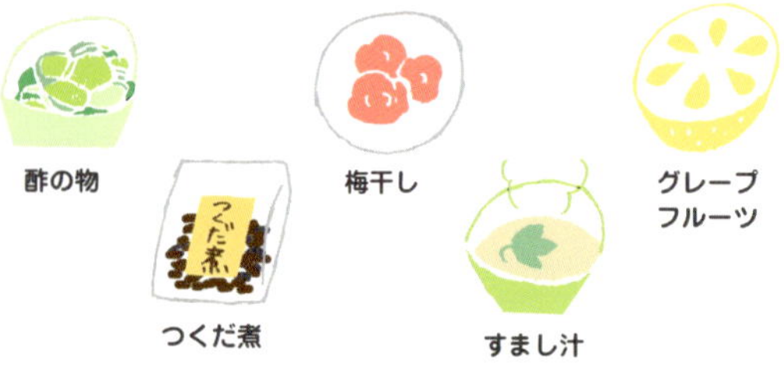
酢の物
つくだ煮
梅干し
すまし汁
グレープフルーツ

対策4 栄養補助食品を利用する

吐きけ・嘔吐

吐きけや嘔吐は食欲不振を招き、体力も消耗します。一時的なことが多いので、栄養の偏りは気にせずに、食べられるものを見つけて乗り切りましょう。

対策1 食べられるときに食べられるものを少しでも食べる

対策2 冷たくみずみずしいものがおすすめ。

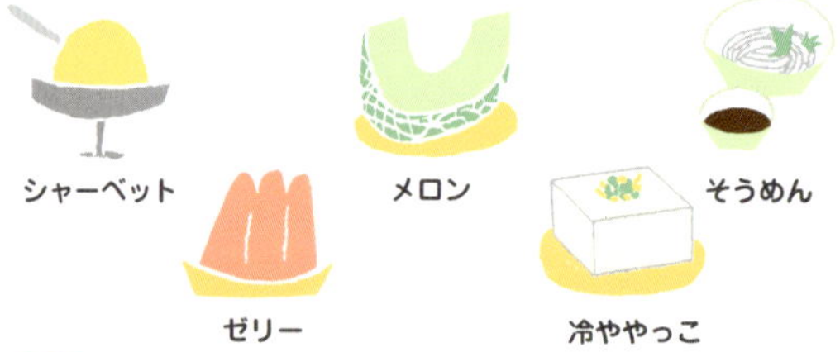

対策3 シンプルな料理がおすすめ

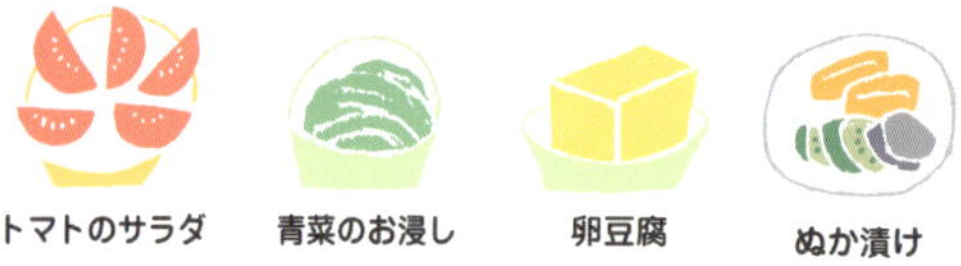
トマトのサラダ
青菜のお浸し
卵豆腐
ぬか漬け

対策4 油っこい料理は胃のむかつき感を増すことがあるので控える

対策5 嘔吐のあとは水分を補給する

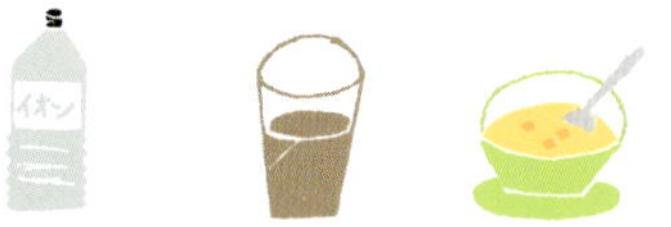
イオン飲料
麦茶
スープ

退院後、体調が落ち着いたら、抗がん剤の治療を受けるかたもいることでしょう。
抗がん剤による副作用で食事が思うようにできないこともあります。
そんなときの対策を紹介します。 なお、下痢が起こることもあります。
その場合は42ページの「排便コントロールのコツ」の下痢の項目を参考にしてください。

骨髄抑制

抗がん剤が骨髄にダメージを与えるために、白血球や血小板が減少すると、感染しやすくなったり、出血しやすくなったりします。衛生管理に注意して、たんぱく質不足にならないよう、バランスよい食事を心がけましょう。

対策1 新鮮な食材を選ぶ

対策2 なま物を避けて、加熱調理する。

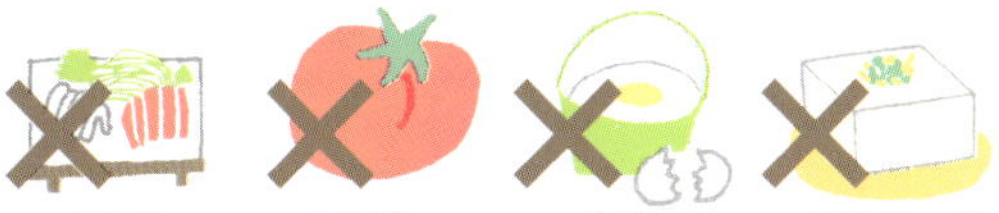

刺し身　生野菜　生卵　冷ややっこ

対策3 雑菌が発酵しやすい食品は避ける

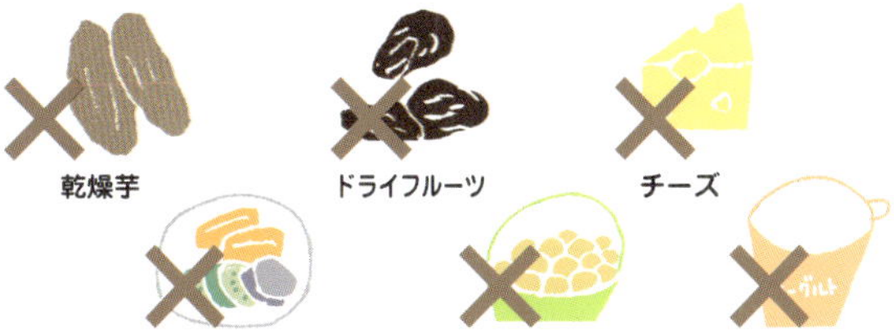

乾燥芋　ドライフルーツ　チーズ
自家製漬物　納豆　自家製ヨーグルト

対策4 口の粘膜を傷つけるものは避ける

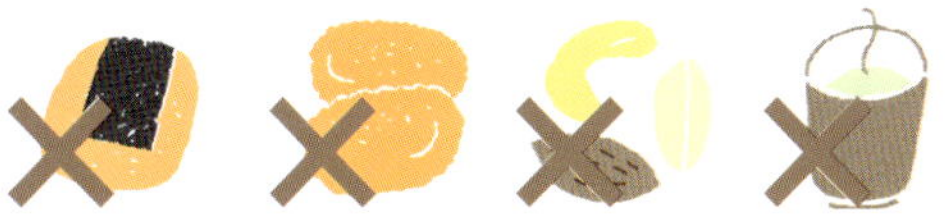

せんべい　フライ　ナッツ　熱い汁物やお茶

対策5 腸の粘膜を傷つけないよう、便秘を防ぐ（43ページ参照）。

口内炎

口の中の粘膜に炎症が起きて、ヒリヒリして食べたり飲み込んだりすると痛みを感じることがあります。粘膜を傷つけない食べ物を選びましょう。

対策1 かたいものを避ける

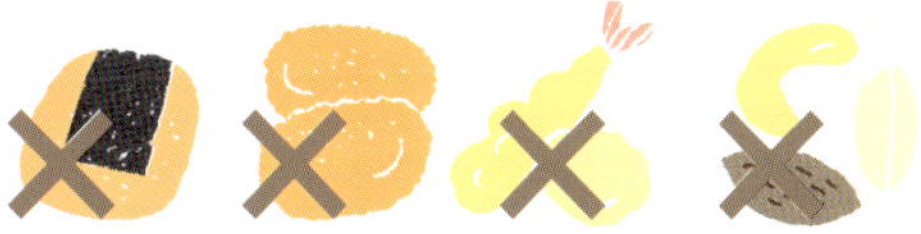

せんべい　フライ　天ぷら　ナッツ

対策2 粘膜を刺激する味を避ける

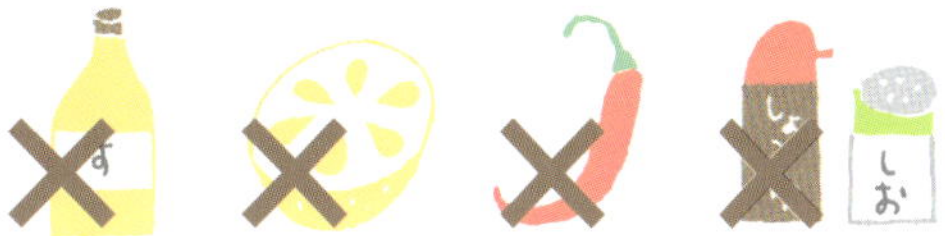

酢　柑橘類　とうがらし　濃い味つけ

対策3 とろみをつけてのど越しよく

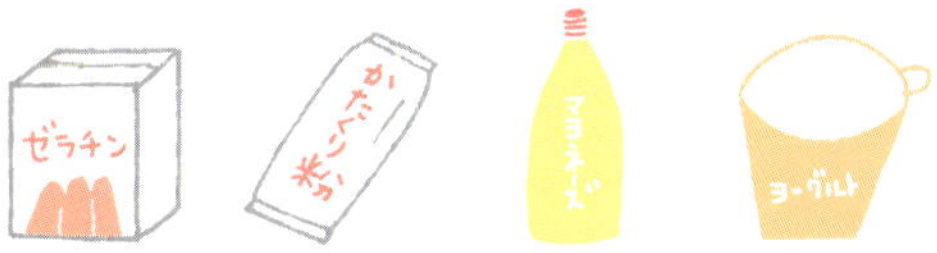

ゼラチン　かたくり粉　マヨネーズ　ヨーグルト

対策4 汁けの多い料理がおすすめ

おかゆ　フレンチトースト　お雑煮　にゅうめん

PART 3

退院後2か月

退院後4週間を過ぎて2か月まで

食べ急ぎ、食べすぎに注意しましょう

排便のリズムが落ち着いてくると安心して、
いろいろなものに手が伸びたり、
ついうっかり食べすぎてしまいがちです。
そのために、腸閉塞を起こす心配がまだある時期です。
初心忘れるべからず。なにを食べても、
よくかんでゆっくり食べて、腹六分目におさえましょう。

食事と生活のポイント

根菜は消化されやすい状態に調理して少しずつ

そろそろ根菜も食卓にのせます。不溶性の食物繊維の多いごぼう、れんこん、竹の子などは、繊維を断ち切る方向に薄く切ってやわらかく加熱し、量も控えめにします。

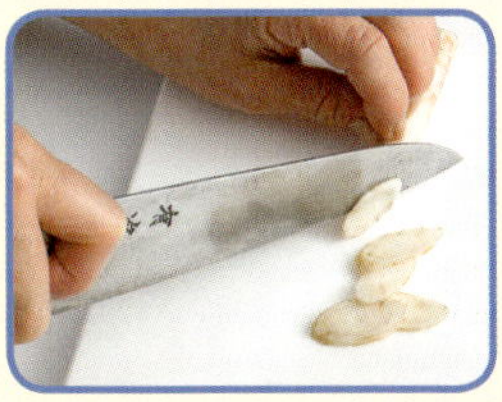

ごぼうは斜めか輪切りに切ると、かたい繊維を断ち切ることになる

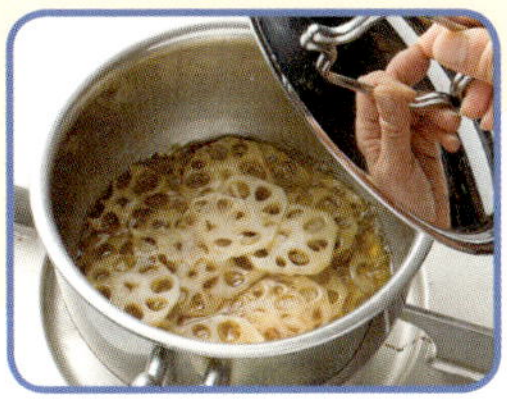

れんこんのシャキシャキした歯ごたえはまだお預けに。薄い輪切りにして、ふたをしてやわらかく蒸し煮にする。

もっと肉を！ というときは麩がおすすめです

根菜よりももっと肉が食べたい！ という人もいるでしょう。肉のなかで比較的安心なのは鶏肉です。牛肉や豚肉にくらべると腸内の悪玉菌を増やす胆汁酸の分泌が少なく、皮を除けば脂肪もぐんと減るからです。

牛肉や豚肉もたまには楽しみたい、というときは、大豆加工品や麩でボリュームアップしましょう。どちらも腸内の有用菌のエサになる糖も豊富に含んでいるので、肉といっしょにとれば、一挙両得です。

1日1600kcalを目安に、食事の量を調整しましょう

そろそろ体重の増加に個人差が目立ってくる時期です。腸閉塞が心配で、食事の量をあまり増やさず、体重もあまり増えていない人もいれば、手術前の体重に急速に近づいている人もいるでしょう。

食事の量は、1日1600kcalが目安です。68ページ以下の献立はほぼ1日1600kcalなので、まずはこれらの献立を試してみて、1日に食べる量の目安を体得してください。

その目安量を続けてみて、体重がどう動くか観察してみましょう。自分のベスト体重（83ページ参照）に向けて、今どの地点にいるかをイメージしながら、食事の量を調整してみましょう。

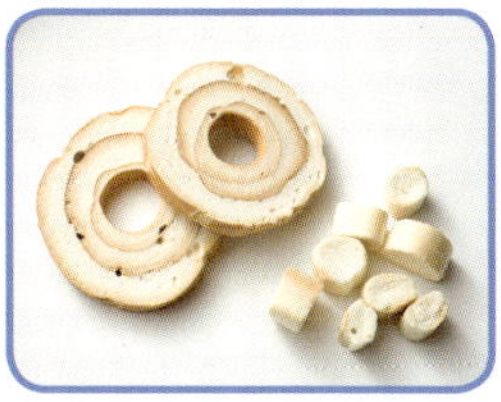

焼き麩。写真右の小さい麩は汁の実などに手軽に使えるが、たんぱく質成分のグルテンは少ない。写真左の車麩は、グルテンが多く、もどす時間がかかるが、歯ごたえとボリューム感があり、肉の代用に最適。

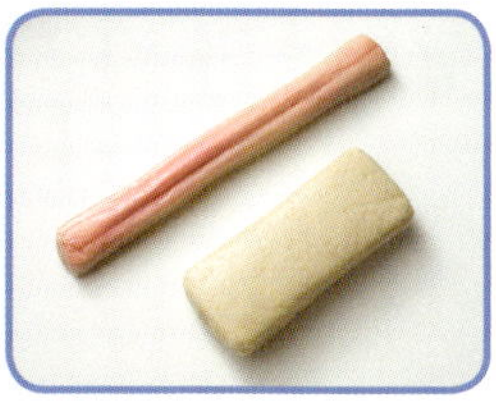

生麩。グルテンにもち粉や米粉などを加えて練り、蒸したりゆでたもの。写真右はあわを加えたあわ麩。モチモチとした歯ごたえで食べごたえがあり、あわ麩などはフライパンで焼くと、まさに肉の食感。

献立 1

そろそろ根菜も 雑穀も解禁に

お店で食べるピザはまだご用心。
でも、フレッシュトマトと
スライスチーズを重ねただけの
ピザトーストなら、
脂肪控えめだから OK です。

朝食 menu

- 生トマトのピザトースト
- 和風グリーンサラダ
- いちごヨーグルト
- 紅茶

1食分340kcal　塩分2.6g

生トマトのピザトースト

材料［1人分］

食パン（8枚切り）……1枚
トマト（完熟）……½個（75g）
スライスチーズ（とけるタイプ）……1枚（20g）

1 トマトはへたを切り落とし、5㎜幅の半月形に切り、余分な水けをふきとる。

2 食パンはオーブントースターで焼き、薄く色づいてきたらトマトを並べてスライスチーズをのせ、チーズがとけるまでさらに焼く。

和風グリーンサラダ

材料［1人分］

レタス……1枚（20g）
きゅうり……¼本（25g）

ごまドレッシング
- 練り白ごま……小さじ1
- しょうゆ・酢・砂糖……各小さじ1
- こぶ茶……少量

1 レタスは小さくちぎる。きゅうりは皮をしま目にむいて小口切りにし、レタスとまぜて器に盛る。

2 ドレッシングの材料を合わせてよく混ぜ、**1**にかける。

いちごヨーグルト

材料［1人分］

プレーンヨーグルト……½カップ
いちご……2個（30g）
砂糖……少量

ヨーグルトを器に盛り、いちごはつぶして砂糖を混ぜてのせる。

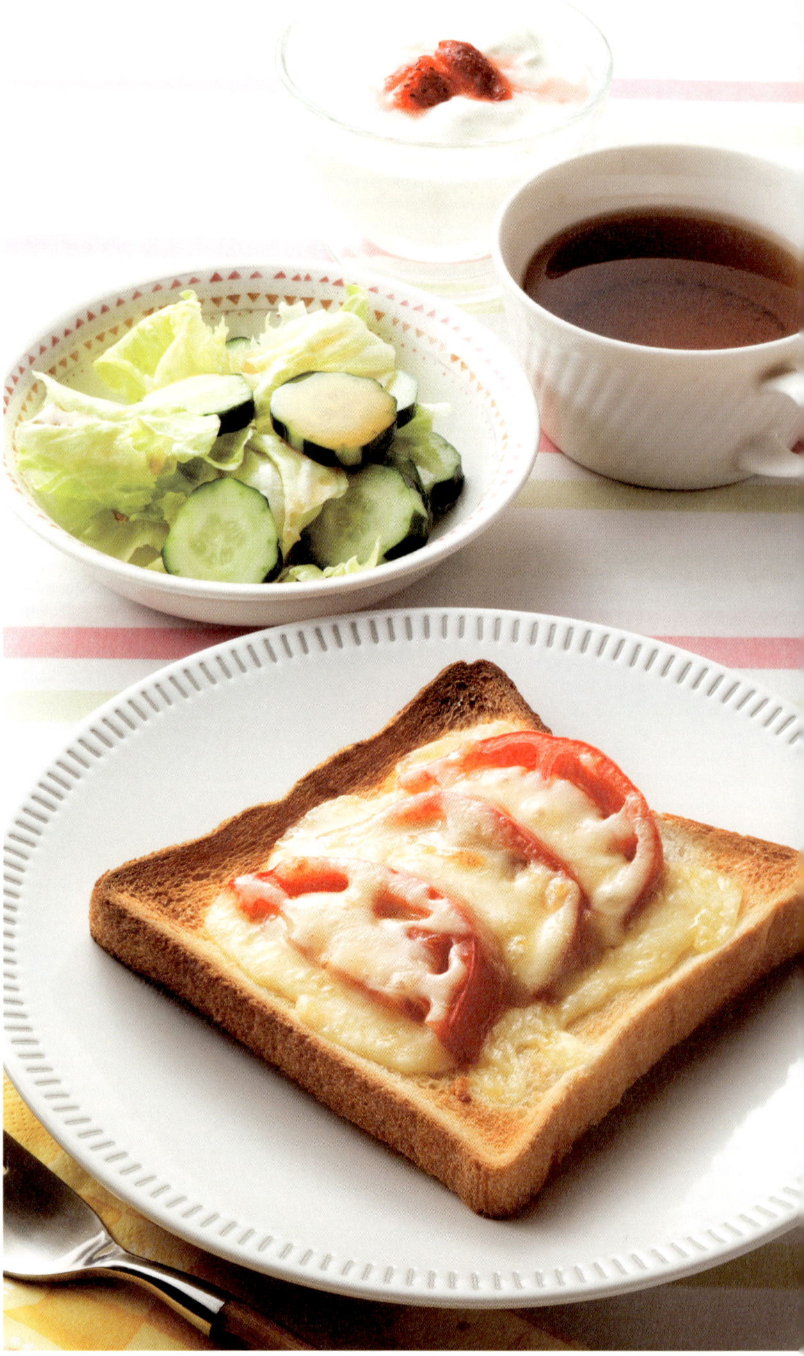

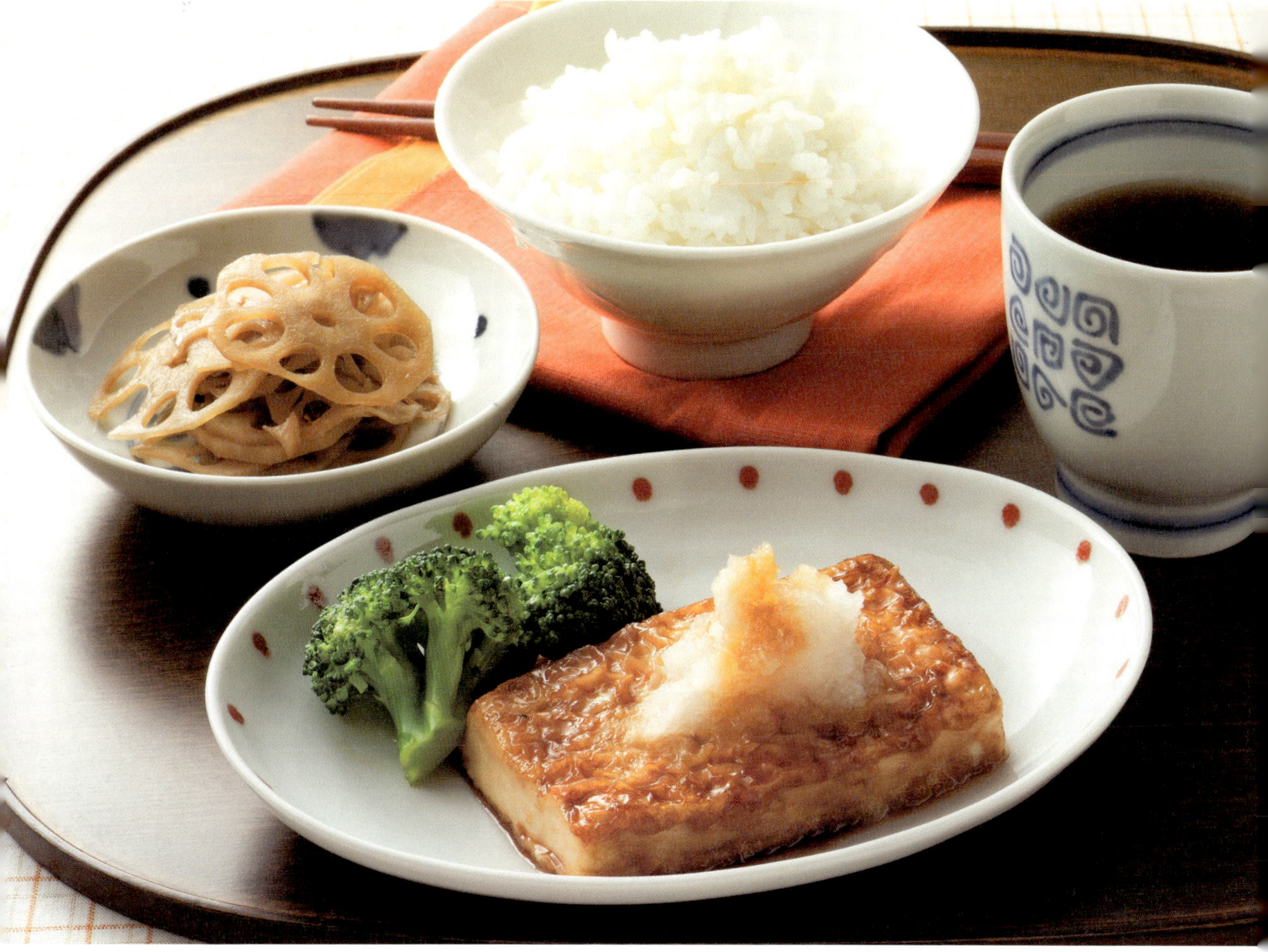

昼食 menu

- 豆腐のステーキ・おろし添え
- れんこんのきんぴら
- ごはん
- お茶

1食分473kcal　塩分2.7g

**れんこんのきんぴらは、
蒸し煮にしますが、
少しは歯ごたえが楽しめます。
よくかんでゆっくり食べましょう。**

● 豆腐のステーキ・おろし添え

材料［1人分］

もめん豆腐……………大¼丁（90g）
小麦粉……………………………少量
油…………………………………小さじ1
a ┌ 酒・みりん……………各小さじ2
　 │ しょうゆ…………………小さじ2
　 └ 水……………………………大さじ1
大根おろし……………………大さじ2
ブロッコリー…………2房（40g）

1 豆腐は1丁の長さを半分に切り、厚みを横に切った¼丁を用意し、キッチンペーパーに包んで水けをきる。

2 フッ素樹脂加工のフライパンに油を熱し、豆腐に小麦粉を薄くまぶして入れる。中火で両面に焼き色をつけ、**a**をまわし入れて煮立てながら豆腐にからめる。

3 器に**2**を盛り、大根おろしを水けを軽くきってのせ、フライパンに残ったたれをかける。やわらかくゆでたブロッコリーを添える。

● れんこんのきんぴら

材料［1人分×2回分］

れんこん…………………………80g
油…………………………………小さじ1
砂糖………………………………小さじ1
酒・みりん……………各小さじ2
しょうゆ…………………………小さじ2
水……………………………………¼カップ

1 れんこんは皮をむき、薄いいちょう形に切って水にさらす。

2 フライパンに油を熱し、水けをきったれんこんを入れて透き通るまでいため、調味料、水を加え、ふたを中火で5分蒸し煮にする。最後にふたをとって汁けを飛ばしながら味をからめる。

● ごはん［1人分］

ごはん………………………………150g

間食

10:00

手作りドリンクに、クリーム入りウエハースもそろそろ解禁です。

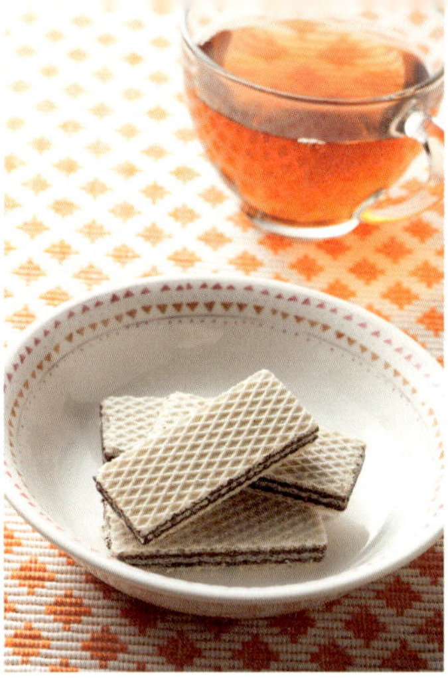

● ジンジャーティー

材料［1人分］

しょうがの薄切り……1枚
ティーバッグ……1袋
はちみつ……小さじ1

カップにしょうがとティーバッグを入れて熱湯を適量注ぎ、ふたをして3分蒸らす。ティーバッグをとり出し、はちみつを加えて飲む。

● クリーム入りウエハース［1人分］

クリーム入りウエハース（市販品）4枚（22g）

1食分123kcal　塩分0.3g

15:00

整腸作用のあるりんごはいちばんの安心おやつ。

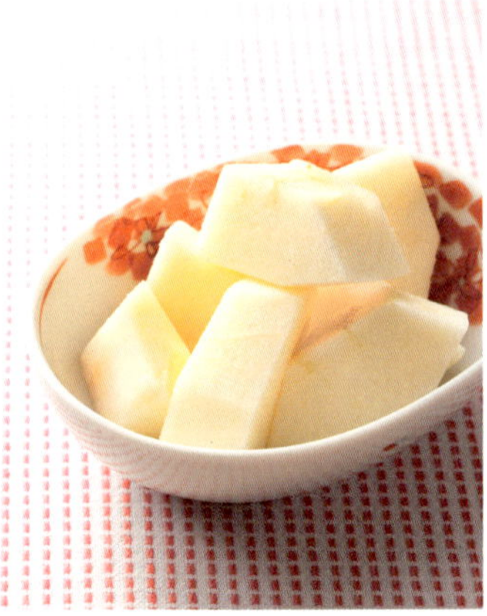

● りんご［1人分］

りんご……80g

りんごは皮をむいて小さく切る。

1食分43kcal　塩分0g

夕食

menu

- タラの甘酢いため
- かぼちゃの含め煮
- 白菜のサラダ
- 雑穀入りごはん

1食分572kcal　塩分4.0g

● タラの甘酢炒め

材料［2人分］

生タラ……小2切れ（160g）
a　しょうが汁……1かけ分
　　しょうゆ……少量
　　酒……小さじ1
玉ねぎ……小½個（60g）
ジャンボピーマン（赤）……½個（60g）
油……大さじ1
かたくり粉……適量
b　しょうゆ……大さじ1
　　砂糖・酢……各大さじ1
　　水……大さじ4
　　かたくり粉……小さじ1½

1 タラは1切れを3つに切り、aをからめて下味をつける。
2 玉ねぎは1cm幅のくし形切り、ピーマンは小さな乱切りにする。
3 bをボールに合わせておく。
4 フライパンに油を熱し、タラにかたくり粉をまぶして1切れずつ入れ、表面に焼き色をつけてとり出す。
5 あいたフライパンをきれいにふいて2を入れていためる。玉ねぎがしんなりしてきたら、bを入れて混ぜながら煮、とろみがついてきたらタラを戻して大きく混ぜながら甘酢をからめる。

● かぼちゃの含め煮

材料［2人分］

かぼちゃ……100g
だし……1½カップ
みりん……大さじ1
しょうゆ……小さじ2

1 かぼちゃは種を除いて皮をところどころむいて3cm角に切る。
2 なべにかぼちゃを並べてだしとみりんを加えて火にかけ、煮立ったら弱火にして15分煮る。しょうゆを加えて5分煮、味を含ませる。

● 白菜のサラダ

材料［2人分］

白菜……2枚（100g）
塩……小さじ¼弱
c　みそ……小さじ2
　　マヨネーズ……各小さじ2
　　酢……小さじ1

1 白菜は小さく刻み、塩をふってしばらくおく。しんなりしたら水けを絞り、器に盛る。
2 cを混ぜ合わせてかける。

● 雑穀入りごはん［1人分］

雑穀入りごはん……150g

MEMO

雑穀入りごはんは精白米といっしょに炊けるタイプの市販の雑穀ブレンドを、表示の使用量の半分だけ入れて、水を多めにして炊く。豆は消化が悪いので避け、黒米やもちきびの多いものがモチモチとした歯ごたえで食べやすく、消化もよい。

腸内の善玉菌をふやす効果がある雑穀にも挑戦です。最初は少しだけ混ぜて、やわらかめに炊きます。よくかんで食べ、便をみながら徐々にならしましょう。

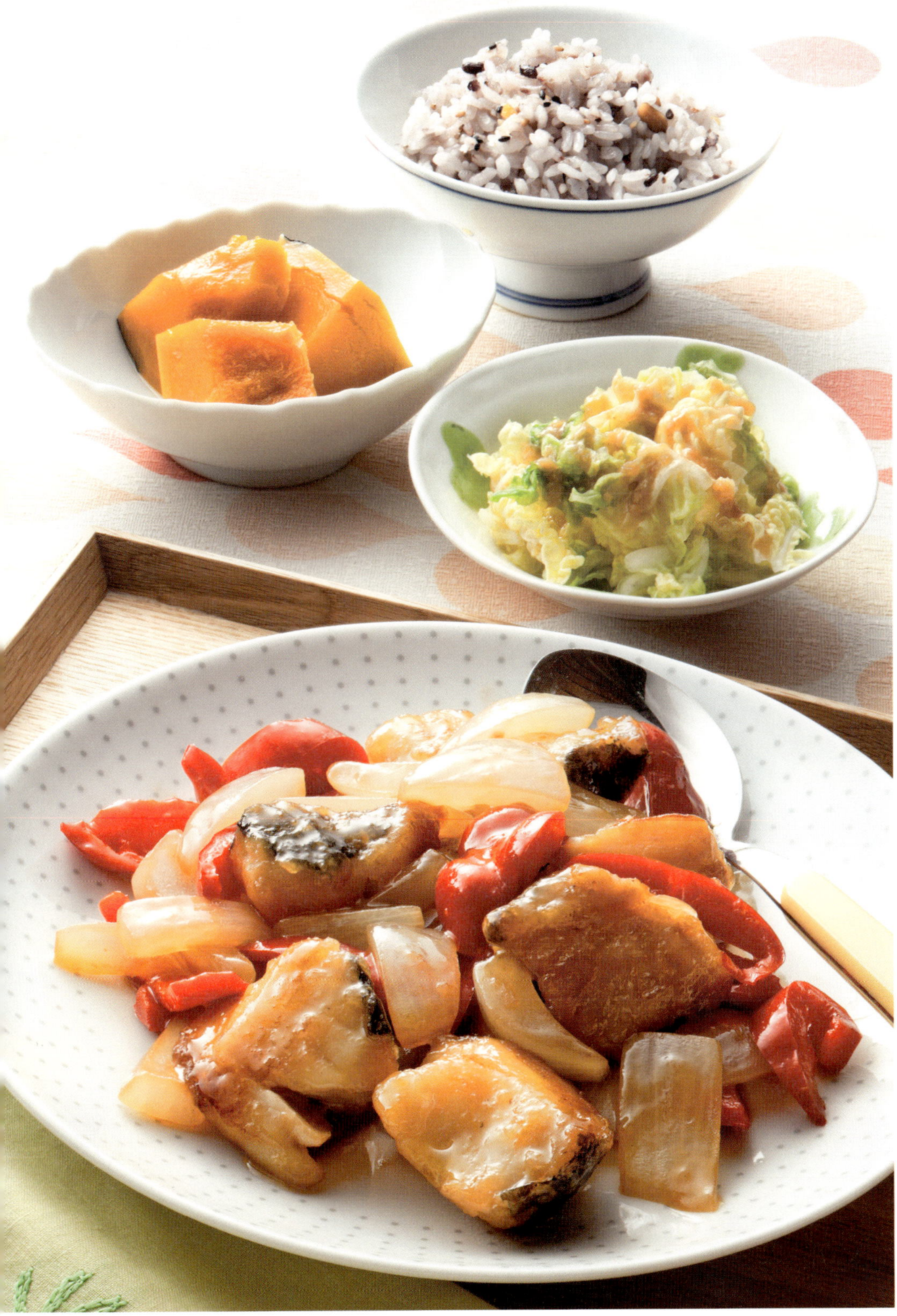

退院後 **2**か月

献立 ②

冷たいめんやすし飯は、温かい汁を添えて。

干物は新鮮なうす塩の製品を選びましょう。しょうゆ漬けは漬け物というより生野菜代わり。みそ汁にはきのこが入ります。どれもよくかんでゆっくり食べてください。

朝食 menu

- アジの干物
- かぶのしょうゆ漬け
- 豆腐としめじのみそ汁
- ごはん

1食分416kcal　塩分3.3g

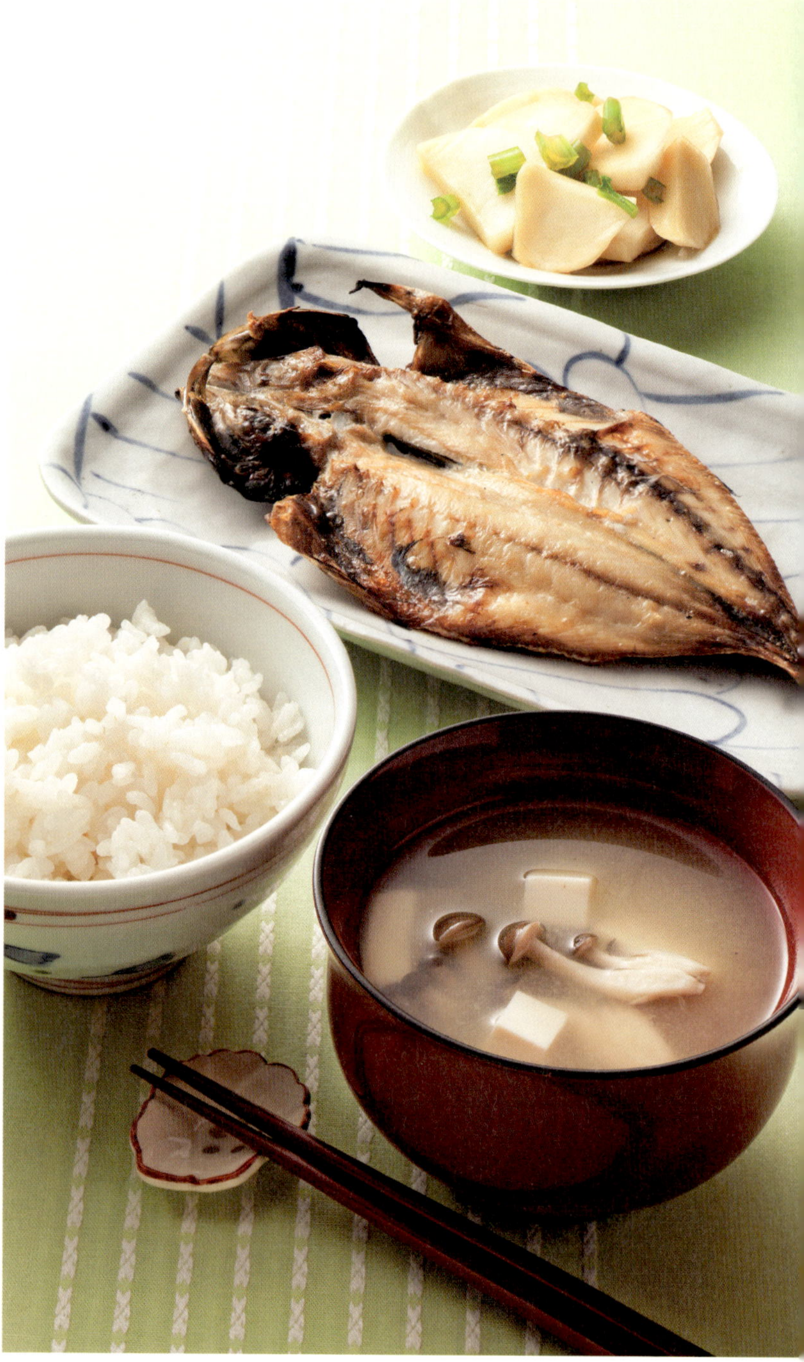

● アジの干物

材料［1人分］

アジの干物……………………小1枚

アジの干物はグリルか焼き網で両面をこんがり焼く。

● かぶのしょうゆ漬け

材料［1人分×2回分］

かぶ……………………1個（70g）
しょうゆ・みりん……………各小さじ2
かぶの葉………………1本（10g）

1 かぶは皮をむき、1cm厚さの半月切りにしてポリ袋に入れる。しょうゆとみりんを加えて袋ごともみ、5分ほどおく。器に盛る。
2 かぶの葉は熱湯でゆでて小口切りにし、かぶに散らす。

● 豆腐としめじのみそ汁

材料［1人分］

絹ごし豆腐……………………30g
しめじ…………………………20g
だし……………………………1カップ
みそ……………………………小さじ2

1 しめじは根元を除いて1本ずつほぐす。だしとともになべに入れて火にかけ、煮立ったら中火にして5分煮る。
2 みそをとき入れ、豆腐をさいの目に切って加え、ひと煮立ちさせて火を消す。

● ごはん［1人分］

ごはん…………………………150g

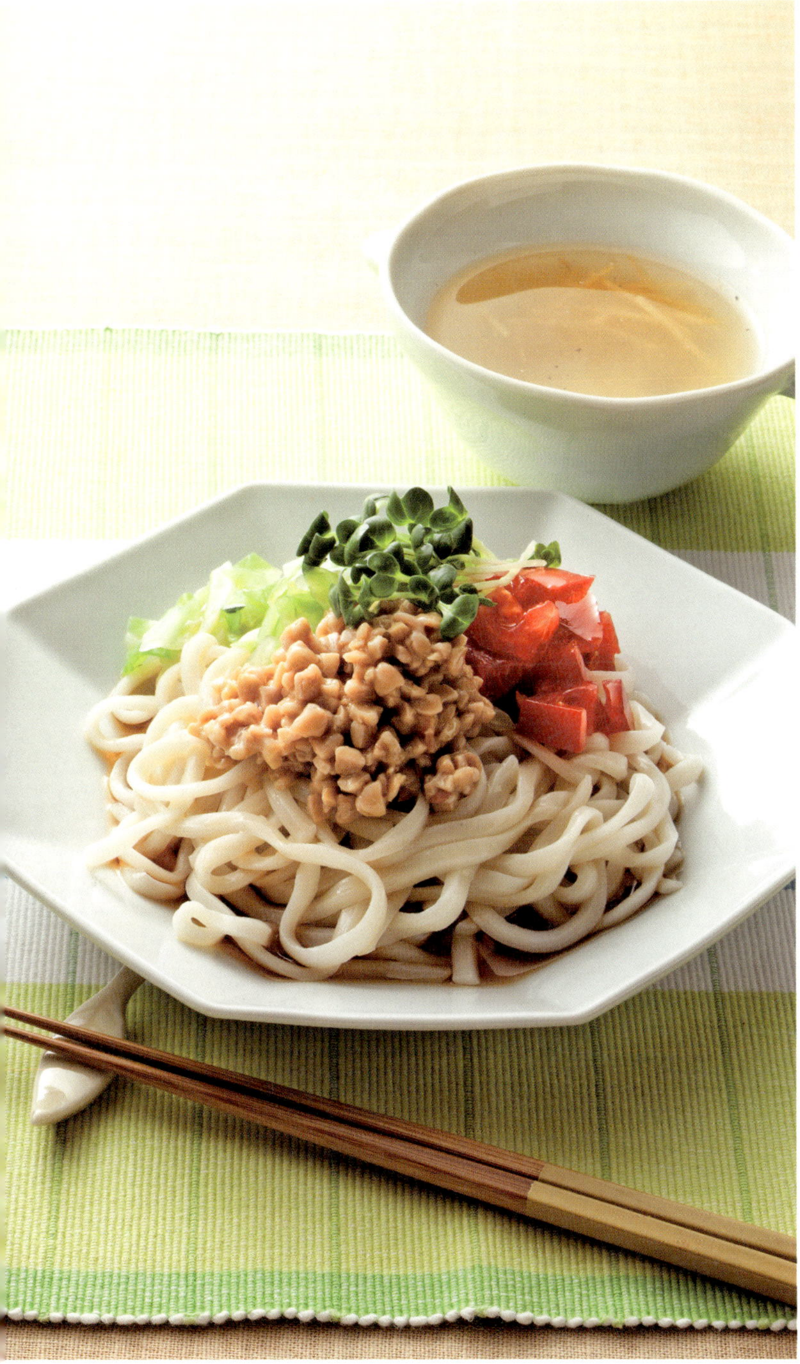

昼食 menu

- 納豆と野菜の冷やしうどん
- しょうがスープ

1食分245kcal　塩分3.3g

うどんはズルズルッとすすり込む食べ方は、もちろんタブー。消化酵素の宝庫の納豆と、おなかを温めるあつあつスープといっしょに、よくかんで召し上がれ。

● 納豆と野菜の冷やしうどん

材料［1人分］

ゆでうどん（細いタイプ）…… ⅔袋（150g）
ひき割り納豆 …… 小½パック（15g）
キャベツ …… 1枚（50g）
トマト …… 小½個（65g）
貝割れ菜の葉先 …… 5g

めんつゆ
- だし …… 大さじ4
- しょうゆ・みりん …… 各大さじ1

1 めんつゆの材料を合わせて煮立て、さましておく。

2 キャベツは芯を除いて1cm幅に切る。トマトは種を除いて1cm角に切る。

3 湯をたっぷり沸かしてキャベツを入れてやわらかくゆで、ざるにあげる。残りの湯にうどんを入れて煮立ったらざるにあげて冷水をかけてさまし、水けをよくきる。

4 器にうどんを盛り、ひき割り納豆をよく混ぜて粘りけを出してからのせる。キャベツとトマト、貝割れ菜をのせ、食卓でめんつゆをかけて食べる。

● しょうがスープ

材料［1人分］

しょうがの薄切り …… 1枚
水 …… 1カップ
顆粒鶏がらだし …… 小さじ½
しょうゆ …… 少量
塩・こしょう …… 各少量
ごま油 …… 1滴

しょうがはせん切りにしてなべに入れ、水と顆粒鶏がらだしを加えて中火で5分煮る。しょうゆと塩・こしょうで調味し、ごま油を落とす。

間食

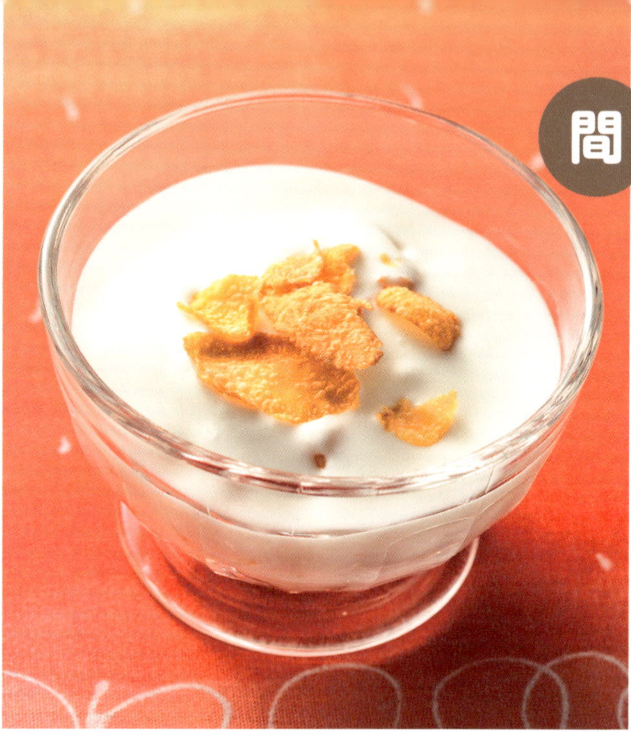

10:00

ナッツやフルーツの入ってない
プレーンなシリアルを選んで。

● シリアルヨーグルト

材料［1人分］

コーンフレーク……大さじ2
プレーンヨーグルト……1/2カップ

1食分73kcal　塩分0.2g

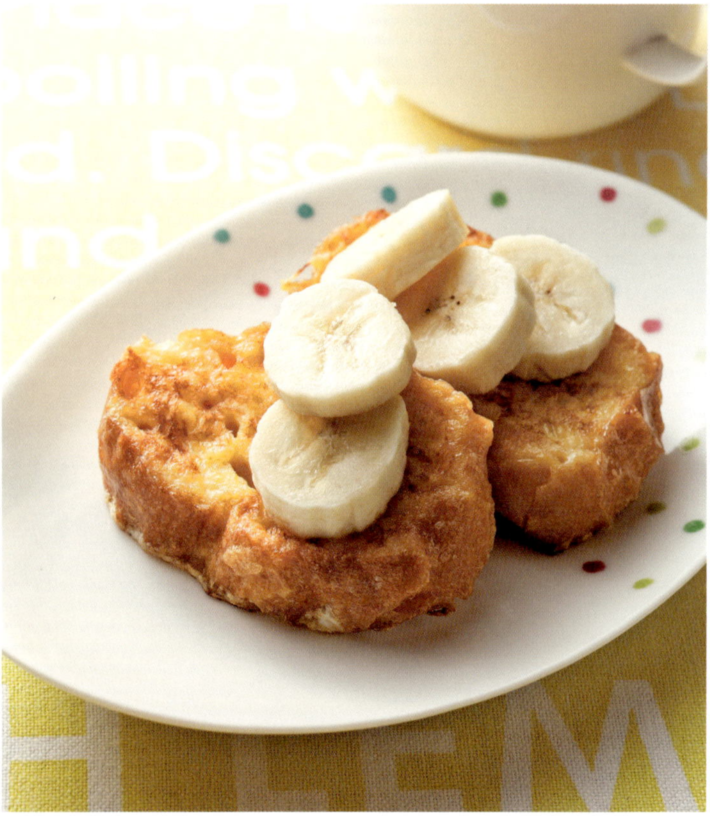

MEMO

好みではちみつやメープルシロップを少量かけてもよい。

15:00

フランスパンの厚い皮も、卵液に浸すとやわらかくなります。
リラックス効果のあるバナナを添えて。

● バナナのせフレンチトースト

材料［1人分］

バゲット……2cm（20g）
a とき卵……1/2個分
a 砂糖……小さじ1
a 牛乳……大さじ3
バター……小さじ1/2
バナナ……1/4本

1 バゲットは1cm厚さに切り、aを混ぜ合わせた液に浸し、汁けを全部吸わせる。
2 フライパンを熱し、1を入れて中火で両面に焼き色をつける。端からバターを入れてまわし、香ばしく焼き上げる。
3 器に盛り、バナナの輪切りをのせる。

1食分172kcal　塩分0.5g

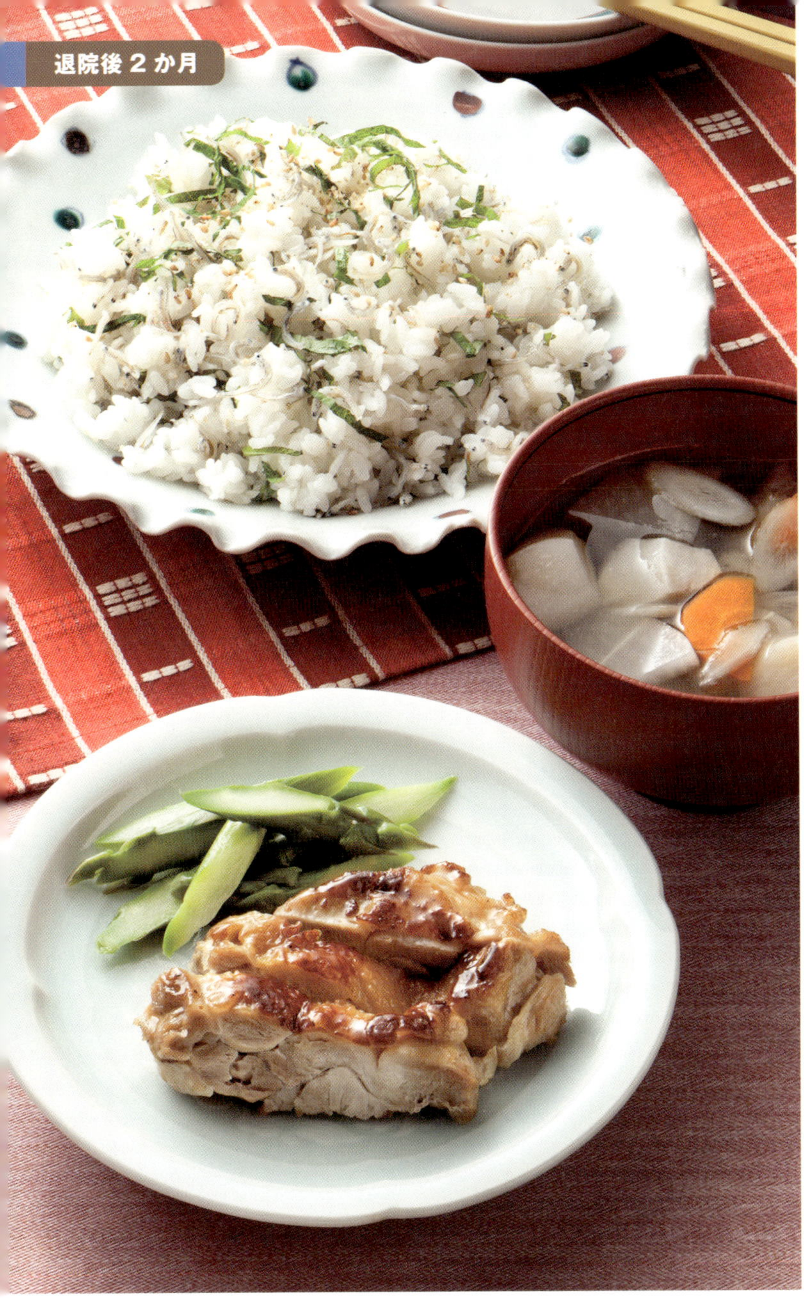

夕食 menu

- 鶏肉の照り焼き
- 根菜汁
- じゃこと青じその混ぜずし

1食分607kcal　塩分3.0g

鶏肉は皮つきで使い、汁物には
根菜、主食は混ぜずしと、
ちょっぴり冒険の献立です。
体調がよくないときは、
鶏肉の皮を残しましょう。

● 鶏肉の照り焼き

材料［2人分］

鶏もも皮つき肉	1枚（210g）
塩・こしょう	各少量
油	小さじ2
酒	大さじ3
しょうゆ	小さじ2
グリーンアスパラガス	20g

1 鶏肉は、皮下脂肪をできるだけ切りとり、厚みに切り目を入れて塩・こしょうをすり込む。

2 フライパンに油を熱し、鶏肉を皮を下にして入れる。皮に焼き色をつけて返し、肉の面にも焼き色をつける。出た脂をふき、酒を注いでふたをして3分、蒸し焼きにする。

3 肉に火が通ったら、しょうゆを加えて煮からめる。

4 アスパラガスはかたい根元を落としてゆで、斜めに1cm幅に切る。

5 肉を食べやすく切って器に盛り、アスパラガスを添える。

● 根菜汁

材料［2人分］

ごぼう	½本（60g）
大根	50g
にんじん	40g
里芋	40g
だし	2½カップ
a　酒・みりん	各大さじ1
a　しょうゆ	小さじ1½

1 ごぼうは皮を包丁の背でこそげて斜め薄切りにして水にさらす。大根とにんじんは5mm厚さのいちょう形に切る。里芋は皮をむき、一口大に切り、水にさらす。

2 なべにだしと**1**を入れて火にかける。煮立ったらアクを除き、弱火で約30分煮、**a**で調味する。

● じゃこと青じその混ぜずし

材料［2人分］

熱いごはん	300g
酢じゃこ（下記参照）	大さじ2
青じその葉のせん切り	2枚分
すり白ごま	小さじ2

ごはんにじゃこを酢ごと混ぜ、あら熱をとって、青じそとごまを混ぜる。

おすすめストック

酢じゃこ

ちりめんじゃこをガラスびんに入れ、酢をひたひたに注ぎ、1晩以上おく。冷蔵庫で1週間保存可能。酢によってじゃこのカルシウムの吸収がよくなり、酢はじゃこのうま味で酸味がやわらぐ。サラダやお浸しにかけてもよい。

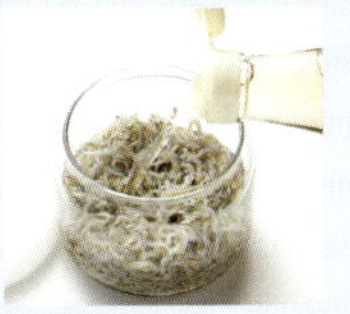

おなかにやさしく大改造 ワンディッシュメニュー

外出して目につくのは、ラーメン、ギョーザ、豚カツ等々。
消化の悪いメニューほど恋しいもの。つい……となる前に、
手作り料理で欲求不満を解消しましょう。
こってり味をおなかにやさしいうまみにかえる術、授けます。

エビとほうれん草の水ギョーザ

具の半分はほうれん草。
エビと同量だけ入れる
豚ひき肉は赤身。
焼く代わりにゆでます。
おなじみの焼きギョーザより
脂肪は半分以下、
たんぱく質とビタミンは倍増。
つるんとした口当たりも
楽しんでください。

材料［2人分］

	ギョーザの皮	10枚
	豚赤身ひき肉	50g
	むきエビ	50g
	ほうれん草	½束（150g）
	ねぎ	5cm
a	おろししょうが	1かけ分
	酒	大さじ1
	しょうゆ	小さじ1
	ごま油	小さじ½
b	酢	小さじ2
	しょうゆ	小さじ2

1 エビはあれば背わたを除き、包丁で細かく切ってから、ねっとりするまでたたく。

2 ほうれん草は熱湯でゆでて水にさらして水けをきつく絞り、みじん切りにする。ねぎもみじん切りにする。

3 ボールにひき肉と**1**、**2**、**a**を合わせて手でよく練り混ぜる。

4 10等分してギョーザの皮で包み、たっぷりの沸騰湯に入れる。浮いてからさらに1分ゆで、ゆで汁ごと器に盛る。

5 **b**の酢じょうゆをつけて食べる。

1人分202kcal　塩分1.5g

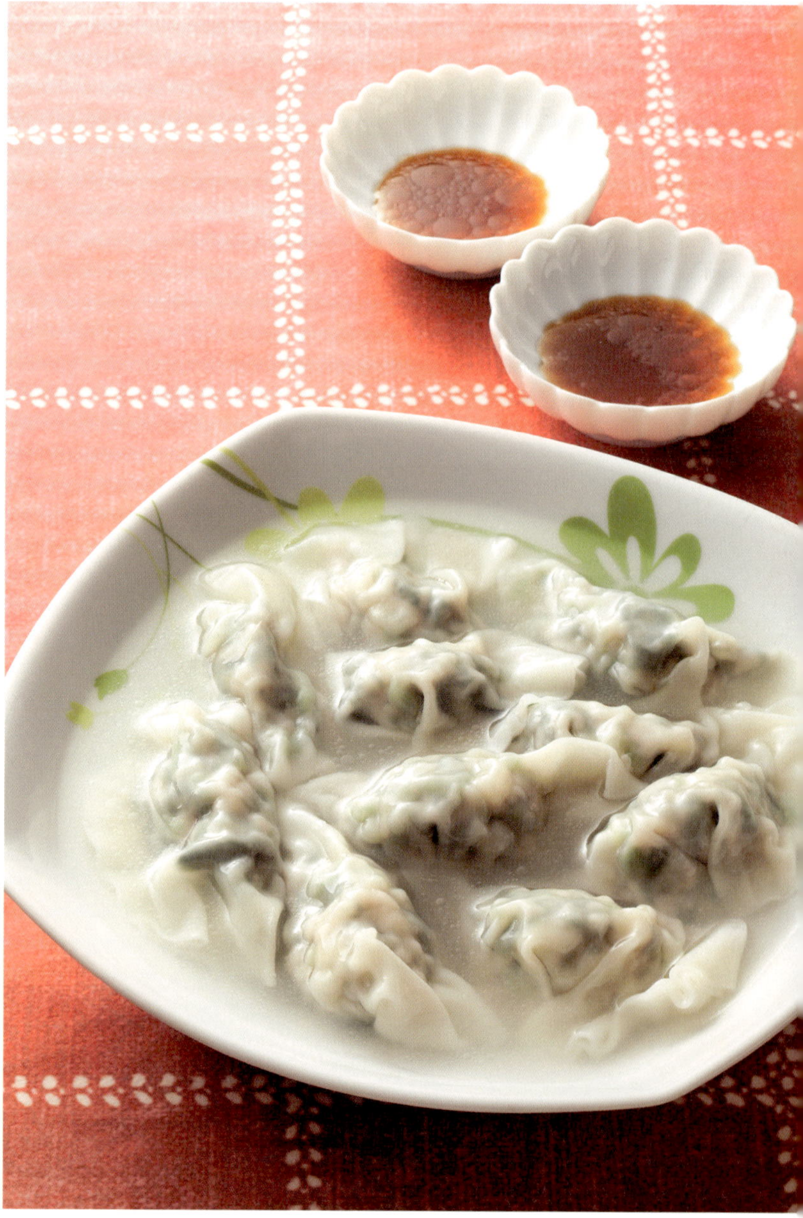

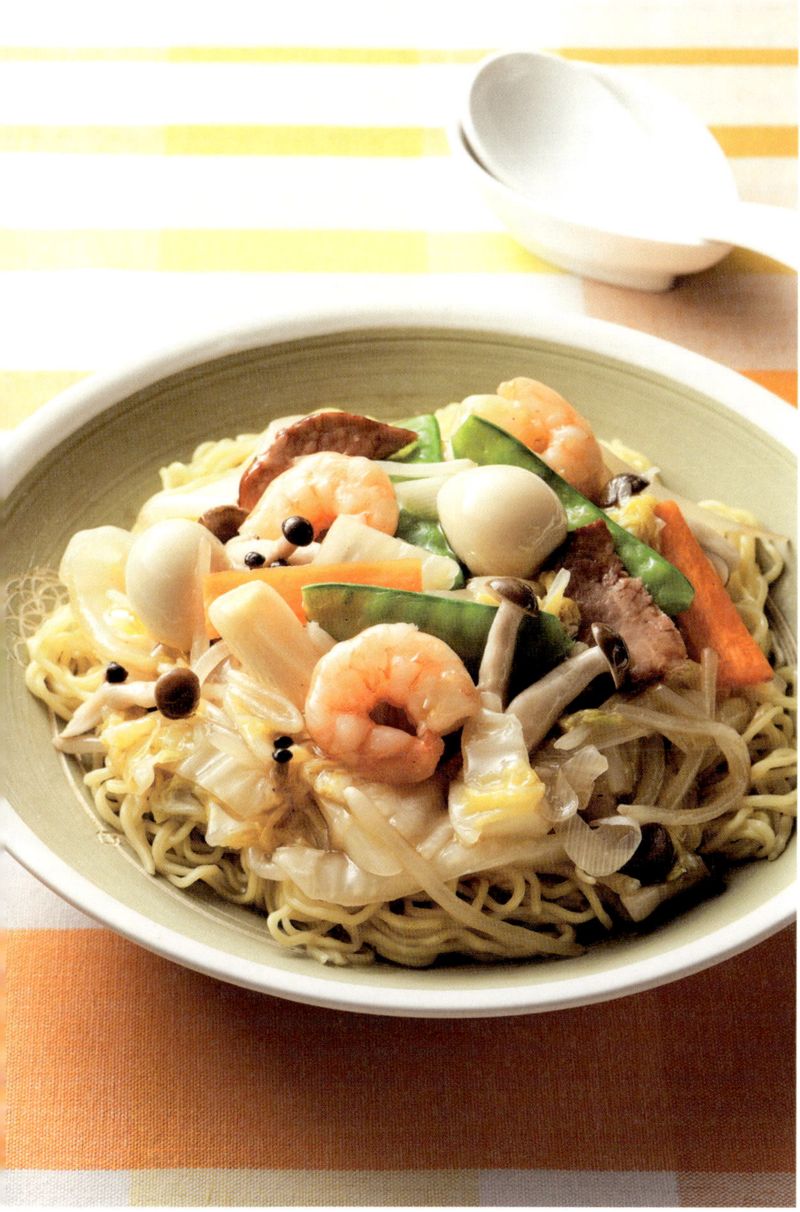

五目あんかけそば

エビや野菜のうま味が出たあんが
めんによくからみ、こくのある味わい。
豚コツラーメン党や揚げ焼きそば党にもおすすめです。

材料［1人分］

- 中華ゆでめん（細いもの）……120g
- ごま油……少量
- チャーシュー（市販品）……15g
- 小エビ……3尾（30g）
- うずら卵の水煮……2個
- 白菜……小1枚（50g）
- もやし……30g
- にんじん……10g
- ねぎ……¼本
- しめじ……20g
- さやえんどう……3～4枚
- 油……小さじ1
- **a**
  - 顆粒鶏がらだし……小さじ½
  - 水……⅔カップ
  - 酒……大さじ1
- **b**
  - しょうゆ……小さじ1
  - 砂糖……小さじ1
  - 塩・こしょう……各少量
- **c**
  - かたくり粉……小さじ2
  - 水……大さじ1強

1 チャーシューは1cm幅に切る。エビは背わたと殻を除く。

2 白菜は小さめの短冊形に切る。もやしは芽とひげ根を除く。にんじんは薄い短冊形に切る。ねぎは斜め薄切りにする。しめじは根元を落としてほぐす。さやえんどうはへたを落とし、筋を除く。

3 フライパンに油を熱し、にんじんとねぎをいためる。ねぎがしんなりしたら白菜としめじを加えていため合わせる。

4 **a**を加え、煮立ったら**1**とうずら卵、もやし、さやえんどうを加えて5分煮る。**b**で調味し、煮立ったら**c**を流してとろみをつける。

5 たっぷりの湯で中華めんをやわらかめにゆでる。ざるに上げて湯をよくきり、器に盛ってごま油をまぶし、**4**をかける。

1人分**393**kcal　塩分**2.7**g

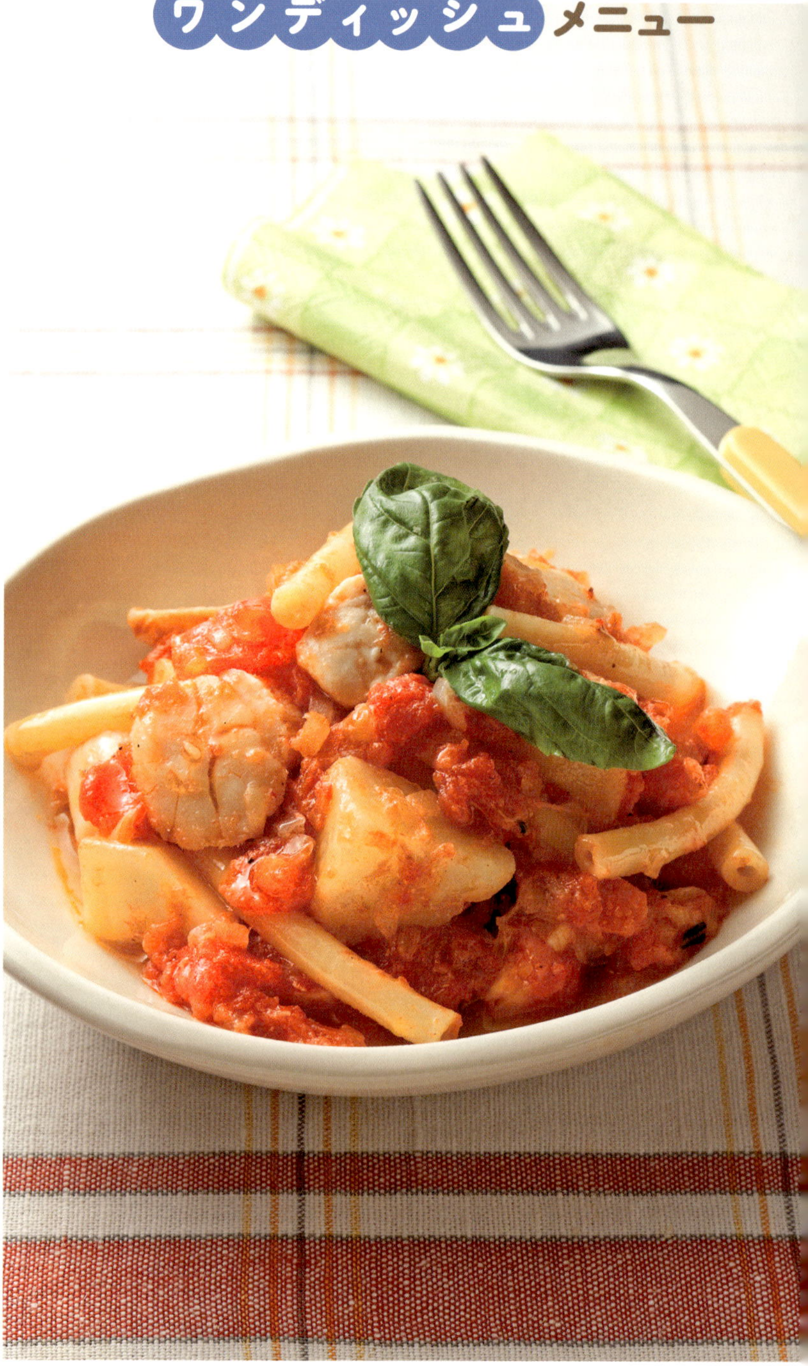

魚介のパスタ

やわらかくゆでてもおいしいマカロニと、じゃが芋をいっしょにゆでて組み合わせます。ソースは、油脂の多い市販品はパス。フレッシュトマトで作る本格派です。

材料［2人分］

- マカロニ（乾燥）……40g
- じゃが芋……1個

- メカジキ……1切れ（65g）
- ホタテ貝柱（生食用）……4個（100g）
- 塩・こしょう……各少量

トマト（完熟）……大2個（500g）
玉ねぎ……小¼個（40g）
にんにく……小1かけ
オリーブ油……小さじ1½
ローリエ……1枚
バジルの葉（あれば）……2枚
オリーブ油・塩・こしょう……各少量

1 メカジキは一口大にそぎ切る。ホタテ貝柱は厚みを半分に切り、ともに塩、こしょうする。

2 トマトはへたをくり抜いて皮を湯むきし（29ページ）、横半分に切って種を除き、1cm角に切る。

3 玉ねぎとにんにくはみじん切りにする。

4 なべにオリーブ油とにんにくを入れて弱火でいため、にんにくが色づいてきたら玉ねぎを加えていためる。玉ねぎがしんなりしたらトマトとローリエを加えていため、水分が出てきたら中火で5分煮る。

5 バジル1枚をみじん切りにして加え、カジキとホタテ貝柱を加えて火が通るまで煮る。

6 じゃが芋は1cm厚さのいちょう形に切り、たっぷりの水に塩少量（分量外）を加えて火にかける。煮立ったらマカロニを加えて10分ゆで、水けをきって**5**に加える。再び煮立ったらオリーブ油、塩、こしょうで味をととのえる。

7 器に盛り、残りのバジルを飾る。

1人分**306**kcal　塩分**1.4**g

豆腐のキーマカレー

ひき肉のかわりに、一晩凍らせた豆腐を使い、
なすもたっぷり使います。カレールーも、脂肪控えめのルーを
選ぶことで、脂肪は本来のキーマカレーの約３分の１に。
ひき肉の代用というより、新しいおいしさの発見です。

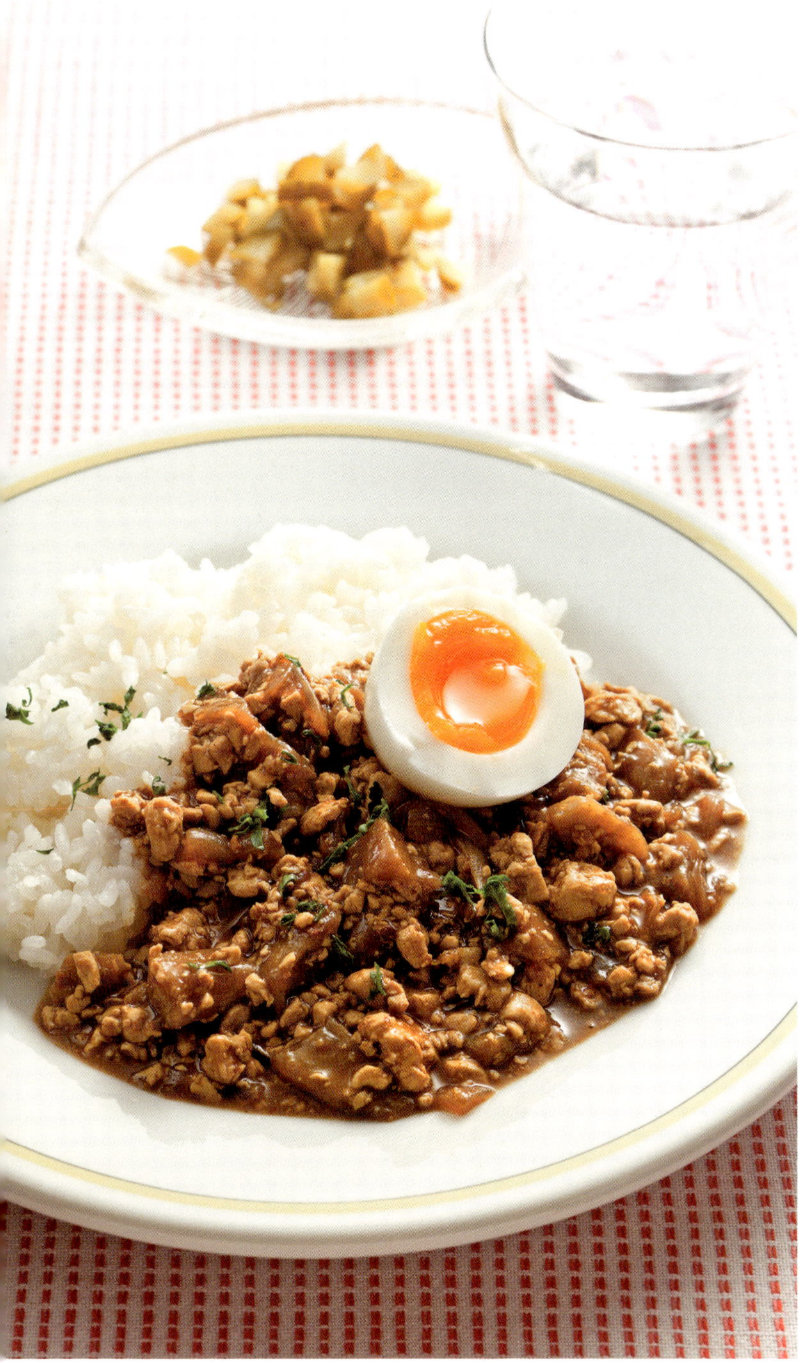

材料 [2人分×2食分]

- ごはん……600g
- もめん豆腐……1丁（300g）
- なす……2個（160g）
- 玉ねぎ……小1個（120g）
- にんにく……1かけ
- 油……小さじ2½
- 水……2カップ
- ローリエ……1枚
- カレールー（ダイエット用）……2かけ（40g）
- しょうゆ……小さじ1
- ゆで卵（半熟）……2個
- パセリのみじん切り……少量
- きゅうりのピクルス（市販品）……80g

1 豆腐はパックに入ったまま、冷凍庫に入れて一晩凍らせる。

2 **1**を自然解凍し、水けをきつく絞りながら小さくほぐす。

3 なすは皮をむいて1cm角に切り、水にさらして水けを絞る。

4 玉ねぎとにんにくはみじん切りにする。

5 なべに油を熱してにんにくを弱火でいため、香りが立ったら玉ねぎを加えてきつね色にいためる。豆腐を加えてポロポロにいため、なすを加えていため合わせる。

6 水とローリエを加えて中火で10分煮る。カレールーをとかし、さらに5分煮、しょうゆを落とす。

7 器にごはんを盛って**6**をかけ、ゆで卵を半分に切って添える。パセリのみじん切りをふり、刻んだピクルスを添える。

1人分**444**kcal　塩分**1.6**g

おすすめ食材

ダイエット用カレールー

ラードなど動物性脂肪を使わずに、植物性油脂だけを使っており、脂肪も通常製品より少ない。表示の栄養価はプライムジャワカレー中辛（ハウス食品）を使った場合。

ハヤシライス

牛肉は赤身の薄切り肉を使いますが、小麦粉をまぶし、
赤ワインや市販のルーで包むことで口当たりまろやか。
脂肪控えめでも、こってり味が楽しめます。

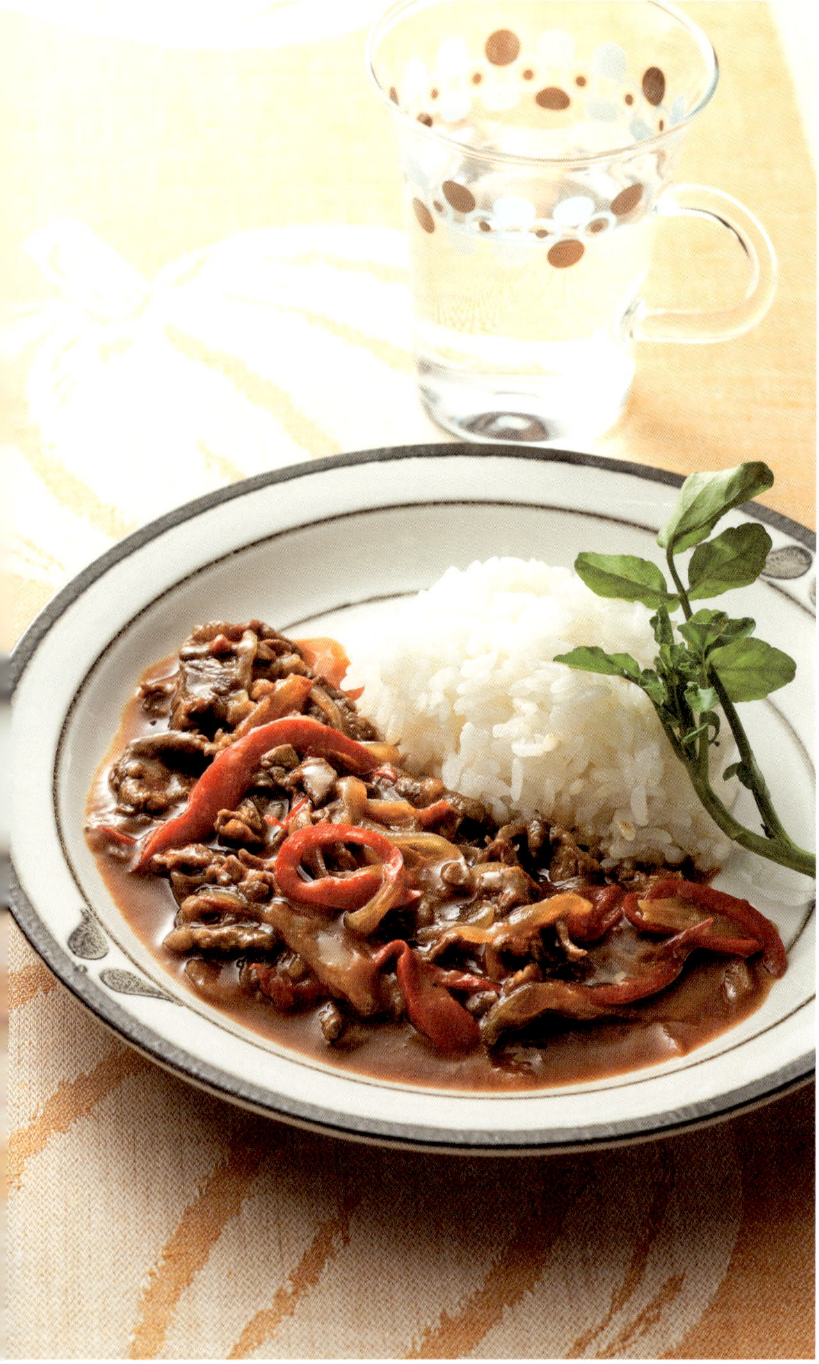

材料［2人分］

ごはん	300g
牛赤身薄切り肉	160g
玉ねぎ	1/2個（100g）
ジャンボピーマン	1/2個（60g）
バター	5g
油	小さじ1
小麦粉	小さじ1
赤ワイン	1/4カップ
水	1カップ
ビーフシチュールー	1かけ（20g）
ローリエ	1枚
トマトケチャップ	大さじ1
レモン汁	小さじ1
塩・こしょう	各少量
クレソン	少量

1 牛肉は繊維を断ち切る方向に細く切る。玉ねぎとピーマンは薄切りにする。

2 なべにバターと油をとかし、玉ねぎ、ピーマンの順にしんなりするまでいためる。小麦粉をふって粉けがなくなるまでいため、赤ワインを注いで煮立てる。水とルー、ローリエ、ケチャップを加えて弱火で15分煮る。

3 レモン汁を加え、塩とこしょうで味をととのえる。

4 器にごはんを盛って**3**をかけ、あればクレソンを添える。

1人分556kcal　塩分1.7g

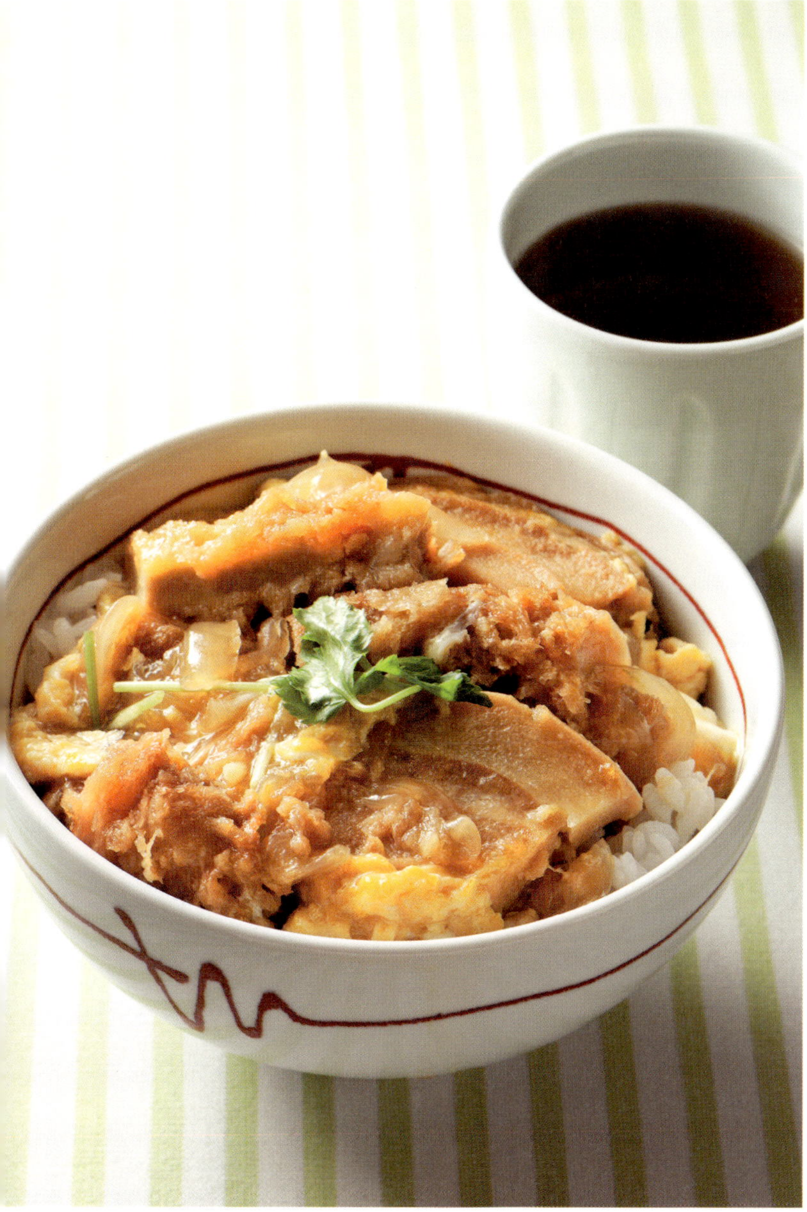

車麩入りカツ丼

デパ地下などで、豚カツを見て
どうしても食べたくなったときの窮余の策。
小さなヒレカツ１枚に、車麩でボリュームと栄養を補います。

材料［1人分］

ごはん		160g
車麩		大1枚（8g）
ヒレカツ（市販品）		小1枚（35g）
玉ねぎ		小¼個（40g）
a	しょうゆ	各小さじ2
	みりん・酒	各小さじ2
	水	大さじ2
卵		1個
三つ葉の葉先		少量

1 車麩は水につけてもどし（60ページ）、水けを絞って4つに切る。

2 ヒレカツは食べよく切る。玉ねぎは薄切りにする。

3 浅なべかフライパンに**a**を合わせて玉ねぎを入れて2分煮る。

4 車麩とカツを並べ入れ、ひと煮する。卵を割りほぐしてまわし入れてふたをし、火を消して余熱で卵に火を通す。

5 器にごはんを盛り、**4**を盛って三つ葉を飾る。

1人分519kcal　塩分2.2g

PART 4

退院後3か月

退院後２か月を過ぎて３か月まで

社会生活を楽しみましょう。でも、油断大敵です

おなかに力が入るようになって、気持ちも前向きになり、
仕事に張りきっている人が多いのではないでしょうか？
でも、がんばると疲労感に襲われたり、
食べすぎて腹痛に見舞われたり……。油断大敵です。
社会復帰のリハビリ中と心得て、自分にベストな働き方、
食べ方のペースを体得していきましょう。

食事と生活のポイント

1日1800kcalを目安に、ベスト食事量を見つけましょう

退院後3か月の食事の目安量は、11ページに示した1日1800kcalです。

ただ、普通の体格の50～60代の男性ではさらに200kcal増やし、女性なら150kcalほど減らした数値が適量です。いずれにしても、自分のベスト体重を目標に調整してください。

まず、84ページ以下の1日1800kcalの献立を実践して、目安量を体得しましょう。今の体重が自分のベスト体重より少ない人は、その目安量を続けてみて、体重が横ばいか、少しずつ増えていけば適量だといえます。

逆に、自分のベスト体重に向けてダイエットが必要な人は、食事量は現状維持を続けましょう。体力が低下しているときに、ダイエットはできないからです。医師と栄養士に相談して、ダイエットを始める時期や方法をアドバイスしてもらいましょう。余病がある人も、医師に相談してください。

あなた自身にとってのベスト体重とは？

ベスト体重というのは、一言でいえば、あなたが心身とも自然体に過ごせる体重です。

人は本来、自然体でいれば、適正体重を保てるはず。その能力が、社会的な要因やストレスなどで失われてしまったために、現代では多くの人が過体重になってしまっています。病気は、その能力をとり戻すチャンスです。

ベスト体重が、入院前の体重ではないことはもちろんです。これまでの自分の歴史を反省して、心身とも最もはつらつと過ごしていた時期の体重がひとつの目安になるでしょう。体重だけでなく、そのころの体調がどういうものだったかもイメージしてみましょう。その体重と体調が、あなたにとってのベストです。

外食は散歩をかねて楽しんで。でも、食べる量は控えめに

外食の機会も増えてくる時期です。外食はストレス解消や気分転換になり、プロの料理を味わう楽しさもあります。一方で、気分が開放的になって、暴飲暴食につながる心配もあります。

トラブルを招かないよう外食を楽しむポイントは以下の3つです。

1．歩いて行きましょう

無理なく歩いて行かれる距離の店を選び、往復を歩いて体力を養いましょう。勤務先でとる昼食なら、毎日、散歩を兼ねることができて気分転換にも絶好です。

2．量を控えてもらいましょう

外食の一人分は量が多いものです。油脂の量も、一般の家庭料理より多めです。最初にメニューを確認し、できればあらかじめ店に申し出て、全体量を調整しましょう。

特に、脂肪の量が多い洋風料理や中国料理は、コースを避けて、アラカルトで注文すれば、量の調整がしやすいでしょう。

3．避けたいのは食べ放題スタイル

できるだけ避けたい外食メニューは、いうまでもなく、飲み放題、食べ放題です。食べすぎにつながるので避けましょう。

退院後 3か月

献立1

手作り弁当で
初出勤も安心です

朝食 menu

- キャベツ入りいり豆腐
- かぶのレモン漬け
- こんぶのつくだ煮
- 麩のすまし汁
- ごはん

1食分419kcal　塩分3.2g

こんぶのつくだ煮に注目してください。海藻料理の初登場です。まずはここから始めて腸を慣らしましょう。

● キャベツ入りいり豆腐

材料［1人分］

もめん豆腐……¼丁（75g）
キャベツ……30g
油……小さじ½
とき卵……½個分
塩……小さじ⅕

1 豆腐は水けをきる。キャベツは芯を除いて2cm角に切る。
2 フライパンを熱し、豆腐をほぐしながらいためる。豆腐がポロポロになったら、わきに寄せて油を流し、キャベツを入れていためる。
3 キャベツがしんなりしたら、とき卵を大きく混ぜ、塩で調味する。

● かぶのレモン漬け

材料［2人分］

かぶ……1個（100g）
かぶの葉……10g
レモンの皮……少量
塩……小さじ⅓
レモンの搾り汁……小さじ1

1 かぶは5mm厚さの半月形に切る。葉は2cm長さに切る。レモンの皮はせん切りにする。以上をポリ袋に入れ、塩を加えてよくもみ、10分おく。
2 水けを絞って器に盛り、レモン汁をかける。

● こんぶのつくだ煮［1人分］

こんぶのつくだ煮……5g

● 麩のすまし汁

材料［1人分］

だし……¾カップ
焼き麩……3～4個（2g）
a ┌ みりん・酒……各小さじ½
　│ 塩……少量
　└ しょうゆ……小さじ¼
小ねぎの小口切り……少量

なべにだしを温めて麩を入れて煮，aで調味してねぎを散らす。

● ごはん［1人分］

ごはん……160g

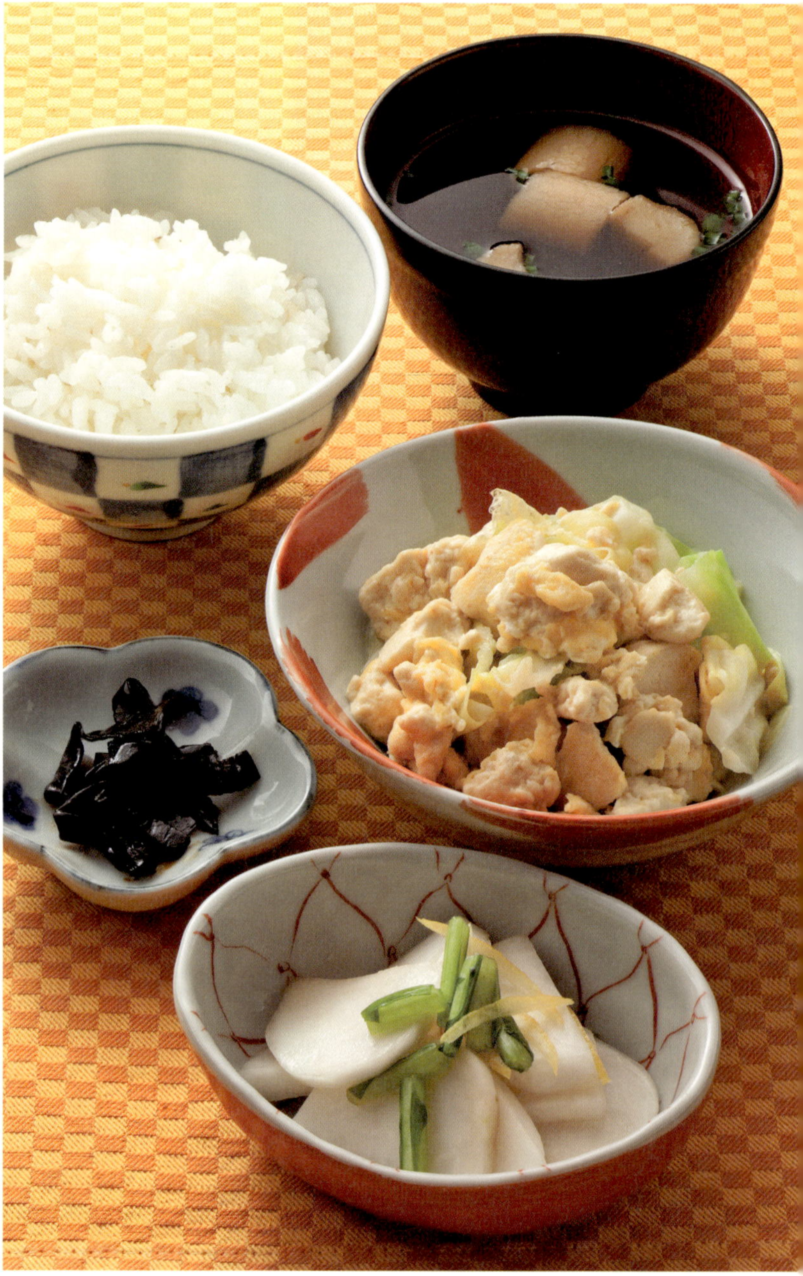

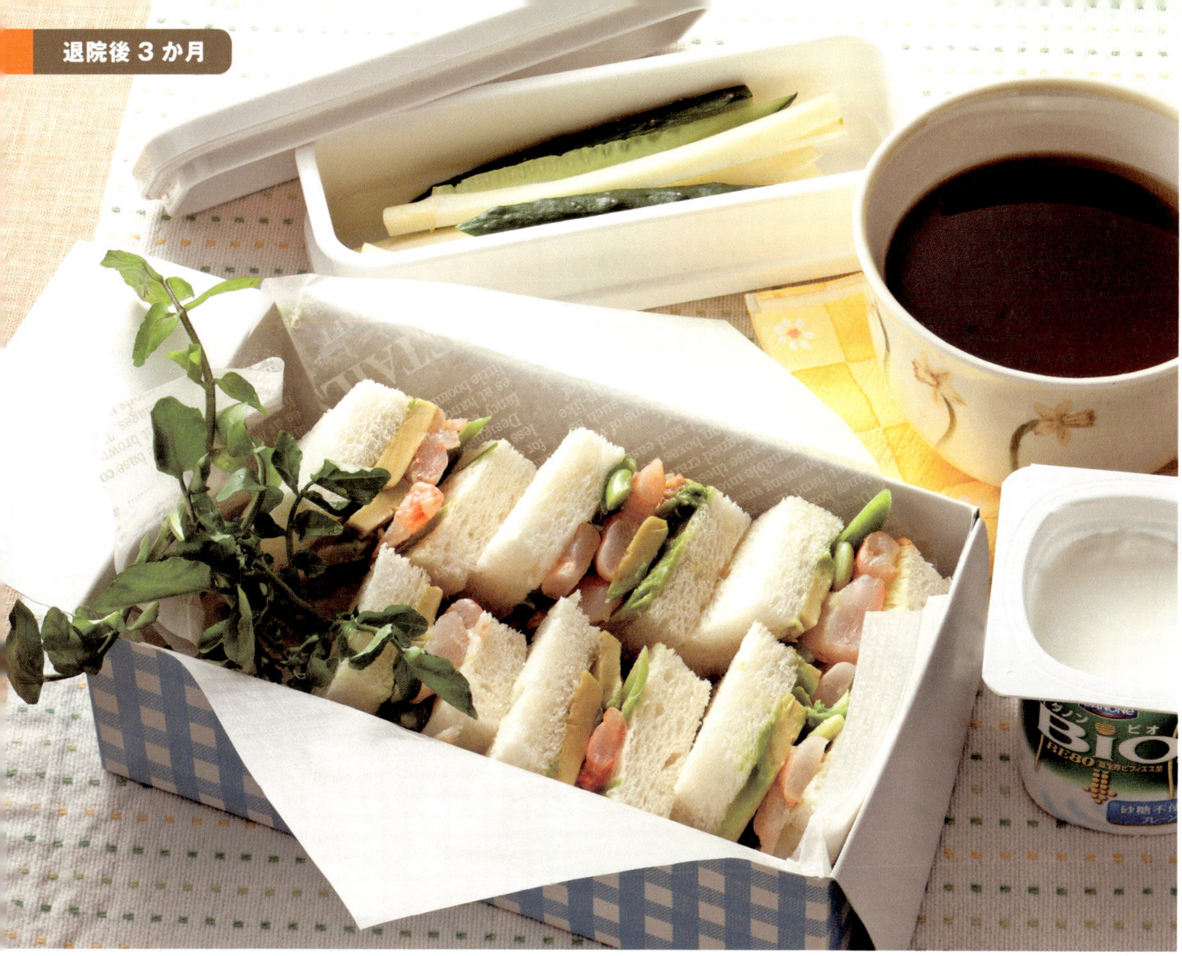

昼食 menu

- エビとアボカドのサンドイッチ
- スティックサラダ
- ヨーグルト
- 紅茶

1食分**433**kcal　塩分**2.1**g

バターは使わず、マヨネーズもパンに塗るだけ。それでも、熟したアボカドの食感でしっとりとした口当たり。そろそろ体重が気になる人でも安心のヘルシーサンドです。

● エビとアボカドのサンドイッチ

材料［1人分］

食パン（8枚切り）……………… 2枚
マヨネーズ……………… 小さじ1
むきエビ……………… 5尾（35g）
さやいんげん……………… 3本（20g）
塩……………… 少量
酒……………… 小さじ1
アボカド……………… ¼個（35g）
レモン汁……………… 少量
塩……………… 少量
レタス……………… ½枚（15g）
クレソン……………… 1枝

1 湯を沸かして塩少量を入れ、さやいんげんをやわらかくゆで、ざるにあげてさます。
2 **1**の残りの湯に酒を加え、エビを入れて赤くなるまでゆで、ざるにあげてさます。
3 さやいんげんは斜め切りに、エビは厚みを半分に切る。
4 アボカドは皮と種を除き、薄切りにし、レモン汁と塩をふる。
5 食パンの片面にマヨネーズを塗り、レタス、エビ、さやいんげん、アボカドの順に重ねてもう1枚の食パンをのせてはさみ、皿で軽い重石をしてなじませる。
6 食パンの耳を切り落とし、食べよく切って容器に詰め、クレソンを添える。

● スティックサラダ［1人分］

材料［1人分］

きゅうり……………… ⅓本（30g）
セロリ……………… 40g
レモン汁……………… 小さじ½

きゅうりと筋をそいだセロリは5～6cm長さに切り、1cm幅のスティックに切り、レモン汁をまぶす。

● ヨーグルト［1人分］

無糖有脂ヨーグルト……1個（80mℓ）

間食

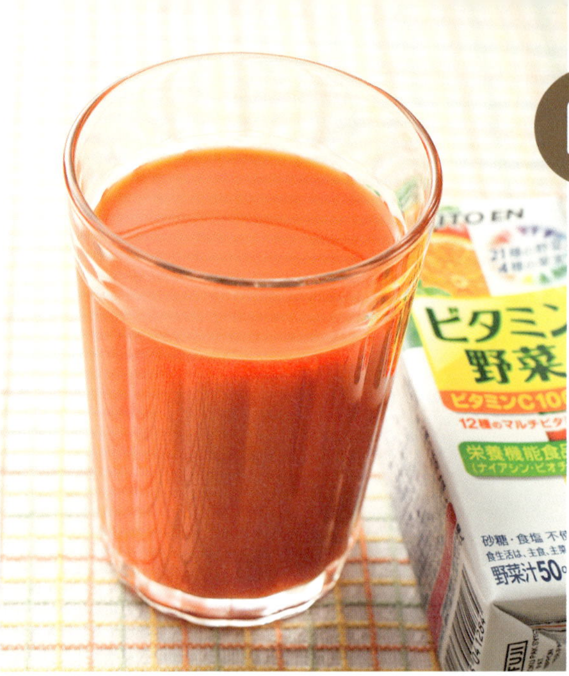

10:00

職場や外出先の
ファーストチョイスはこれ。

● **野菜ジュース**［1人分］

野菜ジュース（市販品）……… 200mℓ

1食分**77**kcal　塩分**0.2**g

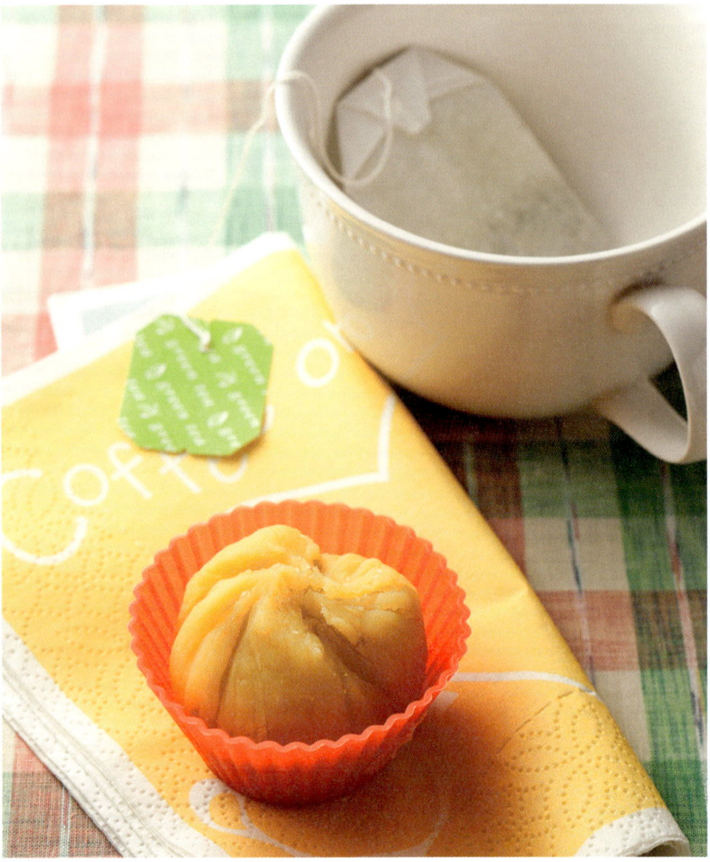

15:00

やっと解禁したさつま芋の
いちばん安心メニューです。

● **さつま芋の茶巾絞り**

材料［3個分］

さつま芋 ……………… ½本（150g）
きび砂糖 ……………………… 10g
バター ………………………… 10g

1 さつま芋は皮を厚めにむき、1㎝厚さに切り、水から入れてゆでる。串がスッと通るまでやわらかくなったら湯を捨てる。

2 **1**を木べらでなめらかにつぶし、砂糖とバターを加えて弱火にかけ、ぽってりするまで練る。

3 あら熱がとれたら3等分してそれぞれ15㎝角くらいのラップで包み、茶巾に絞る。

4 ラップをはずして1個ずつ携帯用カップに入れ、ラップなどで包んで持参する。

● **紅茶（ティーバッグ）**

1食分**99**kcal　塩分**0.1**g

MEMO

砂糖はあれば、きび砂糖などの粗製糖を使うとミネラルが豊富。

夕食 menu

- ホタテ貝柱と青梗菜の塩いため
- 大根とにんじんの中国風甘酢漬け
- ワンタンスープ
- ごはん

1食分691kcal　塩分4.0g

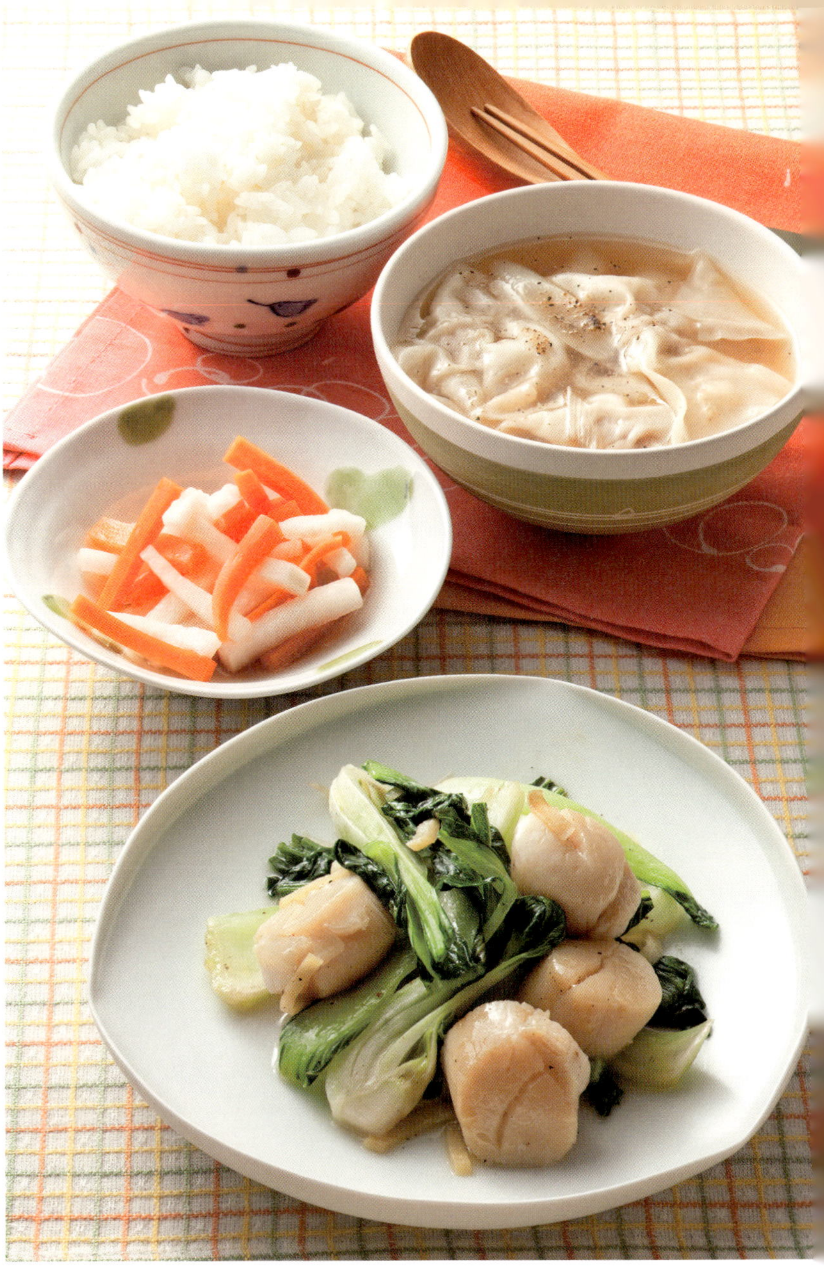

中国料理の献立です。
主役は、低脂肪高たんぱくで消化のよいホタテ貝柱。ワンタンの中身も赤身ひき肉です。
消化酵素の宝庫、大根の副菜で、安全対策は万全です。

● ホタテ貝柱と青梗菜の塩いため

材料［2人分］

ホタテ貝柱……180g
塩……少量
こしょう……少量
青梗菜……小2株（150g）
油……小さじ1½
しょうがのせん切り……2g
a 酒……小さじ2
a 塩……小さじ⅕
a 砂糖……小さじ½

1 貝柱は塩とこしょうをふる。
2 青梗菜は長さを半分に切り、軸の部分は縦6つに割る。
3 フライパンを熱し、貝柱を並べて両面を焼く。油としょうがを加え、香りが立ったら青梗菜を入れていため合わせる。青梗菜がしんなりしたら、aを加えて調味する。

● 大根とにんじんの中国風甘酢漬け

材料［2人分］

大根……60g
にんじん……30g
塩……小さじ¼
b 酢・砂糖……各大さじ2
b こしょう……少量
油……小さじ½

1 大根とにんじんは3㎝長さ、3㎜角の棒状に切る。大根には塩の⅔量、にんじんには⅓量をまぶしてしばらくおき、しんなりしたら水けを絞る。
2 なべにbを合わせて煮立て、大根とにんじん、油を入れて火を消す。さめるまでおいて味をなじませる。

● ワンタンスープ

材料［2人分］

ワンタンの皮……10枚
c 豚肉赤身ひき肉……20g
c ねぎのみじん切り……10g
c しょうがの搾り汁……小さじ½
c しょうゆ……小さじ¼
c ごま油・こしょう……各少量
湯……2カップ
顆粒鶏がらだし……小さじ1
しょうゆ……小さじ1
塩・こしょう……各少量

1 ボールにcを合わせてよく混ぜる。10等分してワンタンの皮で包む。
2 なべに湯を沸かし、顆粒鶏がらだしを加えて煮立て、1を入れ、浮き上がるまで煮、しょうゆと塩、こしょうで調味する。

● ごはん［1人分］

ごはん……160g

退院後 3か月

献立 2

手作りのコロッケから揚げ物にも挑戦します

ゆっくりよくかむことが鉄則。
でも、朝はつい気が急いてという
人にも、消化酵素が豊富な
納豆があれば安心です。

朝食 menu

- 納豆ときゅうりの梅じそあえ
- ミックスリーフのサラダ
- アサリのみそ汁
- ごはん

1食分416kcal　塩分3.5g

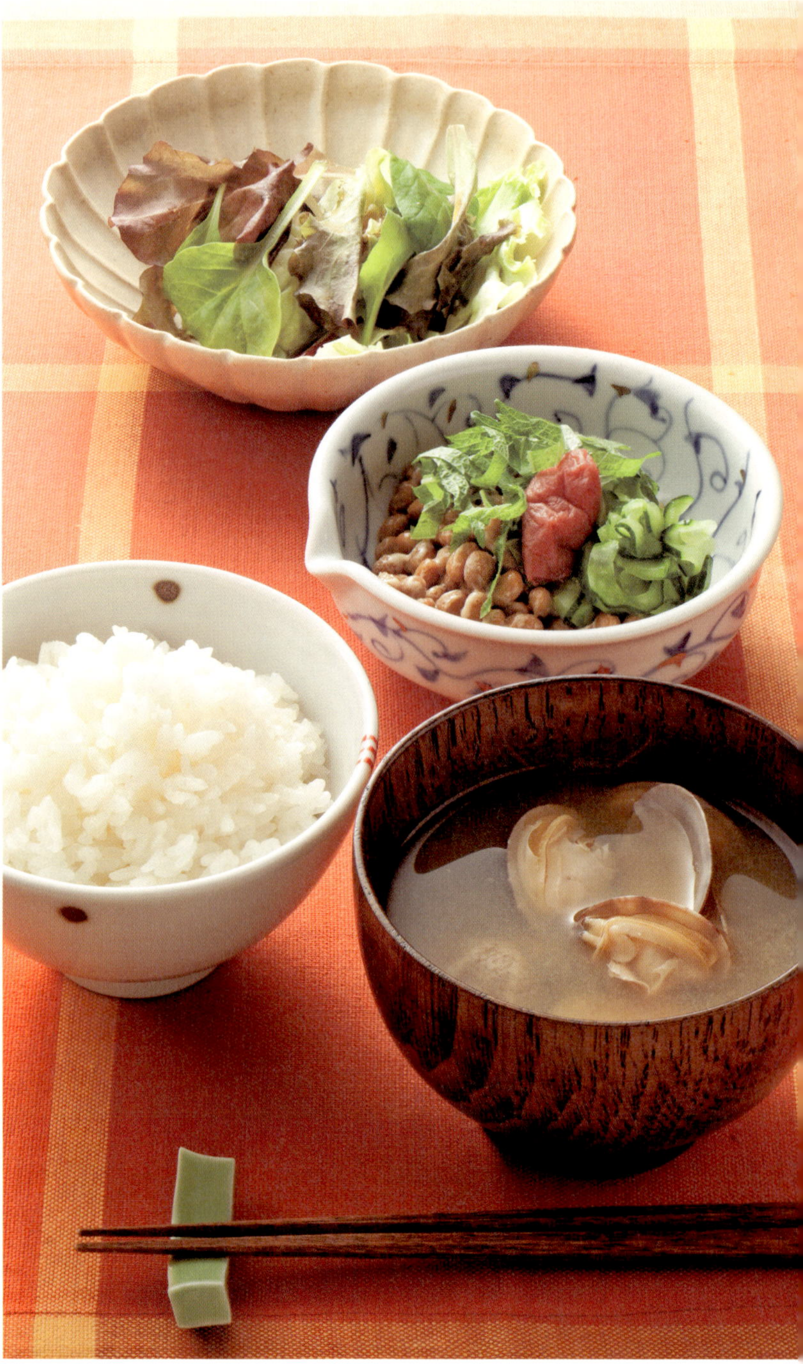

納豆ときゅうりの梅じそあえ

材料［1人分］

納豆	40g
きゅうり	½本（50g）
塩	少量
青じその葉	1枚
梅干し	½個（種を除いて5g）

1 きゅうりは薄い小口切りにして塩をふり、しんなりしたら水けをきつく絞る。

2 青じそは刻む。梅干しは種を除いて包丁でたたく。

3 納豆を器に盛り、1と2を添える。食べるときによく混ぜる。

ミックスリーフのサラダ

材料［1人分］

	ミックスリーフ	10g
a	しょうゆ	小さじ½
a	みりん	小さじ½
a	ごま油	小さじ¼

ミックスリーフは小さくちぎって器に盛り、aをよく混ぜてかける。

アサリのみそ汁

材料［1人分］

アサリ（殻つき）	70g
水	1カップ
こんぶ	3cm
みそ	小さじ2

1 なべに水とこんぶ、きれいに洗ったアサリを入れて火にかける。殻が開いたら2～3分煮る。

2 こんぶをとり出し、アクをとったらみそを加えてひと煮する。

ごはん［1人分］

ごはん	160g

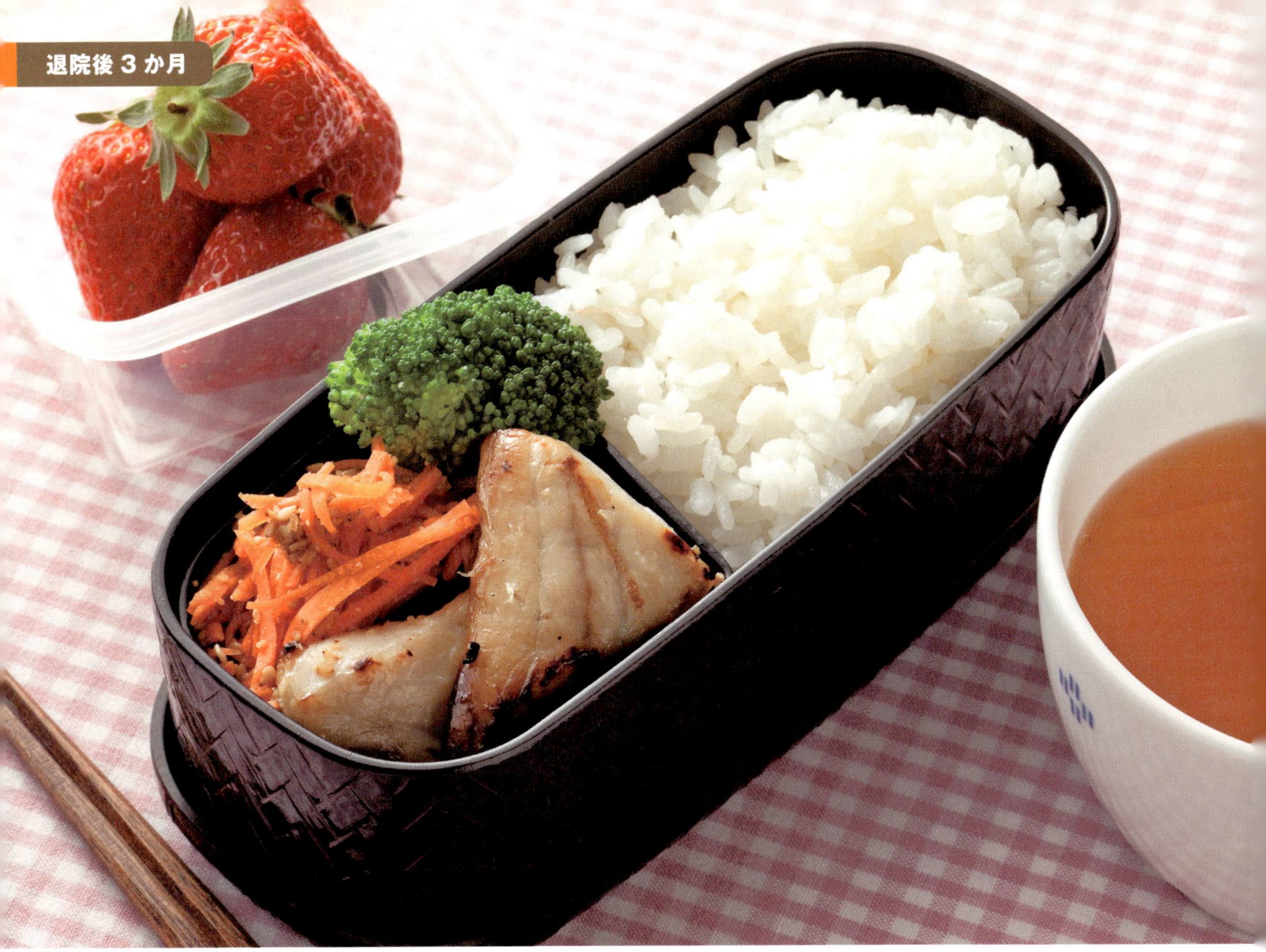

昼食 menu

- サワラのみそ漬け焼き
- にんじんのごまあえ
- ブロッコリーの塩ゆで
- ごはん
- いちご
- お茶

1食分456kcal　塩分1.1g

お弁当は、無理をしても
食べきりたくなるもの。
体のリズムができるまでは、
おかずをシンプルにして
量も控えめに詰めましょう。

サワラのみそ漬け焼き

材料［1人分］

サワラ……………小1切れ（70g）
みそ・みりん……………各小さじ1

1 サワラは2つにそぎ切る。
2 みそとみりんをよく混ぜてポリ袋に入れ、サワラを加えてまんべんなくまぶし、冷蔵庫に一晩入れて漬ける。
3 サワラはみそ床を洗って水けをふき、魚焼きグリルで焼く。

にんじんのごまあえ

材料［1人分］

にんじん……………50g
塩……………少量
白すりごま……………小さじ1

1 にんじんはせん切りにし、塩をまぶしてよくもみ、水けを絞る。
2 すりごまであえる。

ブロッコリーの塩ゆで

材料［1人分］

ブロッコリー……………1房（20g）
塩……………適量

ブロッコリーは塩を加えた熱湯でゆで、水けをきってさます。

ごはん［1人分］

ごはん……………160g

いちご［1人分］

いちご……………4粒（40g）

MEMO

みそ漬け焼きは、サワラのほか、マダイ、メカジキなどでも。みそ床に漬けた状態で、あるいは焼いてから冷凍できるので、お弁当用にストックすると重宝。

間食

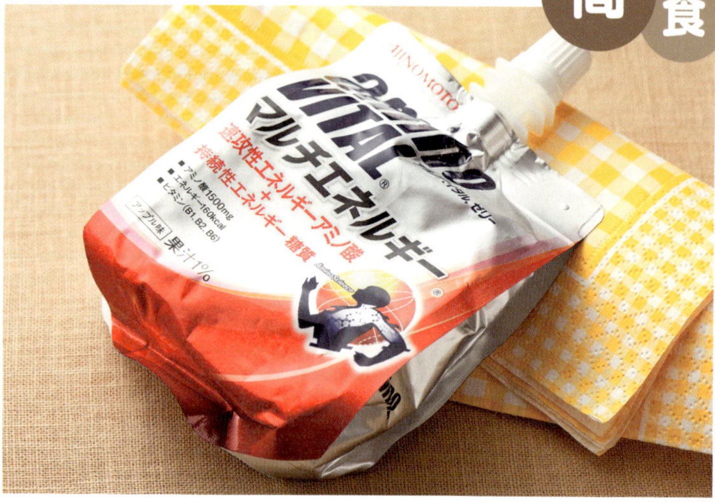

10:00

コンビニでも買える
安心＆ヘルシーな軽食は
これです

● **栄養補給飲料**

栄養補給ゼリー飲料 ……1袋（180g）

1食分**160**kcal　塩分**0.1**g

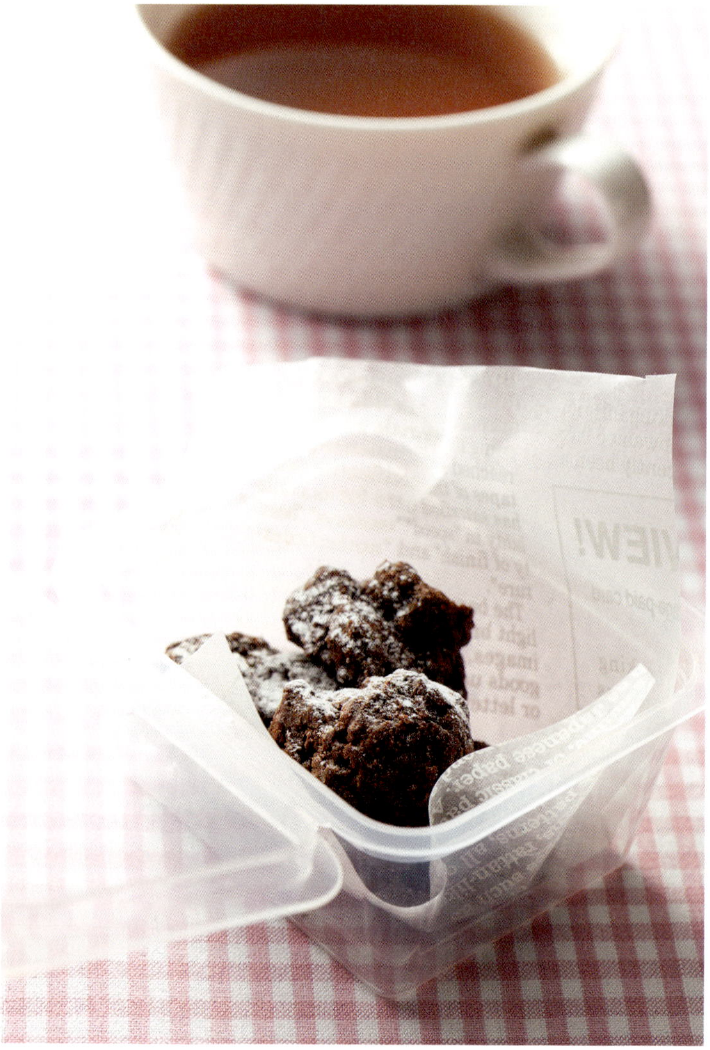

15:00

甘味をおさえた手作りを
持参します。心配をかけた
同僚にもおすそ分けしては？

● **ココアクッキー**

材料［40個分］

バター		45g
砂糖		30g
a	薄力粉	80g
a	ココアパウダー	10g
牛乳		小さじ2
粉糖（あれば）		少量

1 ボールにバターを入れて室温にもどし、クリーム状に練る。砂糖を加えてへらでなめらかにすり混ぜる。

2 万能こし器に**a**を合わせて**1**にふるい入れ、へらでざっくりと混ぜる。牛乳を加えてなじませ、ひとまとまりにする。

3 ティースプーン1杯分ずつすくってオーブン用の天板に40個落とす。180℃に熱したオーブンで12分焼き、網にとってさます。

4 あら熱がとれたら粉糖をふる。

● **お茶**

1食分（クッキー6個）**118**kcal
塩分**0.1**g

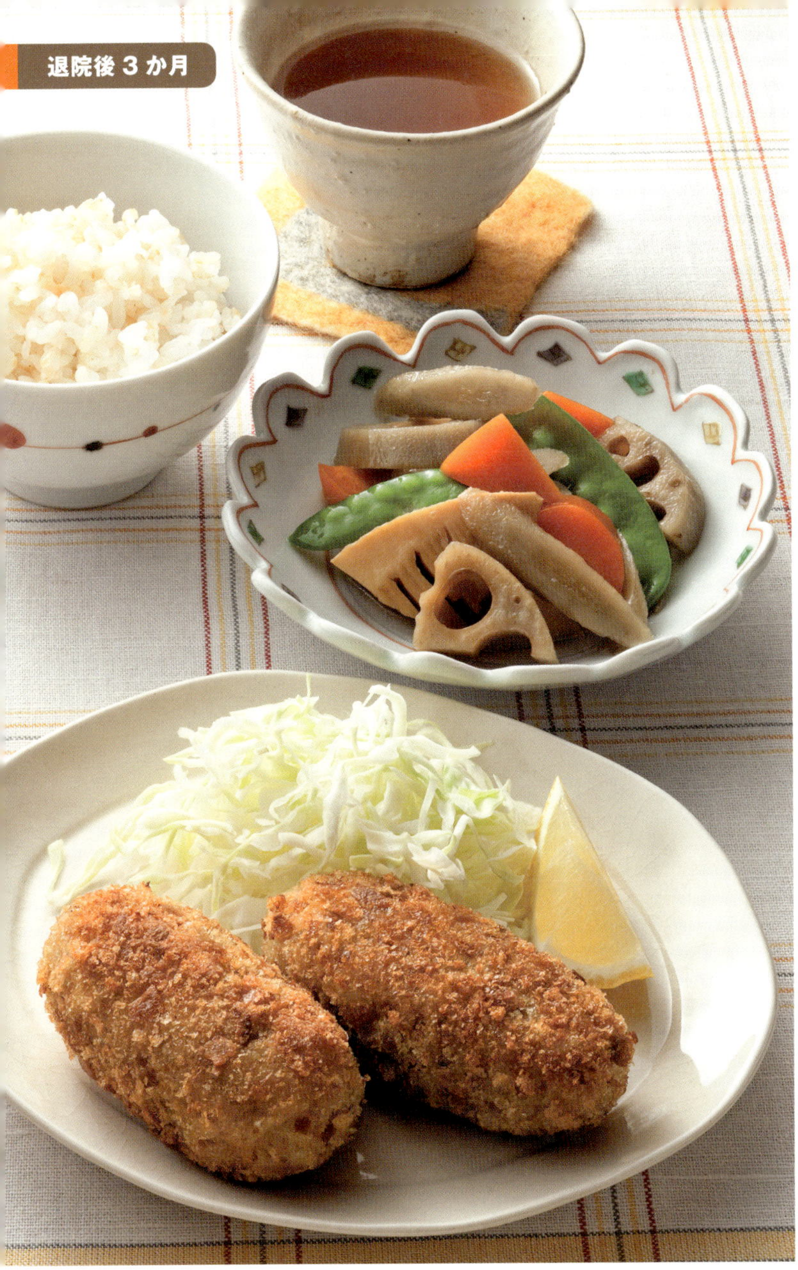

夕食 menu

- ポテトコロッケ
- 根菜の煮物
- 発芽玄米ごはん
- お茶

1食分**690**kcal　塩分**1.2**g

コロッケは中身に火が通っている
ので、揚げるといっても
表面が色づけばOK。
衣も市販品より薄いので、
油の吸収量はから揚げ並み。
手作りならではのチャレンジです。

● ポテトコロッケ

材料［2人分］

	じゃが芋	大2個（300g）
	牛赤身ひき肉	110g
	玉ねぎ	小½個（60g）
	油	小さじ½
a	塩	少量
a	こしょう	少量
a	しょうゆ	小さじ¼
b	塩	少量
b	ナツメグ	少量
	とき卵	½個分
	小麦粉・パン粉・揚げ油	各適量
	キャベツのせん切り	50g
	レモンのくし形切り	2切れ

1 じゃが芋は4つに切り、水から入れてやわらかくゆで、木べらでつぶす。
2 玉ねぎはみじん切りにし、フライパンに油を熱していため、ひき肉を加えていため、aで調味する。
3 1に2を混ぜてbで調味する。
4 あら熱がとれたら4等分して俵型にまとめ、小麦粉、とき卵、パン粉の順にフライ衣をつける。
5 フライパンに油を5mm高さまで入れて熱し、4を入れる。転がしながらきつね色に揚げ、油をきる。
6 キャベツのせん切りとレモンを添えて器に盛る。

● 根菜の煮物

材料［2人分］

	れんこん	40g
	ごぼう	¼本（45g）
	ゆで竹の子（穂先）	30g
	にんじん	20g
	だし	1カップ
c	しょうゆ・酒	各小さじ1
c	みりん	大さじ1
	さやえんどう	4枚

1 れんこんは5mm厚さのいちょう切り、ごぼうは皮をこそげて斜めに5mm厚さに切る。それぞれ水にさらしてアクを抜く。
2 竹の子は縦に薄切り、にんじんは5mm厚さのいちょう形に切る。
3 なべに1と2を入れ、だしとcを加えて火にかける。煮立ったらアクを除いて弱火にし、ふたをして30分煮る。
4 へたと筋を除いたさやえんどうを加えてさらに3〜4分煮る。

● 発芽玄米ごはん

材料［炊き上がり約800g］

精白米	2合
発芽玄米	¼カップ

1 2種類の米を合わせてやわらかめの水加減をし、普通に炊く。
2 1人分160gを器に盛る。

これなら安心
手作りのお弁当

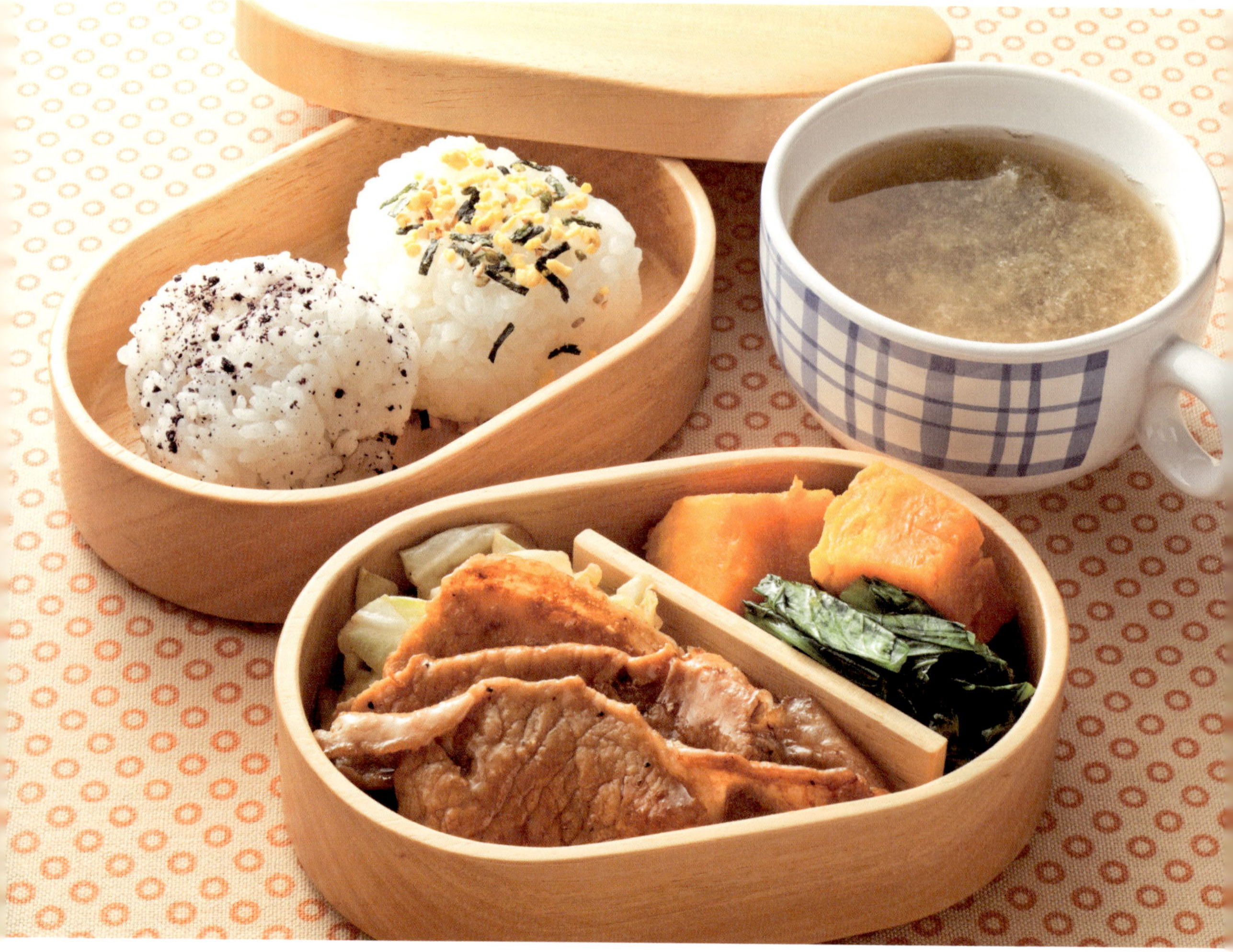

豚肉のしょうが焼き弁当

しょうが焼きは、しゃぶしゃぶ用の赤身薄切り肉を
キャベツといっしょにいためることで、
やわらかく仕上げ、ボリュームも補います。
少量でも栄養価の高い緑黄色野菜を添えることもポイント。
湯を注いで混ぜればOKの
自家製即席みそ汁のもとも持参すれば完璧です。

menu

- 豚肉とキャベツのしょうが焼き
- 小松菜のソテー
- 蒸しかぼちゃ
- とろろこんぶのみそ汁
- おむすび

1食分**437**kcal　塩分**3.5**g

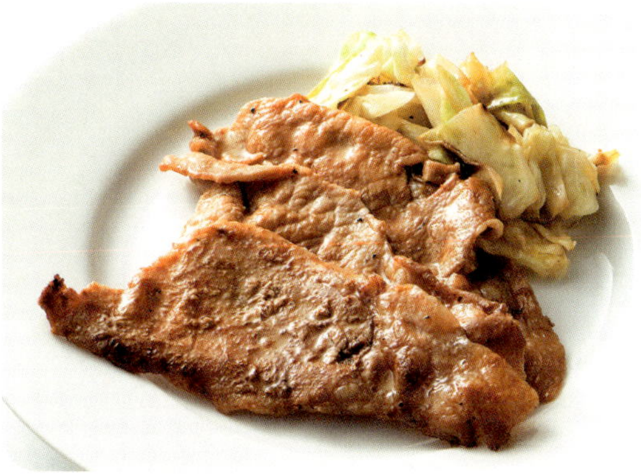

豚肉とキャベツのしょうが焼き

材料［1人分］

豚ももしゃぶしゃぶ用薄切り肉……3枚（45g）
キャベツ……25g
油……小さじ½
a
しょうゆ・みりん……各小さじ1
酒……小さじ1½
しょうがの搾り汁……小さじ½

1 キャベツはざく切りにする。

2 フライパンに油を熱してキャベツをいため、しんなりしたら豚肉を入れて両面に焼き色をつける。**a**を回し入れ、汁けがなくなるまでいため合わせる。

小松菜のソテー

材料［1人分］

小松菜……½株（20g）
油……小さじ¼
塩……少量

1 小松菜は3cmに切る。

2 フライパンに油を熱して小松菜をさっといため、水大さじ3を加えて強火で水けを飛ばしながらいため、塩をふる。

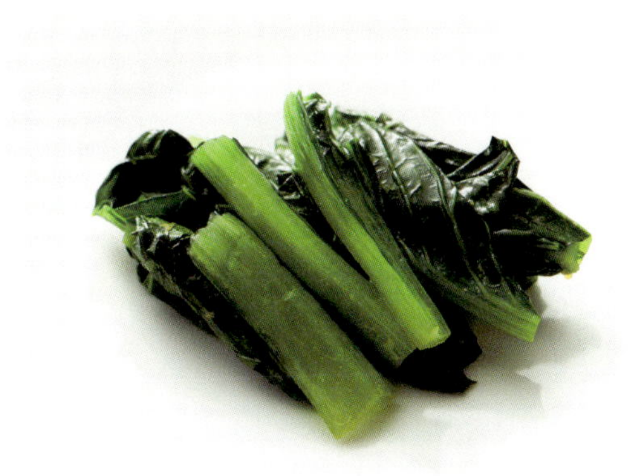

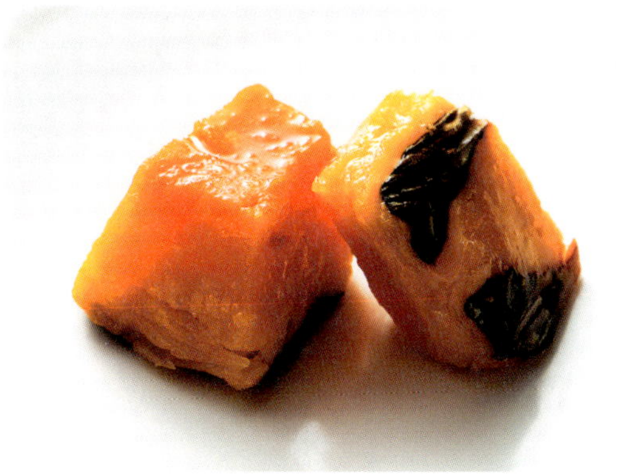

蒸しかぼちゃ

材料［1人分］

かぼちゃ……30g
塩……少量

1 かぼちゃは種を除いて皮をところどころむいて2つに切る。2切れいっしょに、水でぬらしたキッチンペーパーで包み、さらにラップで包む。

2 電子レンジ強で1分30秒加熱する。串がスッと通ればよい。とり出して塩をふり、あら熱をとる。

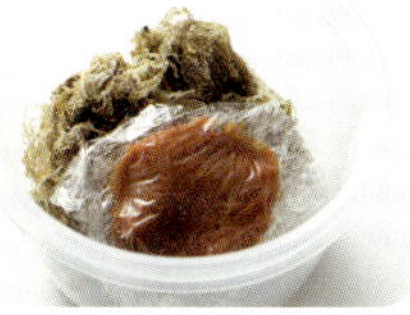

とろろこんぶのみそ汁

材料［1人分］

とろろこんぶ……4g
みそ……小さじ1½

とろろこんぶとみそはそれぞれラップに包んで持参する。食べるときにカップにあけ、湯¾カップを注いでよく混ぜて飲む。

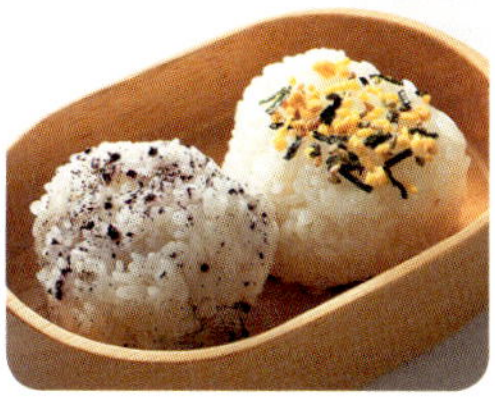

おむすび

材料［1人分］

ごはん……160g
ゆかり（市販品）……少量
ふりかけ（好みのもの）……少量

ごはんは2等分してそれぞれむすび、ゆかりとふりかけをまぶす。

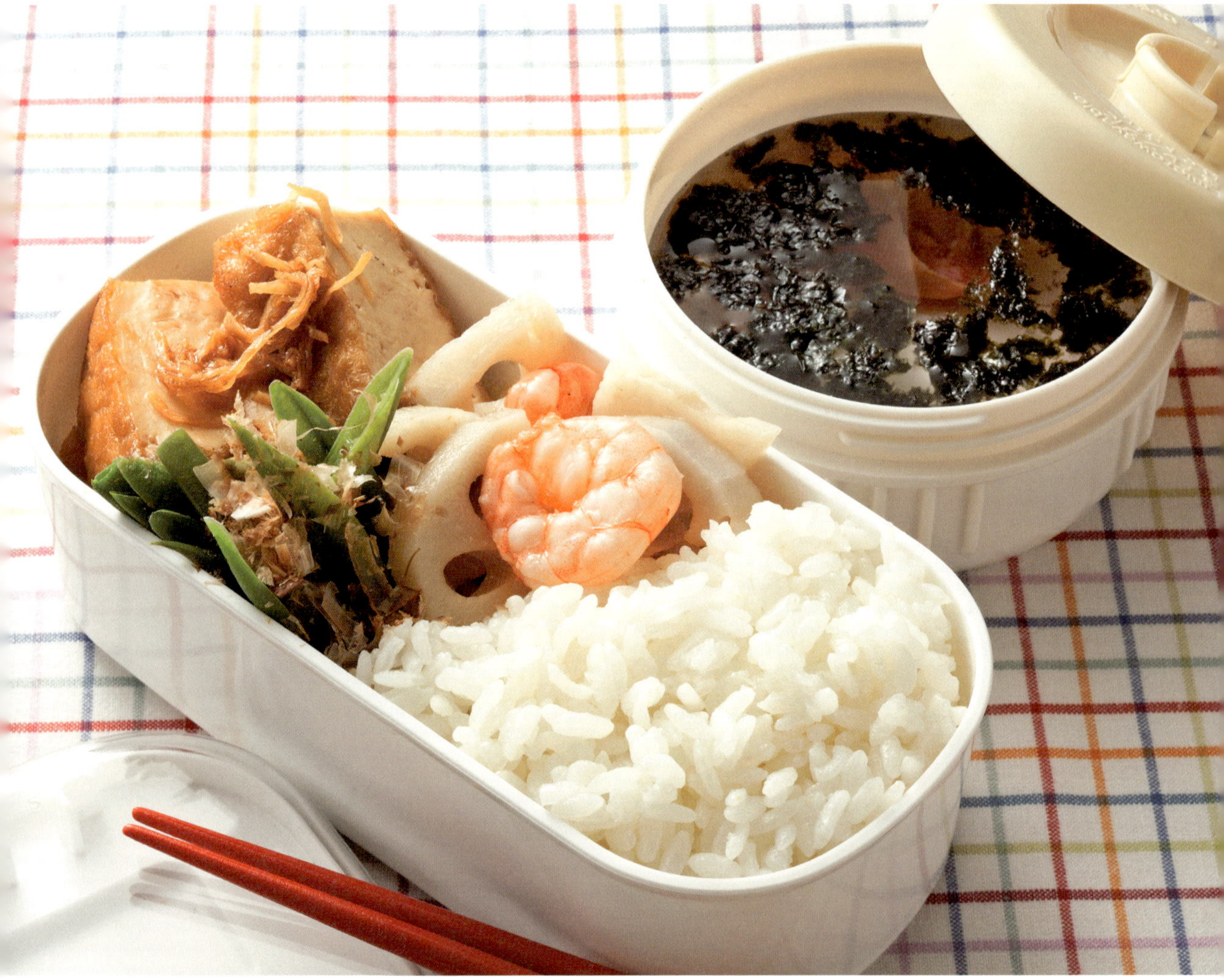

厚揚げのしぐれ煮弁当

厚揚げにも、体を温めるしょうがをたっぷり加えて煮ます。
うす味でも味がしまり、防腐効果も期待できます。
エビ入り酢ばすは、疲労回復のクエン酸を補給して、
華やかな彩りに、応援の気持ちを込めます。

menu

- 厚揚げのしぐれ煮
- エビ入り酢ばす
- さやいんげんのおかかあえ
- のりと梅干しのお吸い物
- ごはん

1食分433kcal　塩分2.6g

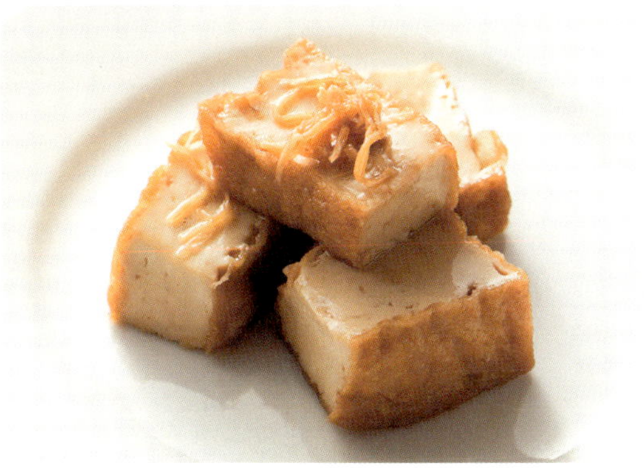

● 厚揚げのしぐれ煮

材料［1人分］

厚揚げ……1/4枚（50g）
しょうがのせん切り……1枚分
だし……1/4カップ
しょうゆ……小さじ2
酒・みりん……各小さじ2

1 厚揚げは縦横4つに切り、熱湯をかけて油抜きする。

2 なべにだしとしょうゆ、みりん、酒を合わせ、厚揚げを並べ、しょうがを散らして火にかける。ふたをして約10分、味がなじむまで煮る。

● エビ入り酢ばす

材料［1人分］

れんこん……2cm（20g）
むきエビ……2尾（14g）
a
だし……1/4カップ
酢……大さじ1
砂糖……大さじ1/2
塩……少量

1 れんこんは皮をむいて薄いいちょう形に切り、酢水（分量外）にさらす。

2 水けをきってなべに入れ、aを加えて中火で5分煮る。むきエビを加えてさらに3分煮、そのままさめるまでおいて味を含ませる。

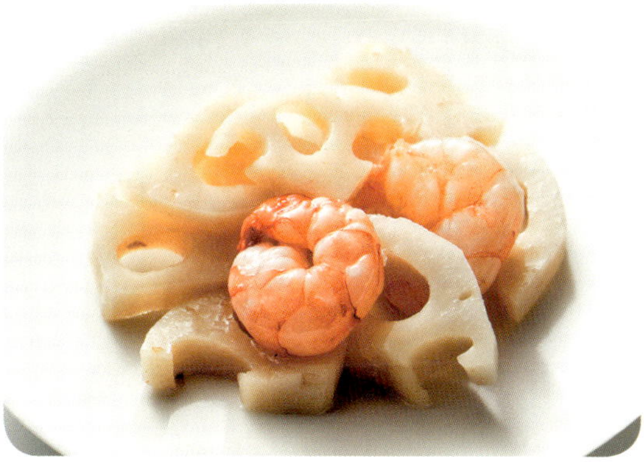

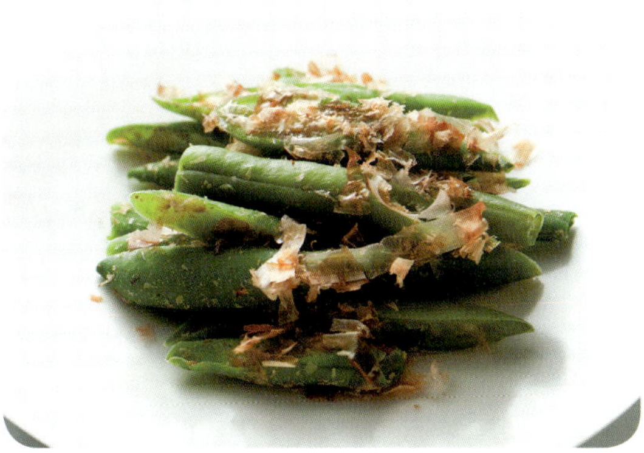

● さやいんげんのおかかあえ

材料［1人分］

さやいんげん……20g
塩……少量
削りガツオ……小1/4袋（0.5g）

1 さやいんげんは、塩を加えた熱湯でゆで、ざるにあげてさまし、斜めに切る。

2 削りガツオをまぶす。

● のりと梅干しのお吸い物

材料［1人分］

もみのり……1/8枚分
梅干しの果肉……1/4個分（2g）

梅干しは種を除いて1/4個分の果肉をラップに包む。もみのりもラップに包み、持参する。食べるときにカップにあけ、湯3/4カップを注ぐ。

● ごはん［1人分］

ごはん……160g

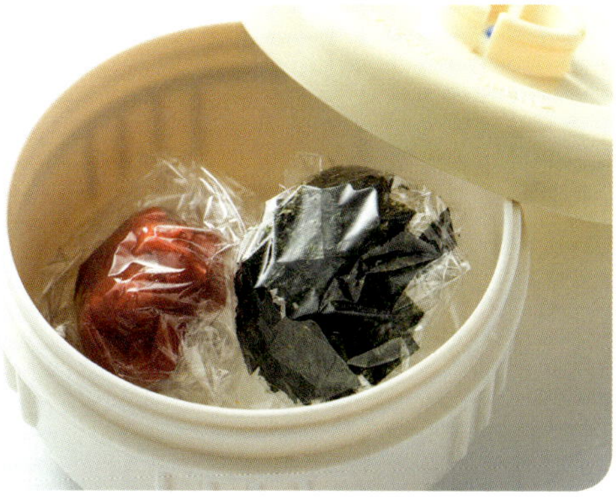

携帯食のすすめ

アドバイス　重野佐和子

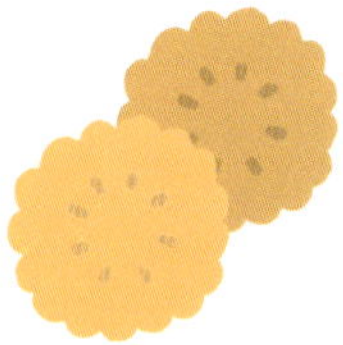

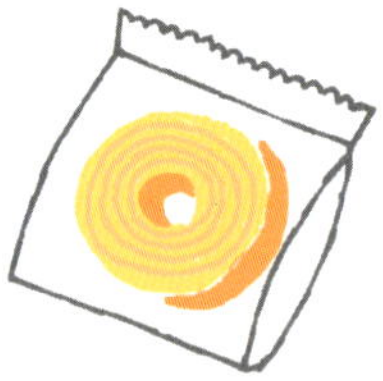

大腸手術後の腸閉塞予防と体力回復に、散歩がいいとすすめられた。けれど退院直後の私は、突然脱力してしまうことが多く、外出がとても不安だった。そこで栄養補給ができるよう、小さなあめ玉やマシュマロ、ゼリー菓子などを持って出かけることに。「ちょっと疲れたかな？」と感じたら、すぐに一粒、口に入れる。おなかにやさしいこれらのお菓子は、退院直後の散歩の栄養補給には最適だった。

　これが私の「携帯食」生活のはじまりでした。

　仕事を再開すると、さらに携帯食は重要に。おなかの回復が遅かったため、手術後2～3か月たっても食事量が増えず、食後1時間足らずで空腹感に襲われることもしばしば。ところかまわずおなかが〝グ～〟。そのうち息はゼーゼー、手足がガクガク。だからいつでもどこでも栄養補給できるよう、バウムクーヘンや小さなおむすび、ミルクパンなど、脂肪が少なく、消化のよい食べ物を持ち歩いた。いま考えるとちょっと恥ずかしいのですが、駅のホームや会議の合間に何度食べたことか！

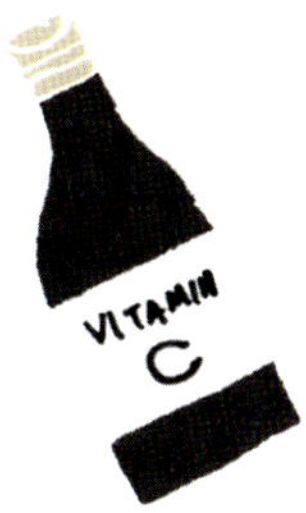

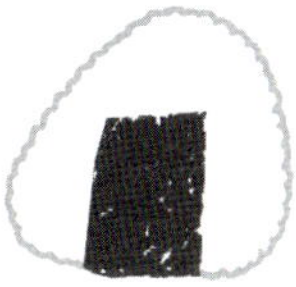
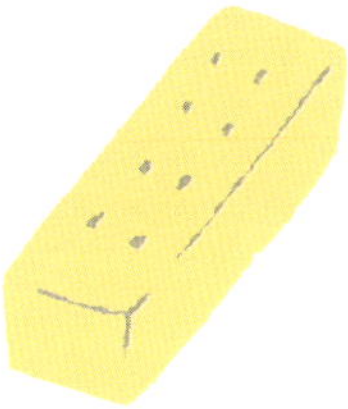
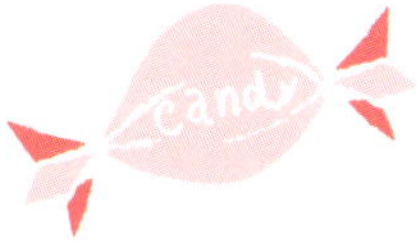

携帯食は手作りでも市販品でも、いたみにくいものならＯＫです。エチケットとして、おせんべいのように、食べるとにおいが漂うものは避けました。

食べられず悩んだ私とは逆に、抗がん剤の副作用時に、「スナック菓子ががまんできない」「何か食べていないと気分が悪くなる」という、いわゆる〝食べつわり〟のかたも。そのために体重が増えて悩んでいるかたも多いようです。

そんな場合は、最近発売された、油で揚げていないポテトチップスとか、スパイス風味のソルトクラッカーを利用してみてはどうでしょう？　小分けして携帯すれば、食べすぎが防げるはずです。

なお、低エネルギーでもこんにゃくゼリーは、手術後すぐはＮＧです。口さみしいときには、吐きけ止め効果のあるしょうがあめをなめるのがおすすめです。

手術後の体調は人それぞれ。携帯食もじょうずに利用しながら、自分なりの食べ方を見つけて以前の生活に戻っていきましょう。

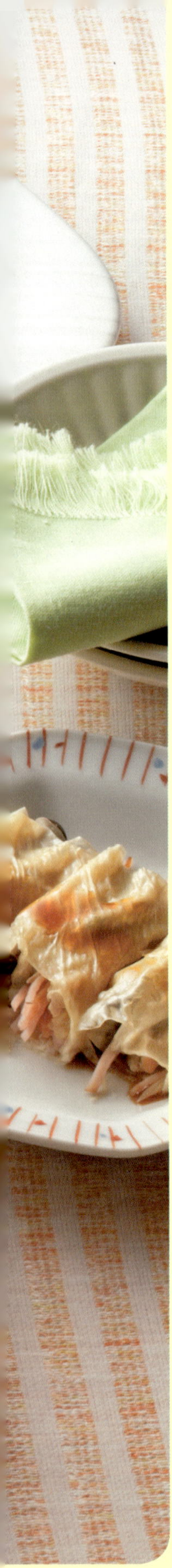

100日目のお祝い膳

おめでとうございます！

退院して100日がたちました。
新しい自分の体の状態にもなれて、
新しい食べ方も身についたことでしょう。
これからも心がけたいことは同じ。
自分の体の声に耳を傾けながら食べましょう。

お祝いに外食を楽しみたいと思うかもしれません。でも、ぜひ手作りに。外で食べるごちそうは、高脂肪高塩分高エネルギーになりがち。それを体調に合わせてコントロールすることはむずかしいからです。

ご紹介するお祝い膳は中国料理です。主菜はエビチリ。コーンスープに杏仁豆腐もつけます。もちろん油も塩分も控え、おなかにやさしいレシピをそろえます。湯葉巻きは具を巻いて蒸すヘルシー料理。野菜もゆでただけで味わうオイルレスメニューです。

フルコースでそろえなくてもいいでしょう。スープは和風のすまし汁にかえ、デザートは市販品を利用したり、果物だけにしても。食べる人、作る人の都合に合わせて調整できるのが、手作りのよさです。

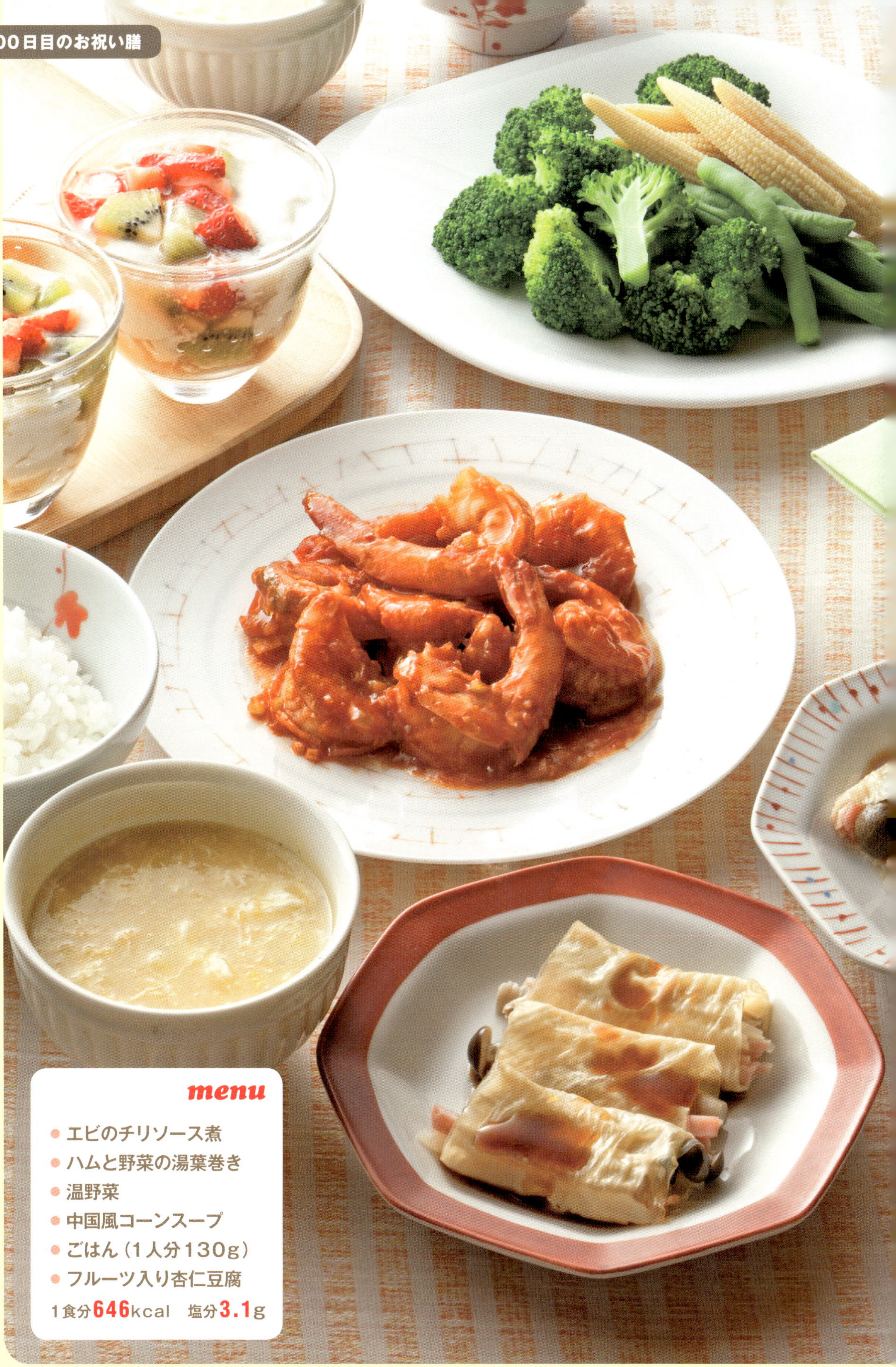

menu

- エビのチリソース煮
- ハムと野菜の湯葉巻き
- 温野菜
- 中国風コーンスープ
- ごはん（1人分130g）
- フルーツ入り杏仁豆腐

1食分**646**kcal　塩分**3.1**g

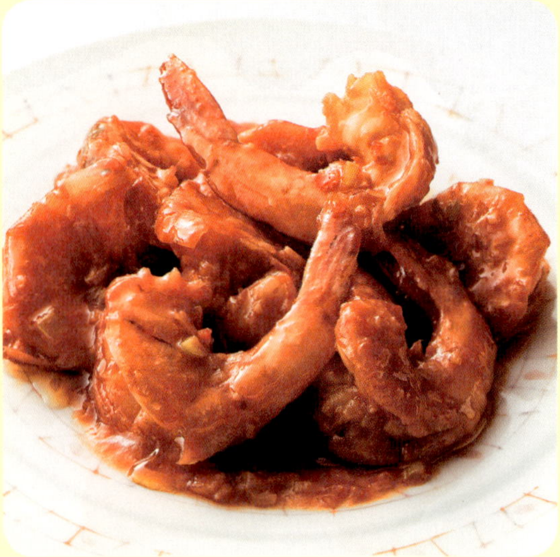

エビのチリソース煮

エビを油通ししないので、
油の使用量はプロ仕様の半分以下。
チリソースを使わずに、トマトケチャップを
ベースに豆板醤で辛味を加えます。

材料［2～3人分］

エビ（殻つき）	10尾（150g）
塩	少量
酒	小さじ2
ねぎ	20g
にんにく・しょうが	各1かけ
油	小さじ2
豆板醤	小さじ1/3
a トマトケチャップ	大さじ2
a 酒・水	各大さじ2
a 砂糖	大さじ1
a しょうゆ	小さじ2
a かたくり粉	小さじ1
a こしょう	少量
ごま油	少量

1 エビは、背に切り目を入れて背わたを除き、酒と塩をふる。
2 ねぎ、にんにく、しょうがはみじん切りにする。
3 aは合わせておく。
4 フライパンに油とにんにく、しょうがを入れて弱火でいためる。香りが立ったらエビを加えていため、エビが赤くなったら、豆板醤を加える。
5 辛味が立ったら3を加えて強火で煮からめる。最後にねぎとごま油を加えて大きくからめる。

1人分115kcal　塩分1.5g

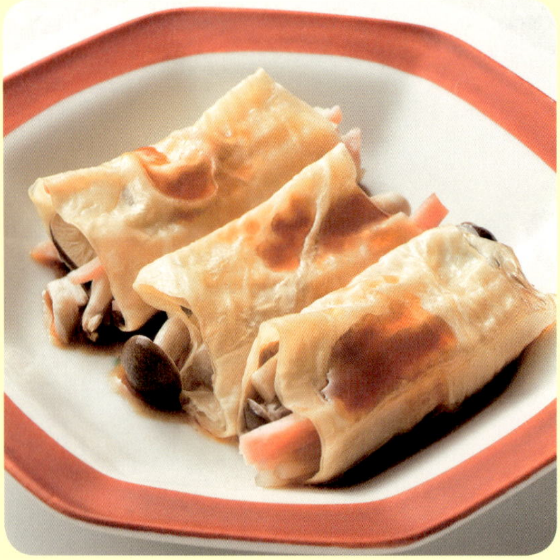

ハムと野菜の湯葉巻き

ハム、セロリ、しめじを湯葉で巻いて蒸し、
オイスターソースで食べます。入手できれば、
生湯葉で作るといっそうソフトな口当たりに。

材料［2～3人分］

平湯葉（乾燥）	1枚（15g）
ロースハム	2枚（40g）
セロリ	20g
しめじ	20g
b オイスターソース	小さじ1
b 水	大さじ1

1 湯葉はバットに入れてぬるま湯に10分ほどつけてもどす。
2 ハムはせん切りにする。セロリは筋をそぎ、4～5cm長さのせん切りにする。しめじは根元を落として1本ずつほぐす。
3 湯葉の水けをふいてまな板に広げる。2を手前に並べてクルクルと巻く。
4 皿にのせて蒸気の立った蒸し器に入れて5分蒸し、bを回しかけてさらに5分蒸す。食べやすく切って器に盛る。

1人分56kcal　塩分0.6g

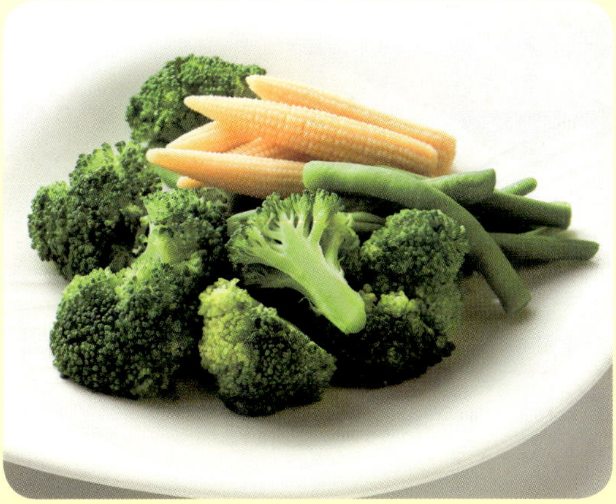

味をつけずに、チリソース煮に添えて食べます。湯葉巻きを蒸すついでに蒸します。ゆでるより野菜のうま味も栄養もたっぷり残ります。

材料［2～3人分］
ブロッコリー……………60g
さやいんげん……………100g
ヤングコーンの水煮
……………4本（40g）

1 ブロッコリーは小房に分ける。さやいんげんはへたと筋を除く。
2 1は皿にのせて蒸気の立った蒸し器で10分蒸す。
3 器に盛り、ヤングコーンを添える。

1人分18kcal　塩分0g

温野菜

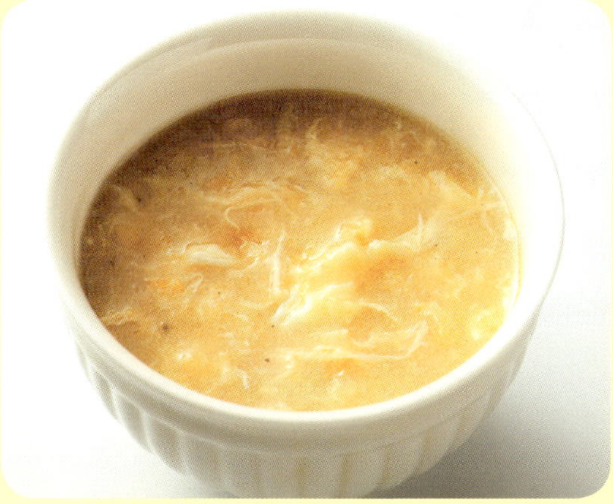

専門店では鶏脂たっぷりのスープをベースにしますが、このレシピは脂肪ゼロ。コーンの甘味と卵のうま味のコラボを楽しみます。

材料［2～3人分］
クリームコーン（缶詰）
……………120g
水……………1¼カップ
c 塩……………小さじ¼
c こしょう……………少量
c 酒……………小さじ1
d かたくり粉……………小さじ½
d 水……………小さじ1
とき卵……………1個分

1 なべにクリームコーンと水を合わせ、火にかけて混ぜ合わせ、cで調味する。
2 煮立ったらdを流してとろみがつくまで煮、とき卵を加えて大きく混ぜ、卵がフワフワと浮いてきたら火を消す。

1人分61kcal　塩分0.8g

中国風コーンスープ

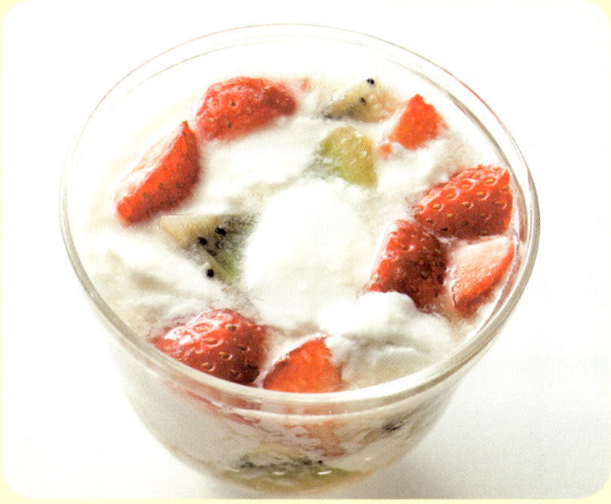

杏仁豆腐は普通、寒天でかためますが、ここではより腸にやさしいゼラチンでかためます。果物は好みで選びましょう。

材料［2～3人分］
杏仁豆腐
粉ゼラチン……………大さじ1
水……………大さじ3
牛乳……………2⅓カップ弱
砂糖……………大さじ1½
シロップ
きび砂糖……………大さじ1½
水……………大さじ4½
いちご……………75g
キウイフルーツ……………120g

1 ゼラチンは水にふり入れてふやかす。
2 なべに牛乳と砂糖を入れて温め、火を消して1を加えてとかす。あら熱がとれたら、型に流して冷蔵庫で1時間、冷やしかためる。
3 シロップの材料を合わせて煮とかし、さます。
4 いちごとキウイは小さく切り、3に加える。
5 器に2と4を盛り合わせる。

1人分178kcal　塩分0.2g

フルーツ入り杏仁豆腐

会食をじょうずに楽しむには

アドバイス　重野佐和子

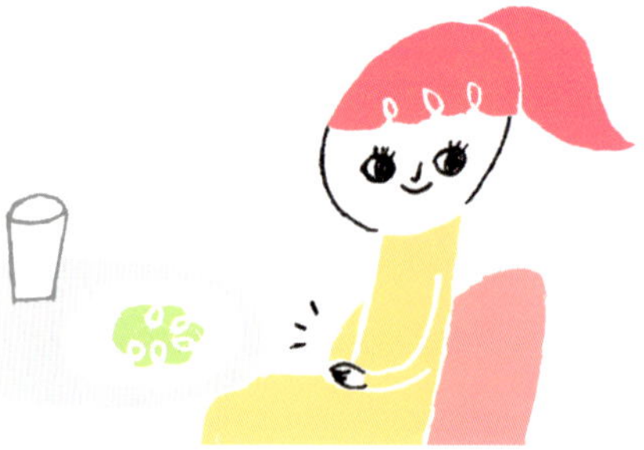

　手術後しばらくは、家族や親しい人以外との会食は心配。おいしいお酒や食事を前に、食欲を律するのはだれでもむずかしいもの。外食は、食事管理が必要な時期には悩みの種かもしれませんね。

　私は職業柄、食事のお誘いを受けることが多く、それまではウキウキと出かけていたのですが、さすがに手術後は悩みました。

　手術を受けてから3か月たったころ、友人が私のためにセッティングしてくれた自然食レストランでの「快気祝い」でのこと。野菜料理や玄米ごはんのおいしさに食が進み、久しぶりに華やいだ時間を過ごしてごきげんで帰宅。けれど楽しさ一転、その夜腹痛を起こしてしまったのです。

　すべては食い意地が張った自分のせい……。なのに「みんなに気をつかっていろいろ食べなければよかった」とか「ビールなんて本当は飲みたくなかったのに」と責任転嫁。そんな自分に自己嫌悪を感じ、これを機にしばらく誘いを遠慮することに。

　どうしても欠席できない会では、同じ失敗をくり返さないようにひとくふう。それはお皿とグラスをからにしないこと。料理やお酒をすすめられたら、「おいしくいただいてます」とやんわりお断りして、会話を楽しみました。

　気のおけない仲間との外食では、洋食や中華は脂肪が多く刺激が強いので、和食をチョイス。懐石料理は意外とおなかにやさしいし、おすしなら白身魚を中心に食べればだいじょうぶ。めん類はおそばをあきらめてうどんを……といった小さなルールを作りました。

　とはいえ、退院後すぐは、食べすぎや早食いは禁物。消化が心配なものは迷わず残すように心がけました。

　〝会食は、食べる場ではなく会話を楽しむ場〟と発想転換することで、手術後の会食を楽しめるようになったと思います。

大腸がんの手術と手術後のトラブル、回復期の過ごし方

大腸がんができるしくみと
手術方法、手術後のトラブルの対処法をまとめました。
手術後の生活の参考にしてください。

森谷宜皓
国立がん研究センター中央病院
下部消化管外科長・医学博士

大腸のしくみと
大腸がんができるまで

図1　大腸の部位名称、大腸の壁構造

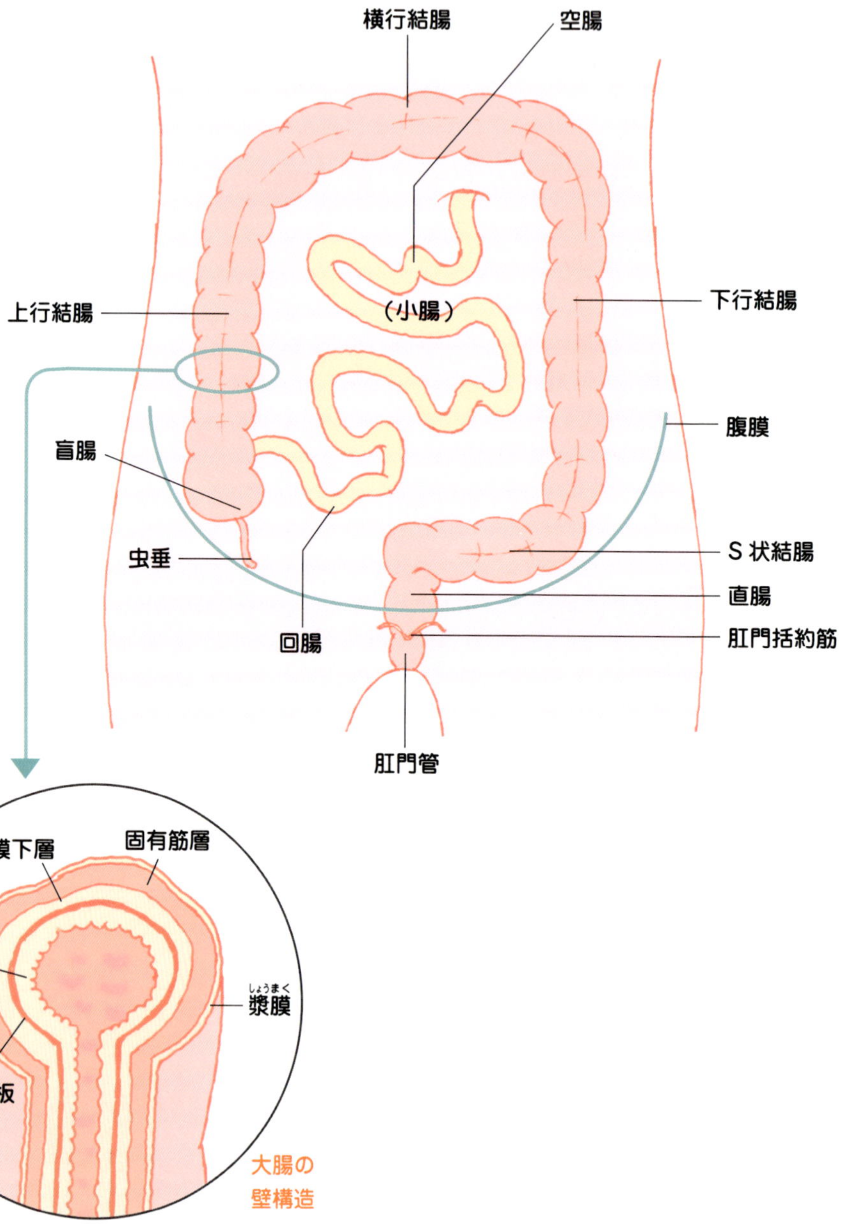

大腸のしくみと働きについて教えてください

大腸は長さ1.5mから2m弱、つまり人の身長ぐらいの長さの腸管で、小腸に続き、盲腸、上行結腸、横行結腸、下行結腸、S状結腸、直腸、肛門からなります。大腸の壁は便が通る内側から粘膜、粘膜下層、固有筋層、漿膜《しょうまく》と呼ばれる4つの層からできています。消化管（食道、胃、小腸、大腸）の基本的構造は同じです。

大腸のおもな働きは小腸から送られてきた液状の腸内容物から水分を吸収し、固形の便にして、S状結腸と直腸でためて、排便反射によって肛門から便を出すことです。この過程で腸内の無数の細菌も重要な働きをしてくれています。

大腸がんはどのようにしてできるのですか？

大腸がんは良性のポリープからできると考えられています。大腸がんは「早期がん」と「進行がん」に分けられます。早期がんか進行がんかは、大腸の壁の中の筋肉の層に達していなければ早期がん、筋肉層に入るかそれを超えていれば進行がんと判定します。

手術前の内視鏡やCTによる検査は大腸がんの進み具合の目安を知るためのものであり、最終的には顕微鏡を用いた病理検査で早期がんか進行がんかを判定します（コラム1参照）。

コラム 1

ポリープががん化する場合

ポリープとはギリシア語で出っ張ったものを意味します。

大腸にできるポリープにもいろいろあり、その中でがんの芽になるのは良性の腺腫と呼ばれるものです。腺腫は年齢が増すに連れて増加し、30歳台では3割の人が、50歳台では5割近くの人に発見されるといわれます。しかし、すべてのポリープ（腺腫）ががん化するわけではありません。腺腫の多くは5mm以下の大きさで見つかりますが、こうした小さいポリープは数年たっても大きさに変化が見られないことが多く、2〜3年に1度、内視鏡で経過を見ることになります。また茎のあるポリープもがん化する確率は低いといわれています。平べったい、歪な形をした、色調に変化の見られるポリープや、1cm以上の大きな腺腫はがん化の確率が高いので発見されたときに内視鏡で切除し、がん化しているかどうか病理検査で調べます。

これまでは、発がん物質の刺激を受けて腺腫ががん化する道が唯一と考えられていました。しかし、内視鏡の進歩により“正常な大腸粘膜からポリープを経過せず、直接がんが発生する道”があることがわかってきました。このがん化の道は、早いうちに進行がんになることで注目されています。

つまり、大腸がんの発生には2つの道があることがわかってきたのです。がんは遺伝子の異常の蓄積が原因で起こる病気です。それぞれの道において、どのような遺伝子に異常が起こるのかが研究されているところです。

腺腫や大腸がんの発生には食事などの環境的要因が深くかかわっていますが、一部には遺伝的な要因によって発生するものもあります。遺伝性大腸がんの占める割合は全体の5％以下ですが、家族や親戚で若い年代で発症した人が多いなどの背景があれば、年に1度は内視鏡検査を受けて早期発見に努めることがたいせつです。

大腸がんの治療と手術後の過ごし方

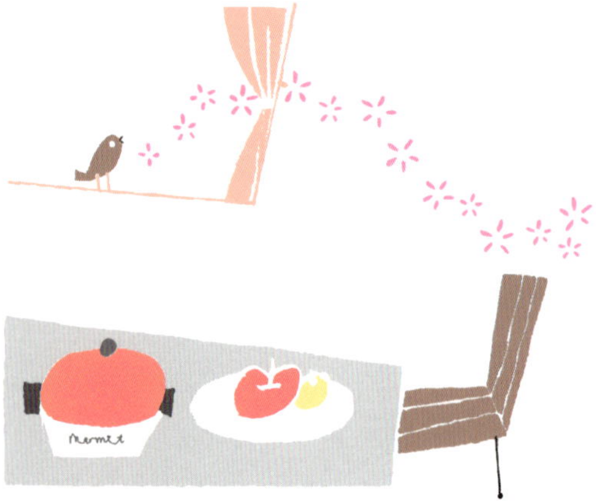

大腸がん治療にはどんな方法がありますか？

大腸がん治療には大きく分けて３つの方法があり、内視鏡による治療、開腹による手術、腹腔鏡による手術があります。

内視鏡による治療

対象となるのはどんな病変ですか？

内視鏡治療の対象となる病変はポリープや早期がんです。大腸内視鏡検査は、当日朝下剤を２ℓ飲み、大腸内をからにしてから行ないます。小さなポリープも発見でき、わずかな色の変化や凹みからがんを発見できることもあります。また、がんの疑いがあれば一部を採取することでがんかどうか診断がつけられます。ポリープや早期がんであれば同時に切除することも可能です。

内視鏡医は、スコープに映る病巣からどの深さまで進んでいるのかを診断し、ポリープか早期がんか進行がんかを鑑別します。ポリープや早期がんのうちで小さいものであればその場で、比較的大きなものであれば念のため短期入院で切除します。

たとえば直腸にできた５㎝もある病変でも深くなければ、内視鏡による切除は可能です。大腸が長かったり癒《ゆ》着《ちゃく》があると、挿入に時間を要したり、奥の盲腸まで内視鏡が入らないことがあります。抗凝固剤（血をサラサラにする薬）を飲んでいれば、医師に申し出てください。出血しやすいので、１週間前から中止するか、組織の採取や切除を避けるようにします。

大きさ、形で内視鏡治療法も異なりますか？

茎のあるポリープでは２～３㎝の大きなポリープであっても、その茎に通電用のワイヤーをかけ、容易に切除することができます。平らなポリープやがんでは、下に生理食塩水などを注射して、病変部分をふくらませて浮き上がらせてから焼き切ります（図２）。

一部、粘膜下層まで入った比較的大きな

病変では、特殊な内視鏡ナイフを用いて腸の筋肉の損傷を避け、時間をかけて少しずつ切除していく内視鏡的粘膜下切除術も行なわれます。

内視鏡治療の長所とリスクを教えてください

内視鏡は、挿入時に痛みがあることがありますが鎮痛剤や鎮静剤を使いますので眠っているうちに終えることもできます。開腹せずにがんを切除できますので非常に負担の少ない治療法で、入院でなく外来でもできます。頻度は少ないのですが治療後の合併症として、発熱、出血、穿孔《せんこう》があります。早期つまり治療直後から2日目以内に起こる場合と、晩期つまり1週間前後に起こる場合があります。

治療後の合併症の対策はどんなことですか？

基本的には医師の指示に従うことです。小さなポリープの切除でも出血や穿孔は起こりえます。焼却効果が深部に及ぶことがあるからです。治療後1週間はお酒、暴飲暴食、運動、旅行は行なわないようにしましょう。この時期を過ぎると治療部の傷も安定します。

内視鏡による切除後に機能障害が起こることはありません。肛門に近い部位で筋肉層の一部を広い範囲に切除すれば肛門が若干狭くなるなどの障害は起こることがありますがこれはきわめてまれなことです。

回復期の過ごし方で注意したいことは？

一般に治療後は安堵感と同時に、顕微鏡検査の結果が気になるところです。医師から聞いていた注意点を守ることが重要です。内視鏡治療では、2000件に一件の割合で出血や穿孔などの偶発症が起こることがあります。万一起こっても正しく処置されれば生命に危険が及ぶことはありません。

発熱や腹部に痛みがあれば、切除部の炎症が考えられますので医師に相談しましょう。また、排便後の便は流さず注意深く観察し、血液が混ざるとか血液そのものであれば医師に連絡し、指示を受けてください。

図2 内視鏡治療の手順

粘膜にとどまっているがんで、比較的小さい場合に行なわれる。切除したがんの組織は顕微鏡で詳しく調べ、場合によっては開腹手術を行なうこともある。

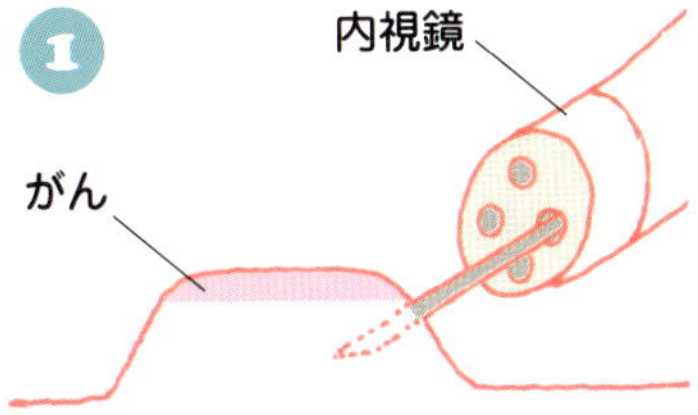

内視鏡の先から生理食塩水を注入して、がんのある部位をふくらませる。

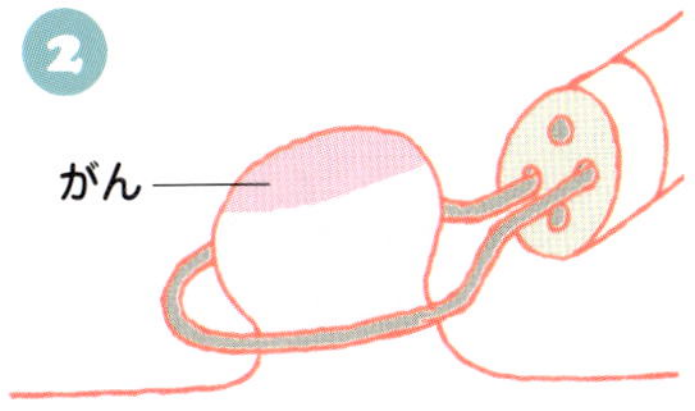

がんがふくらんだら、内視鏡の先からワイヤーを出してかけ、高周波電流を流してがんを根元から焼き切る。

開腹による手術

対象となるのはどんな病変ですか？

がん手術の基本はがんのある部分から一定の安全域を確保して、臓器の一部または全部を周囲にあるリンパ節とともに切り取ることです。外科医は機能の温存とがんの根治の両立をはかった手術法をこれまで開発してきました。

図3　大腸がんのステージ分類

0期	がんが粘膜内にとどまっているもの
Ⅰ期	がんが大腸壁内にとどまっているもの
Ⅱ期	がんが大腸壁を超えているが、大腸のまわりの臓器には及んでいないもの
Ⅲ期	がんが大腸のまわりの臓器に広がっている、あるいはリンパ節転移があるもの
Ⅳ期	がんが遠くにある腹膜や、肝臓、肺などの大腸から離れた臓器に転移しているもの

病気の進行具合はステージで表現されます（図3）。ステージは病巣の深さや転移の有無により0期からⅣ期に区分されます。すべての病変が開腹対象となりますが、最近では比較的早い時期、小さい大腸がんには腹腔鏡手術が用いられるようになりました。

大腸がんは周囲のリンパ節以外にも、遠くにある臓器に転移することがあります。その大半を占めているのが、肝臓と肺です。転移の数や部位によっては転移の箇所も切除の対象になることがあります。

結腸がん手術について教えてください

開腹手術では通常、腹部の真中を切開し、病巣とともに周囲のリンパ節を一括切除します。結腸を切除する箇所はがんの発生した部位によって異なります。病変と切除の範囲は図4を参考にしてください。

結腸がん手術はリンパ節への転移の程度で異なりますが、普通は20～30㎝程度の結腸を切除し、1時間半から2時間程度の手術です。手術後、順調に回復すれば10日

図4　結腸がんの手術　結腸切除は、がんの発生部位に合わせて、おもに4つの方法がとられる

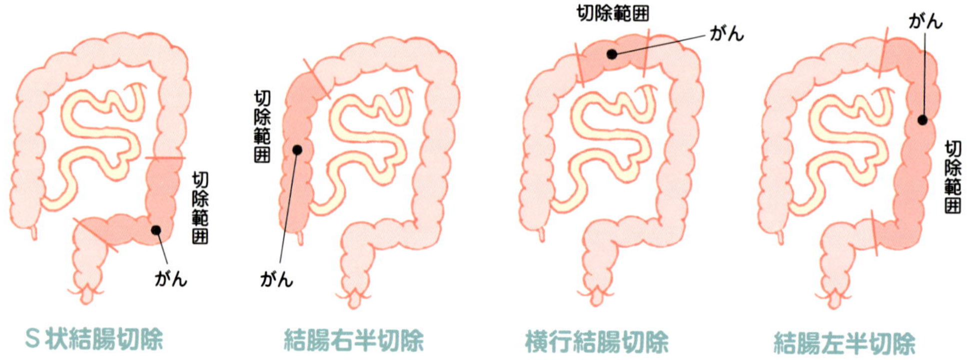

前後で退院できます。この程度の結腸切除の長さであれば特に大きな後遺症は残りません。

直腸がん手術について教えてください

結腸がんの手術に比べて複雑です。直腸は長さ15㎝ほどで肛門に続きます。深くて狭い骨盤の中にあり、直腸の周囲には膀胱や尿道に加え、男性では前立腺、精嚢、女性では子宮、膣、卵巣があります。また排便、排尿、性機能を営む臓器の働きを支配する自律神経が直腸に張りつくようにくもの巣状に分布しています。こうした特徴のために直腸がん手術は難度の高い、複雑な手術になるのです。

直腸がんの肛門温存手術とはどんな手術ですか?

かつて直腸がんに行なう手術は、人工肛門を作る手術が主流でした。しかし、現在では9割以上の人が肛門温存手術が受けられるようになりました。この背景には直腸がんの進み具合の解明、器械で直腸を縫合する技術の進歩、CTやMRIなどの画像診断の進歩があります。最近では肛門を開閉する括約筋の一部を切除し、かつ人工肛門を避ける手術も可能になりました（図5）。

しかし、肛門に発生したがんや、高齢者で排便障害の負担が大きくなるときには、人工肛門を作ります。さらに、直腸がんがもっと進んで周囲の膀胱などの臓器に達している場合は、それらの臓器の一部ないし全部を切りとることも必要になってきます。

図5
排便機能を残す「肛門括約筋温存術」

肛門と、排便に必要な「肛門括約筋」を残す手術。人工肛門を作らずにすむので、手術後も自然な排便が可能になる。ただし、がんの位置によってはできない場合もある。

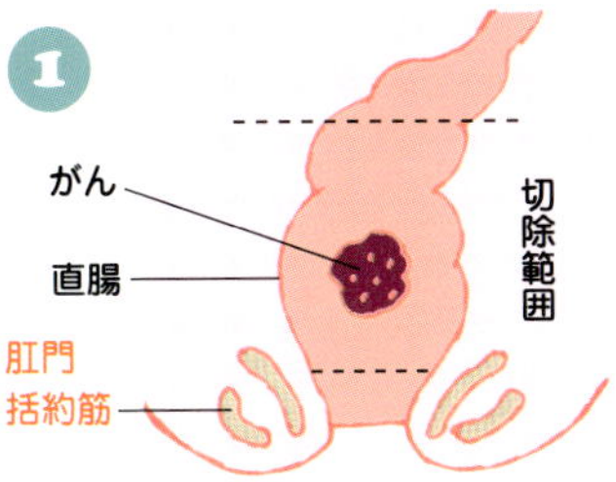

がんを含めた直腸の一部を切除する。肛門括約筋と肛門は残しておく。

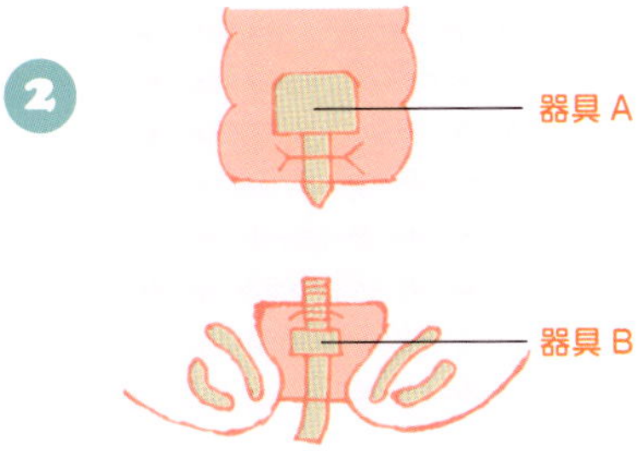

結腸に器具Aを入れる。また、肛門から器具Bを挿入する

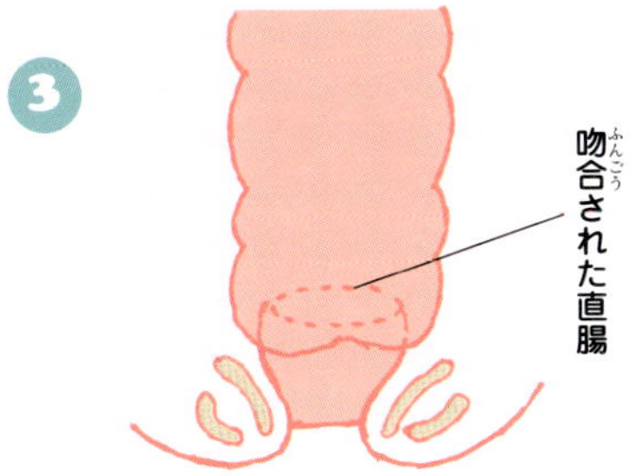

器具AとBを大腸の壁越しに合体させ、結腸と残った直腸をつなぎ合わせる。

直腸がんの自律神経温存術とはどんな手術ですか？

直腸の周囲には排便、排尿、性機能を支配する自律神経が草むらのような形で集まっています。生活の質を低下させないために排尿、性機能を手術前と同じように温存させるようにします。これが自律神経温存術です（図6）。外科医はどこに、どのように自律神経があるのか熟知しています。手術時間は3時間程度ですが、肥満や骨盤の狭い男性では4～5時間に及ぶこともあります。しかし、直腸がんが進み、自律神経に及ぶようになれば、がんの根治のために、自律神経を犠牲にする場合もあります。自分の受ける手術内容と可能性のある障害ついて医師から説明を受けるようにしましょう。

手術後の痛みとその対策について教えてください

手術後は傷の痛みが不安なものです。しかし、さまざまな疼痛《とうつう》緩和法が進歩した現在、痛みに対する過度な心配は必要ありません。もし痛みがあれば我慢せず率直に訴え、対策を講じてもらいましょう。

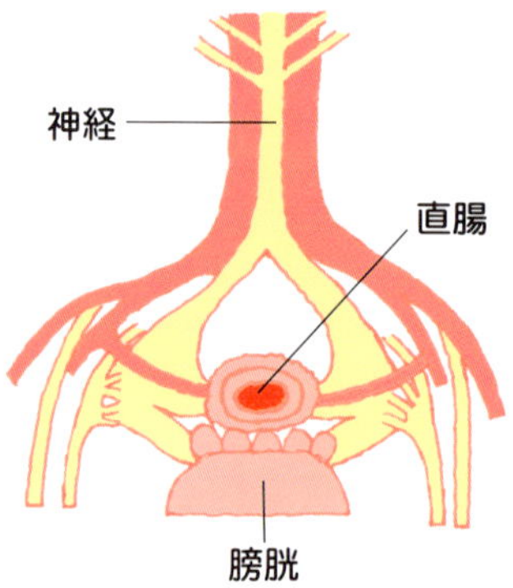

図6
排尿・性機能を残す
「自律神経温存術」

直腸の周囲には自律神経が集まっており、排尿や勃起・射精機能を支配している。これらの神経を1本1本確認しながら、残せる神経は残してがんを切除する。神経をどの程度残せるかは、がんの部位によって異なる。

手術後、まず何をしたらよいでしょうか？

手術の翌日から歩行します。これを早期離床といい、腸の癒着、肺炎、そして肺梗塞（静脈に血のかたまり、つまり血栓ができ肺の血管を詰まらせる怖い病気）の予防になります。日増しに歩行量を増やすようにしましょう。

腸の癒着の予防に歩行以外に気をつけることは？

歩行は筋力低下を防ぎ、全身の血行をよくし、腸の運動も高め、癒着を予防します。しかし、癒着の発生とその程度の決め手となる要因は、手術の程度（長い時間をかけた大手術か早期がんに対する小範囲の手術かなど）とその人の体質に依存する部分が大きいのです。

手術をした所、たとえば直腸がんの手術では、骨盤に小腸（長さは6～7ｍ）が集まり癒着して炎症をおさえようとする性格が本来あります。極端なたとえですが、腸と腸を糸で縫い合わせる吻合《ふんごう》術がありますが、これも強制的に癒着させることを目的とした手術法ともいえます。皮膚を切開した創が目立たない人と、ケロイド状になり目立ち、時に痛みを伴う人もいます。これは創を治す過程における反応の差、つまり体質が原因です。

腹壁のみでなく、おなかの中でも創を治そうとする反応が当然起こっています。反応の目安は腹部の創の痛みやかたさで判断されればよいでしょう。痛みも感じず、ご自分で創をおさえてもかたさがとれてくればおなかの中の反応も治まりつつある証拠です。一般に手術後2〜3か月で、おなかの中の創も安定してきます。

腸閉塞とはどんな状態でしょうか?

腸閉塞（一部の小腸の通過が悪くなる状態）は癒着が原因です。ガス、胃液などの消化液、食べた食物が大腸まで届かなくなり、ガスも便も出なくなった状態です。手術後の時期により対処の仕方が異なります。

手術直後の入院中であれば、禁飲食や鼻から長い専用のチューブを入れて腸にたまったガスや消化液を抜くことにより、多くの場合、治ります。

大腸がん手術後は、食物摂取と消化吸収に必要な食道、胃、小腸はまったく健全のままでありますので、手術前と同様の食生活に早期のうちに戻れます。手術後2〜3か月で炎症反応も消え、安定してきますが、この時期、油断して暴飲、暴食をすると腸閉塞を起こすことがあります。突然、痛みを伴いガスも便も出ない状態になった腸閉塞では、ただちに病院を受診しなければなりません。

腸閉塞の予防のために食生活で注意したいことは?

腸閉塞に対する過度な心配は楽しい食生活を妨げますのでよくありませんが、開腹手術を受けたあとは暴飲、暴食、早食い、食物繊維の多い食品（こんぶ、ごぼう、竹の子、柑橘《かんきつ》類の皮、わらび、柿など）の大量摂取や細かく切らずに食するなどの行為を避け、状態が安定する3か月後を過ぎても控えるように注意したいものです。

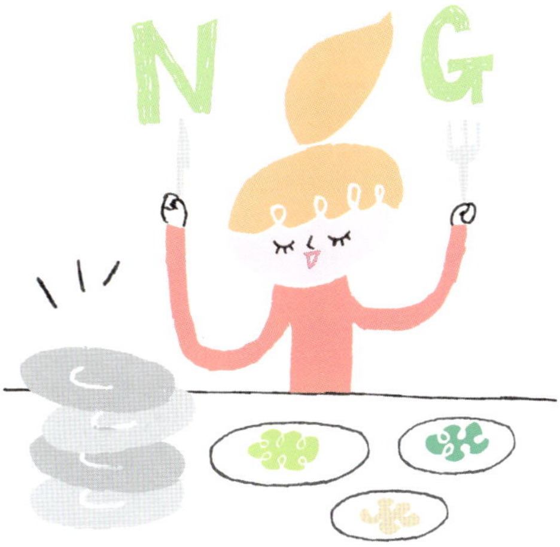

大腸と大腸をつなぎ合わせた吻合部が合併症や血流の障害のために狭くなる、つまり吻合部狭窄《きょうさく》による排便障害もあります。狭窄が進み、閉塞すれば大腸が原因の腸閉塞となることもあります。最近の手術では、手で吻合することは少なく、自動吻合器という器械で吻合をします。この技術の進歩により吻合部狭窄の頻度は減りました。糸ではなくチタンでできたクリップのようなものを使ってつなぐので一生体内に残りますが、害になることはありません。

術後の機能障害について教えてください

前述したように結腸がん術後の機能障害で生活の質を低下させるようなものはありません。一方、直腸がん手術後では3機能（排便、排尿、性機能）に関する障害が出現することがあります。

排便障害はなぜ起こるのでしょうか?

大腸がん、特に直腸に近いS状結腸がんや直腸がんの手術後は、下痢、便秘、頻便などの排便障害の症状は避けられません。直腸の手術を受ける前は、直腸に便がやってくると肛門がゆるみ、S状結腸から直腸が一斉に動き始め、初めのうちはかたい便が、そして最後はやわらかい便となり快感をもって排便が終了する排便反射がありました。しかし、手術後はこの反射がなくなります。これは、直腸が手術により短くなったり、なくなってしまったことがおもな原因です。それに加えて、便の水分を吸収して固形便にする大腸の働きが手術後は弱るために、水っぽい下痢便や軟便が出ます。

腸管のつなぎ目(吻合部)がむくんだり、狭くなっていると便秘となることもあります。しかし、水分摂取を怖がることはありません。脱水にならないように、水分は適度にとりましょう。特に肛門の近くで吻合する手術を受けた場合は、トイレがまにあわないほどの頻便が続くこともあります。恥ずかしがらずに失禁対策グッズ(失禁パット、失禁用パンツなど)を有効に利用してください。肛門周囲に便、特に下痢便の付着があると皮膚のただれを起こしますので、温水洗浄便座(商品名ウォシュレットなど)で洗い流しましょう。

排便障害が起きたときの対処法は?

時間の経過が最良の妙薬ですので焦らず、落ち込まず、この時期を乗り越えたいものです。仕事や外出に支障をきたすようであれば、医師に相談し、整腸剤や下痢止めを処方してもらいます。肛門部の痛みを伴う場合もありますので、鎮痛剤の処方が必要な場合もあります。

手術直後から1~2か月の間の排便障害を過度に悩み、気にして、その気持ちを持ち越すようだと、排便障害の回復が遅れることもあります。月単位でかならず改善が見られますので、割り切ってこの時期を過ごすといった居直り姿勢もたいせつです。手術の創が治るにつれ、腸のつなぎ目やその周囲の炎症もなくなり排便機能は落ち着いてきます。

手術内容により回復過程に個人差はありますが、通常は半年から1年近くで改善してきます。3か月くらいで落ち着くこともあれば1年以上かかる場合もあります。一般に直腸がん手術後では下痢、軟便、頻便の時期のあと便秘傾向が出現します。便秘がひどい場合はおなかが張ったり、痛みがでることもありますので、医師に相談し、酸化マグネシウムなどの緩下剤を処方してもらいます。手術前から便秘症のある場合はより強い下剤が必要となります。

このような排便障害の改善を促進する特別なコツはありませんが、術後2~3か月後の安定期になったら、体を動かし全身の血行をよくする、背筋を伸ばした汗かき歩行、スポーツなどをとり入れることをおすすめします。

また趣味や、やりたいことがあれば前向きにどんどんやり、生活のリズムを改善していくことがたいせつです。そうした中で排便リズムも改善し、日常生活に支障がない状態まで向上するものです。

人工肛門を使う場合の注意点は？

人工肛門をストーマと呼びます。ストーマには、一時的に作り、数か月後にもう一度手術を受けてとり払うストーマと、肛門まで切りとる手術を受けたときに作る永久的ストーマとがあります。一時的ストーマは、肛門に近い直腸がん手術のとき、腸のつなぎ合わせの不具合を避ける目的で、通常大腸に最も近い小腸に作ります。小腸ですので、便のにおいは少ないのですが、水分の多い便が排出されますので脱水にならないように注意しましょう。また、皮膚ただれを起こしやすいのでストーマ装具（パウチ）の貼付、交換時期などのケアーの仕方を、医師や看護師の指導の下、マスターしておきましょう。

永久的ストーマはS状結腸の一部を利用し、左下腹部に作られます。パウチを着け、排出された便を受け止めます。便意を感じないまま無意識のうちにパウチ内に排泄され、たまれば捨てます。最近のパウチは改良され、防臭効果や防水効果のあるものが市販され、便の漏れや皮膚かぶれがおきないようになりましたので安心してください。装具が正しく装着されれば数日間（3～6日程度）は使用可能で、装具交換時にはストーマ周囲の皮膚を洗浄し、皮膚に外気を与え、保護します。慣れればスポーツ、入浴、水泳など手術前と同じ生活をすることができます。

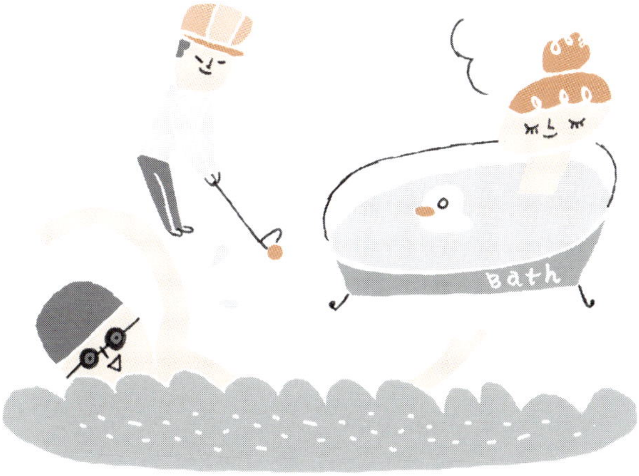

ストーマ装着時の排便処理の方法は？

排便処理の方法には自然排便法と洗腸排便法の2種類があります。自然排便法はパウチで受けてたまったら捨てる方法です。洗腸排便法はストーマから、ぬるま湯をゆっくり入れ、浣腸のように腸を刺激し、大腸内の便を強制的に排出させる方法です。洗腸時以外の時間に排便をなくすことができる方法ですが、特殊な道具、1時間程度の所要時間など制約もあり、医師の指示と専門看護師によるきめこまかい指導によって習得される方法です。高齢者や体力の落ちているかたにはおすすめできません。

日本では1997年からストーマケアーなど皮膚障害の指導を専門とするWOC（ウオック）認定看護師制度ができ、「ストーマ外来」を設ける病院が増えてきました。「生活の質（QOL）」向上のために、専門看護師の指導を受けることをおすすめします。

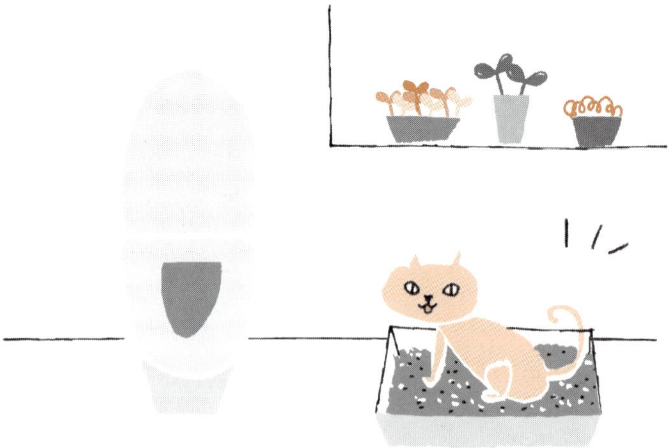

排尿障害が起こるのは どんな場合ですか?

結腸がん手術では、排尿障害は起こりません。直腸がん手術で排尿障害が起こることがありますが、最近では自律神経を温存する手術が行なわれていますので、障害が起こる頻度は1割以下に減少しました。

排尿障害が起こるのは、直腸がんが周囲のリンパ節や自律神経に及んでいる場合に、根治を目指して自律神経を切りとることが原因です。幸い自律神経は左と右にありますので、左右両方を切りとらなければならない場合を除き、片側を残すことは可能です。どちらか片側が残れば排尿の問題はそれほど重篤《じゅうとく》にはなりません。

排尿障害の症状としては、尿意を感じない、自力で排尿できない、尿漏れが起こるなどの症状です。手術後しばらく導尿したり、排尿時に腹部に力を入れたり、手で下腹部を圧迫して排尿補助をしなければなりません。

性機能障害の原因は どんなことが考えられますか?

結腸がん手術では性機能障害は起こりません。直腸がん手術で周囲のリンパ節とともに、病巣を広く切りとった場合に、性機能を支配する自律神経を切りとることが原因で障害が起こります。自律神経の温存がはかられていても、60歳代70歳代で手術を受けた場合、性機能には年齢的な要因が大きくかかわりますので、手術を契機に性機能障害が現れることもあります。

肛門からの診察でわかるような場所に直腸がんができた場合の手術では勃起を支配する神経が傷つきやすいといわれています。男性の性機能障害は勃起障害と射精障害に大別されますが、勃起が障害されていれば射精も障害されます。一方、女性の性機能障害の実態は詳細には解明されておりません。膣など女性内性器を切りとるとか放射線治療で膣壁の硬化が起これば性行為に支障をきたします。ストーマなど術後の精神的負担やホルモンバランスのくずれも原因となるといわれています。

コラム2

抗がん剤、放射線治療について

大腸がんに最も効果のある治療法は手術療法です。手術の効果を高める目的で補助療法を手術の前後で行なうことがあります。抗がん剤を使う化学療法、放射線治療、両方を同時に行なう化学放射線療法があります。対象となる大腸がんのステージはⅡ、Ⅲ、Ⅳ期です。

抗がん剤はがん細胞を殺したり、増殖を防ぐ目的で作られた薬です。がん細胞は正常な細胞から遺伝子変異を経てできたものですので正常細胞に似た性格も備えています。このため、抗がん剤は正常細胞にも障害をもたらします。

大腸がんで使われる抗がん剤の副作用としては、免疫力低下、肝障害、骨髄抑制が起これば白血球減少、貧血、血小板減少が出現します。また、皮膚（おもに手足）障害が起こればただれ、色素沈着などが出現し、消化管に対する下痢や悪心、嘔吐、オキザリプラチンを使えば神経毒性としての手のしびれ、イリノテカンを使えば脱毛なども出現します。

副作用の現れ方には個人差があります。また抗がん剤の投与総量により出現時期も異なります。効果と副作用、治療法、治療期間、費用などに関する説明を医師から受け、理解し、情報を共有したうえで補助療法を受けるようにしましょう。化学療法の進歩のためには、臨床試験の推進と、患者さんの協力が欠かせません。

放射線治療は、リンパ節転移やがん病巣が大きな直腸がんを対象として、おもに手術前の補助療法として行なわれます。がん病巣の縮小を期待し、手術を行ないやすくします。骨盤全体が照射範囲に含まれるため、放射線に弱い小腸へ当たることになります。そのため、個人差はありますが下痢、倦怠感などの症状が2週間を過ぎたあたりから出てくる場合があります。治療期間は5週間かかり、放射線治療終了以後6～8週間後に手術を行ないます。したがって手術まで3か月以上を要することになります。

放射線治療はがんを縮小させる力は強いのですが、反面、放射線が当たった範囲にある肛門、前立腺、精嚢、膣や卵巣などの正常臓器にも障害が出ることがあり、放射線障害なのか手術後の機能障害なのか区別しにくい場合があります。

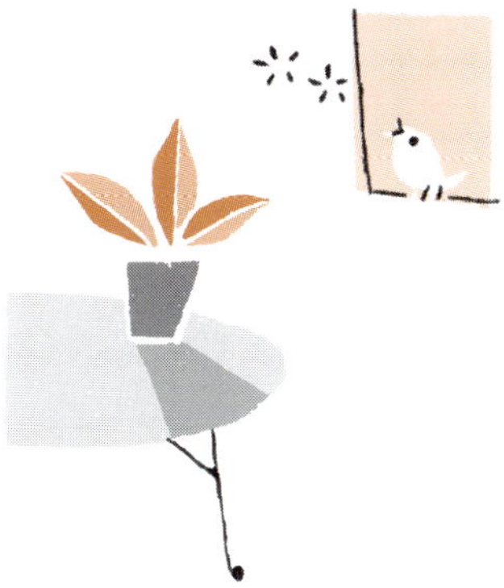

腹腔鏡による手術

腹腔鏡手術とはどんな手術ですか?

炭酸ガスでおなかを大きくふくらませ3～4か所に小さい穴をあけ、その穴から腹腔鏡や手術器具を使ってモニター映像を見ながら腸を剥離《はくり》し、がんを摘出する手術法で、1990年頃始まりました。従来の開腹手術とはコンセプトがまったく異なりますので専門的なトレーニングが必要となります（図7）。

図7　腹腔鏡手術

腹部を数か所小さく切開し、そこから腹腔鏡や手術器具を挿入する。モニターで腹腔鏡の映像を確認しながら、がんやリンパ節を切除する。手術では、医師の熟練した技術が必要とされる。

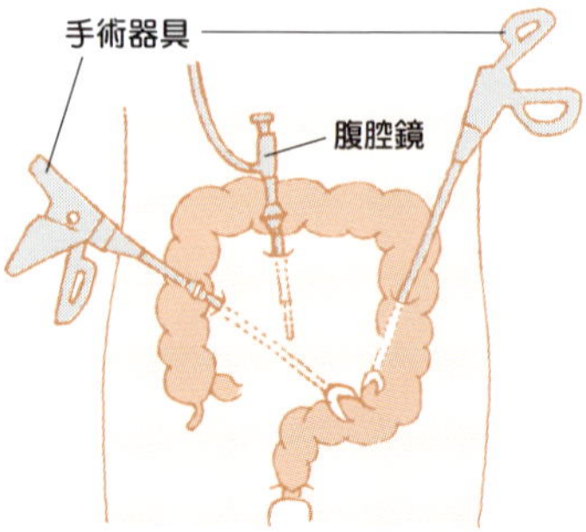

メリット

- 切開部位が小さくてすむ
- 回復が早く、入院期間も短い

腹腔鏡下腸切除の長所と短所を教えてください

開腹手術に比較し、傷口が小さく、整容性に優れ、術後の痛みは軽微ですので患者さんへの負担が少ない手術法といえます。最大の長所は傷が小さいことでありますが、おなかの中で行なう大腸切除の長さなどの手術の程度は、開腹手術と同じですので、排便障害などの機能障害は開腹手術と同様に発生します。また障害の回復過程も同じと考えてください。手術時間は開腹手術より1.5倍から2倍近く必要です。

いちばんの問題は腹腔鏡手術で使用する手術器具の多くが使い捨てで医療廃棄物をたくさん作り、高価であることです。総医療費の上昇が問題となっているとき、この治療法に関するしっかりとした国民的議論の必要性を感じています。

腹腔鏡下腸切除は、開始当時は内視鏡ではとりきれない大きなポリープや早期がんに限って応用されていましたが、安全性が担保されるに及びリンパ節郭清《かくせい》が必要な進行した結腸がんにも行なわれるようになりました。しかし、切除の範囲が開腹手術に比べて不充分ではないかとの疑念もありました。そこで、専門家が集まり結腸がんに対する開腹手術対腹腔鏡手術の長所と短所に関する臨床試験を行なっています。1300人以上のかたに協力していただき登録は終了しました。結果が待たれます。

一方、直腸がんに対する腹腔鏡下直腸切除は標準手術とはなっていません。専門家が安全性で過不足のない手術ができるかどうか検討しているところです。

大腸がんの回復期の過ごし方

手術後の社会復帰のために回復を早めるポイントは？

大腸を切除しても胃や小腸は手術前の状態ですので、食物の消化や吸収の働きにはまったく問題はありません。基本的に手術前と同様の食生活ができます。よくかんで、規則正しい食生活をすることがたいせつです。手術で減少した体重は、数か月で元に戻ります。

肛門温存手術（109ページ）後は、便の回数が多くなったり、逆に便秘したりします。こうした排便障害の症状を完全に解消することはできませんが、早起き、朝食前の散歩、禁煙の励行（タバコはがんの危険因子で、慢性肺疾患の原因）、休肝日を設けて過度な飲酒は慎むなどの規則正しい生活をし、自分に合った生活のリズム、つまり自分の養生訓を身につけるように心がけましょう。時間の経過にしたがって徐々に日常生活に支障のない排便機能に回復してくるとともに、健康力も向上し、自信がついてきます。

職場復帰の目安は退院後どのくらいですか？

職場復帰の時期は仕事内容、年齢、会社の対応など多くの要因により左右されますが、通常、退院後2週間から1か月以内に復帰されている場合が多いようです。退院後、外来通院で化学療法を受けている場合は、副作用の問題とも関連しますので医師と職場復帰の時期について相談してください。多くの場合、仕事をしながら手術後の補助化学療法が可能です。

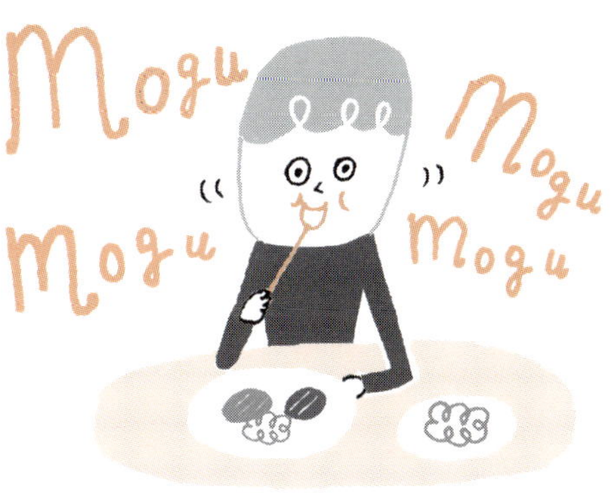

大腸がん手術後の
食生活 Q&A

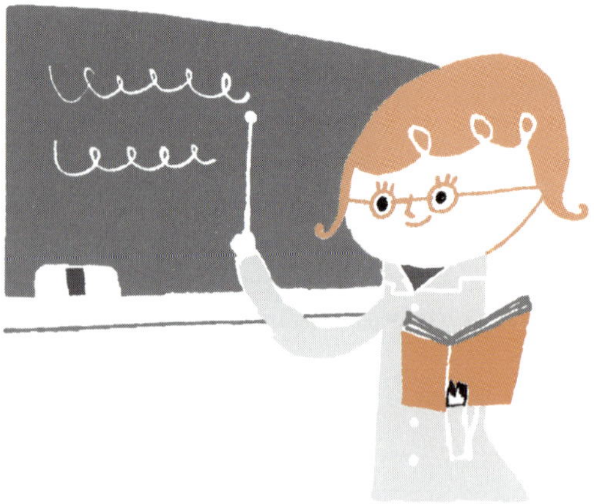

答える人
［桑原］：桑原節子
（国立がんセンター中央病院栄養管理室長）
［重野］：重野佐和子（料理研究家）

Q **退院後3か月たっても、入院中に減少した分が戻らず、健康体重より5kg以上少ないままです。じょうずに太るにはどうしたらいいですか？**

A 体重を増やすことが目的でなく、体力回復、筋力回復と考えましょう。エネルギーを必要量以上にとれば体重は増えますが、急激な過剰摂取は脂肪を増やしてしまい、けっして健康的とはいえません。バランスのよい食事を無理なくとり、適度な運動を続けていきましょう。実際の食事内容や運動の状況について、病院の管理栄養士のアドバイスを受けるのもおすすめです。［桑原］

Q **退院後半年たって、手術前より太ってしまいました。元気になったようでうれしいのですが、再発を防ぐには、標準体重をオーバーするとまずいのですか？ダイエットしたほうがいいのでしょうか？**

A 体重管理は、手術前、手術後の比較だけでなく、その人の体重の歴史と健康状態、年齢を考慮して、目標体重を考えることがたいせつです。無意味に体重を増やすことはおすすめできませんが、標準体重を意識しすぎてダイエットに励みすぎたために、抵抗力を下げて感染症にかかっては、何のための治療だったのかわかりません。

体重コントロールのポイントは、筋肉量を減少させないことです。そのためには、ゆるやかな変化で時間をかけることがたいせつなのです。［桑原］

Q **ストーマをつけています。退院後3か月過ぎても、わかめを食べると形のまま出てきます。海藻は消化しないから食べても意味がないのでしょうか？食べないほうがいいのでしょうか？**

A 海藻がそのまま排泄されているということは、通過障害を起こす原因になる心配があります。そうした状況で積極的に食べる必要はないと思いますが、かといって、少量の海藻をあえて除去する必要もないでしょう。
いちばんたいせつなことは、充分な咀嚼《そしゃく》ができているかということです。［桑原］

Q 大腸が短くなれば、消化・吸収力も大きく低下するのですか？ それなのに普通の人と同じように食べてだいじょうぶ？

A 消化吸収の多くは小腸が担当しているので、大腸を切除したあとでも、栄養状態が低下してくることは基本的にはありません。排便コントロールや、水分、ミネラルの調整がじょうずにできていれば、普通に食べていて問題はありません。［桑原］

Q 大腸がんの再発を防ぐには、セレンがよいと聞きました。なぜですか？ 食事からとれますか？ サプリメントでとったほうがよいですか？

A セレンは抗酸化作用があり、たいせつなミネラルですが、単独で再発防止効果を示す根拠はありません。日本人は魚介類や穀類を多くとるため、不足する心配はありません。逆に、サプリメントで大量にとると過剰症を引き起こすので注意が必要です。［桑原］

Q 長年、朝食をとる習慣がなかったので、食欲が出ません。朝食を前にしても、ジュース1杯を飲むのがやっとです。どうしたら食べられるでしょうか？

A 食習慣は患者さん個々の生活リズムと密接に関係しているので、長年食べていなかった時間帯に食事をしようとしても、急にはできないものです。少しずつバランス食に近づけるように計画しましょう。最初はジュースや牛乳、ヨーグルトなど、とりやすいものから始めて、穀類やスープ、果物などを加えていくようにするとよいですね。［桑原］

A 朝食は一日の活動エネルギーとして、また、おなかのリズムをととのえる意味でもたいせつです。夜遅くに食事をしたりお酒を飲むと、朝はおなかがすいていないので食欲が湧《わ》きませんよね？ なので夕食は9時くらいまでに食べられるといいですね。朝目覚めたときに空腹なら、朝食がおいしく食べられると思います。夕食を早く召し上がるのが無理ならば、夕食を少し軽くすると朝食が食べやすくなるはずです。
それでも食べられないかたは、野菜ジュースなど、とりやすいものから朝食習慣をスタートしてはどうでしょうか。［重野］

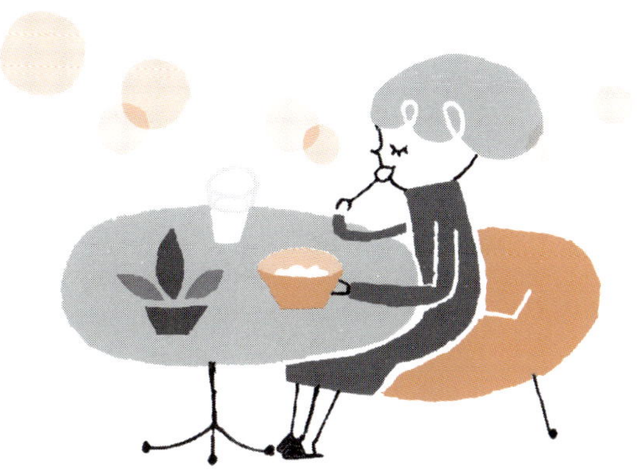

Q

和食より洋風や中国風が好き、豆腐や野菜より、肉や脂っこいものが好きです。動物性の食品が少ないともの足りなくて、食欲が出ません。ヘルシーでもおいしい食事を作るコツを教えてください。

A

私も洋食や中国料理が大好きなので、気持ちがよくわかります。がまんしてさっぱりした料理を食べても、おいしく感じなければ、続けるのはむずかしくなります。

まずは、肉は脂質少なめのものを選び、いためたり焼いたりする油を心持ち控えてみてください。その小さな積み重ねがたいせつなことだと思います。

また、油を使った料理や肉料理といっしょに食べるのは、ノンオイルの料理にしましょう。ノンオイルの野菜料理をいっしょにたっぷり食べるのが、食べすぎとエネルギーオーバーを防ぐコツです。生野菜のスティック、ゆで野菜のお浸し、ノンオイルドレッシングのサラダなど、本書でも紹介したノンオイルの野菜料理をおおいに活用してください。〔重野〕

Q

退院したら親戚や友人から、再発しない、がんが進行しないとうたった食品やサプリメント、食事療法の本やパンフレットが続々届きます。どれを信じたらよいかわかりません。なにかよい判定法はないのでしょうか？

A

これをとれば再発しない、がんの進行がおさえられる、という食品や食事法の情報が氾濫しています。でも、がんの再発予防と食生活についての研究はまだ始まったばかりで、確実にわかっていることはわずかです。

現在、ある程度参考になる指針として紹介できるのは、がん対策にとり組む公益法人、米国対がん協会の報告書です。この報告書は、これまでに報告された研究論文を基に、食事療法や生活習慣と、がん患者の健康との関係について判定したもので、米国だけでなく、国際的にも信頼できるガイドとして引用されています。

2003年に出版された同協会専門委員会による第二版報告書では、大腸がんをはじめ、乳がん、肺がん、前立腺がんの4種類のがん患者の「再発」、「生存」、「生活の質」に対する効果を6つの段階に判定しています。

でも残念ながら、どのがんについても、最も有効性が高い「確実な科学的な根拠がある」A1に判定された項目は1つもありません。したがって、現在、これをとれば再発が防げる、生存期間が延びる、生活が楽になる、と確実にいえる食品も食事療法も存在しないといってよいでしょう。〔桑原〕

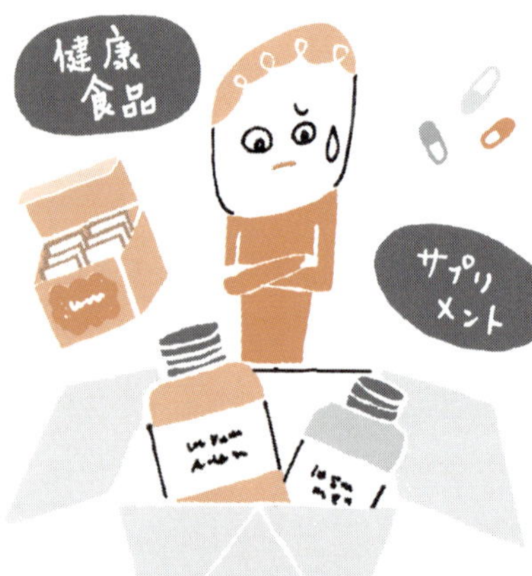

Q 再発を防ぐために、化学療法などの医学的な治療以外に、何か自分でできることはありませんか？

A 前述した米国対がん協会専門委員会第二版報告書によれば、大腸がんの再発予防について、A1の次に有効性が高いとされる「おそらく確実な有効性がある」というA2に判定された項目も一つもありません。

ただ、「有効な可能性がある」というA3の判定を受けた項目が4つあります。「健康体重の維持」、「運動の増加」、「飽和脂肪酸を減らす」、「野菜と果物を増やす」です。これら4つは、がんに限らず、生活習慣病の予防にも通じ、健康を保つ食事と生活の基本です。

つまりは、本来の健康的な食事と生活をとり戻すことが、再発予防のかなめだといえます。

ちなみに、「健康体重の維持」「運動の増加」は、「生存」と「生活の質」に対してA2の判定を受けています。［桑原］

Q 大腸がんの再発予防に、マクロビオティック療法はだめで、ジュース療法やベジタリアンの食事はよいと聞きました。野菜と果物中心ならよくて、穀物や豆類は効果がないということでしょうか？

A 米国対がん協会は、2001年に出した「がん患者の食事指針」第一版で、一般に関心が高い食品やサプリメント、食事法についての判定を載せています。ご質問の内容は、その判定に基づくものでしょう。第一版で、マクロビオティック療法は、「利益の可能性と有害な可能性を示す知見が両方ある」というCに、ベジタリアンの食事はA2、ジュース療法はA3に判定されています。

しかし、その後の研究成果を盛り込んだ第二版では、野菜や果物の摂取量を増やすことは、大腸がん患者の再発予防にとってはA3と判定されているにすぎません。

一方、大豆や大豆製品は第一版、二版とも、「有効性も害も結論するだけの充分な科学的な根拠がない」Bと判定されています。穀物は単独でとり上げられていませんが、第二版では、食物繊維の摂取量を増やすことは、再発予防についてはB、生存期間についてはA3と判定されています。

つまり、大豆や穀物は、効果がないとはいえない、という程度だと考えられます。

いずれにしても、こうした情報を受け取るときに注意したいのは、増やす、減らすというのは、もともとの摂取量に左右されるため、欧米人と日本人、同じ日本人でも個々で異なることです。たいせつなことは、自分にとっての適量を知って、目安にするように心がけることです。［桑原］

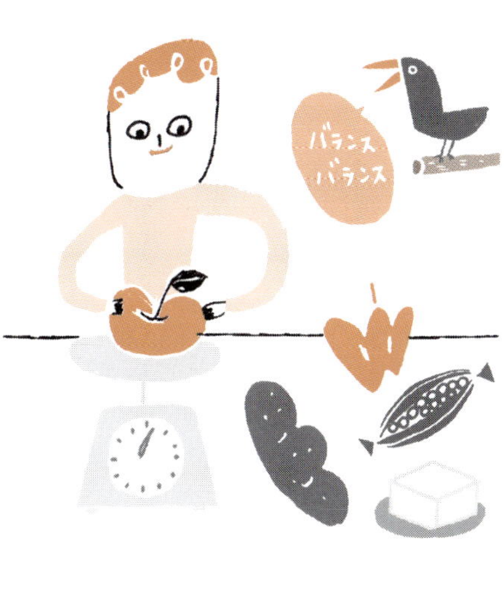

大腸がん手術後の100日レシピ

栄養成分値一覧

『五訂増補日本食品標準成分表』（文部科学省）に基づいて算出しています。
同書に記載のない食品は、それに近い食品（代用品）の数値で算出しました。
１人分（１回分）あたりの成分値です。
煮物やなべ料理など、煮汁が残る料理については、可食部（食べる分）について計算しました。
市販品は、メーカーから公表された成分値のみ合計しています。

			掲載ページ	エネルギー	たんぱく質	脂質	炭水化物	ナトリウム	カルシウム	鉄	亜鉛	ビタミン						食物繊維	食塩相当量
												A（レチノール当量）	D	B_1	B_2	B_{12}	C		
				kcal	g	g	g	mg	mg	mg	mg	μg	μg	mg	mg	μg	mg	g	g
退院後2週間	献立1																		
	朝食	半熟卵	14	76	6.2	5.2	0.2	265	26	0.9	0.7	75	0.9	0.03	0.22	0.5	0	0	0.7
		キャベツのスープ	14	36	1.3	2.1	3.6	301	40	0.2	0.2	15	0	0.03	0.03	0	25	1.1	0.8
		バタートースト	14	149	4.2	5.2	21.0	255	14	0.3	0.4	20	0	0.03	0.02	0	0	1.0	0.7
		りんごといちご	14	27	0.2	0.1	7.1	0	4	0	0	1	0	0.01	0.01	0	11	0.8	0
		カフェオレ	14	73	3.6	4.0	5.6	44	117	0	0.4	40	0.3	0.04	0.17	0.3	1	0	0.1
		朝食合計		361	15.5	16.6	37.5	865	201	1.4	1.7	151	1.2	0.14	0.45	0.8	37	2.9	2.3
	昼食	梅にゅうめん	15	195	5.7	0.6	41.1	1519	18	0.4	0.3	5	0	0.06	0.04	0.5	0	1.4	3.9
		かぼちゃの鶏みそそぼろかけ	15	76	5.5	2.1	8.6	274	13	0.6	0.3	107	0	0.05	0.08	0.2	13	1.3	0.7
		ゆで白菜の酢の物	15	10	0.7	0	1.7	344	15	0.2	0.1	2	0	0.01	0.02	0	6	0.4	0.9
		昼食合計		281	11.9	2.7	51.4	2137	46	1.2	0.7	114	0	0.12	0.14	0.7	19	3.1	5.5
	間食	ヨーグルト	16	60	3.9	0.2	10.7	54	108	0.1	0.4	0	0	0.03	0.14	0.3	0	0	0.2
		ソーダクラッカー	16	51	1.2	1.2	8.9	88	7	0.1	0	0	0	0.01	0	0	0	0.3	0.2
		間食(10時)合計		111	5.1	1.4	19.6	142	115	0.2	0.4	0	0	0.04	0.14	0.3	0	0.3	0.4
		しょうゆせんべい	16	65	1.1	0.2	14.7	78	1	0.2	0.2	0	0	0.02	0.01	0	0	0.1	0.2
		お茶(ほうじ茶)	16	0	0	0	0.2	2	3	0	0	0	0	0	0.03	0	0	0	0
		間食(15時)合計		65	1.1	0.2	14.9	80	4	0.2	0.2	0	0	0.02	0.04	0	0	0.1	0.2
	夕食	豆腐のカニあんかけ	16	71	6.9	2.3	6.3	279	47	0.7	1.0	3	0	0.10	0.06	1.5	0	0.3	0.7
		さやいんげんのごまあえ	16	48	1.7	3.2	4.0	176	15	0.3	0.1	15	0	0.02	0.04	0	2	0.7	0.4
		長芋の含め煮	16	23	0.8	0.1	5.0	135	7	0.1	0.1	0	0	0.04	0.01	0.2	2	0.3	0.3
		おかゆ	16	142	2.4	0.4	30.8	0	2	0.3	0.6	0	0	0.03	0.01	0	0	0.2	0
		夕食合計		284	11.8	6.0	46.1	590	71	1.4	1.8	18	0	0.19	0.12	1.7	4	1.5	1.4
	献立2																		
	朝食	はんぺんのマヨネーズ焼き	18	64	4.1	3.3	4.6	272	7	0.2	0.1	2	0	0	0.01	0.2	0	0	0.7
		シラスのおろし酢添え	18	18	2.4	0.2	1.4	165	28	0.1	0.2	14	4.6	0.02	0.01	0.4	3	0.4	0.4
		ほうれん草と油揚げのみそ汁	18	47	3.4	2.2	4.1	644	43	1.2	0.4	105	0	0.05	0.09	0.5	11	1.5	1.6
		おかゆ	18	142	2.4	0.4	30.8	0	2	0.3	0.6	0	0	0.03	0.01	0	0	0.2	0
		朝食合計		271	12.3	6.1	40.9	1081	80	1.8	1.3	121	4.6	0.10	0.12	1.1	14	2.1	2.7
	昼食	落とし卵と野菜のすまし汁	19	118	8.4	5.2	10.5	862	54	1.2	0.8	187	0.9	0.09	0.29	1.4	8	0.9	2.3
		ひすいなすの梅肉添え	19	19	0.9	0.1	4.4	263	17	0.3	0.2	7	0	0.04	0.04	0	3	1.9	0.4
		おかゆ	19	142	2.4	0.4	30.8	0	2	0.3	0.6	0	0	0.03	0.01	0	0	0.2	0
		昼食合計		279	11.7	5.7	45.7	1125	73	1.8	1.6	194	0.9	0.16	0.34	1.4	11	3.0	2.7

			掲載ページ	エネルギー (kcal)	たんぱく質 (g)	脂質 (g)	炭水化物 (g)	ナトリウム (mg)	カルシウム (mg)	鉄 (mg)	亜鉛 (mg)	ビタミン A（レチノール当量）(μg)	ビタミン D (μg)	ビタミン B_1 (mg)	ビタミン B_2 (mg)	ビタミン B_{12} (μg)	ビタミン C (mg)	食物繊維 (g)	食塩相当量 (g)
退院後2週間	間食	間食(10時)おろしりんご入りヨーグルト	20	84	3.7	3.0	10.7	48	121	0	0.4	34	0	0.05	0.14	0.1	3	0.6	0.1
		間食(15時)抹茶ミルクくず湯	20	111	3.5	3.9	15.3	42	116	0.2	0.4	45	0.3	0.04	0.16	0.3	1	0.1	0.1
	夕食	タラのチャウダー	21	231	15.7	8.3	23.0	463	152	0.5	1.0	223	0.9	0.17	0.25	1.1	23	2.1	1.2
		ブロッコリーのサラダ	21	23	1.5	0.2	4.8	177	13	0.4	0.3	20	0	0.04	0.07	0	36	1.3	0.5
		パン(イングリッシュマフィン)	21	148	5.3	2.3	26.5	312	34	0.6	0.5	0	0	0.10	0.05	0	0	0.8	0.8
		メロン	21	32	0.8	0.1	7.7	5	6	0.2	0.2	2	0	0.05	0.02	0	14	0.4	0
		夕食合計		434	23.3	10.9	62.0	957	205	1.7	2.0	245	0.9	0.36	0.39	1.1	73	4.6	2.5
	献立3																		
	朝食	鶏雑炊	22	233	13.9	5.5	30.6	717	41	1.1	1.3	84	0.9	0.10	0.29	1.4	1	0.3	1.9
		きゅうりの酢みそあえ	22	27	1.3	0.4	4.9	451	19	0.4	0.2	14	0	0.02	0.02	0	7	0.8	1.1
		お茶(ほうじ茶)	22	0	0	0	0.2	2	3	0	0	0	0	0	0.03	0	0	0	0
		朝食合計		260	15.2	5.9	35.7	1170	63	1.5	1.5	98	0.9	0.12	0.34	1.4	8	1.1	3.0
	昼食	ハムとほうれん草のマカロニグラタン	23	233	10.7	10.2	23.6	470	147	0.7	1.2	111	0.5	0.22	0.23	0.4	16	1.1	1.2
		せん切り野菜のスープ	23	13	0.4	0.1	2.9	298	14	0.1	0.1	137	0	0.01	0.01	0	2	0.8	0.8
		パン(ロールパン)	23	95	3.0	2.7	14.6	147	13	0.2	0.2	0	0	0.03	0.02	0	0	0.6	0.4
		昼食合計		341	14.1	13.0	41.1	915	174	1.0	1.5	248	0.5	0.26	0.26	0.4	18	2.5	2.4
	間食	ビスケット	24	52	0.9	1.2	9.3	38	40	0.1	0.1	2	0	0.02	0.03	0	0	0.3	0.1
		野菜ジュース	24	63	0.6	0	14.9	3	15	—	—	276	—	—	—	—	—	0.2	0
		間食(10時)合計		115	1.5	1.2	24.2	41	55	0.1	0.1	278	0	0.02	0.03	0	0	0.5	0.1
		豆乳パンケーキ	24	125	3.3	1.8	24.0	99	31	0.6	0.2	2	0	0.04	0.03	0	0	0.6	0.3
		ヨーグルト	24	62	3.6	3.0	4.9	48	120	0.0	0.4	33	0	0.04	0.14	0.1	1	0	0.1
		間食(15時)合計		187	6.9	4.8	28.9	147	151	0.6	0.6	35	0	0.08	0.17	0.1	1	0.6	0.4
	夕食	キンメダイの中国風蒸し物	25	128	10.9	6.6	7.2	376	31	0.6	0.5	34	1.0	0.05	0.09	0.6	41	1.5	0.9
		ゆでかぶの甘酢づけ	25	23	0.2	0	5.6	51	6	0.1	0.0	0	0	0.01	0.01	0	5	0.4	0.1
		かきたま汁	25	53	4.1	2.6	1.4	360	21	0.5	0.4	39	0.5	0.04	0.14	0.8	0	0	1.0
		中国風がゆ	25	135	2.4	0.3	29.4	261	2	0.3	0.5	0	0	0.03	0.01	0	0	0.2	0.7
		夕食合計		339	17.6	9.5	43.6	1048	60	1.5	1.4	73	1.5	0.13	0.25	1.4	46	2.1	2.7
	献立4																		
	朝食	ツナとポテトのサンドイッチ	26	288	10.2	9.6	40.9	473	32	1.0	0.8	18	0.4	0.13	0.07	0.2	39	2.9	1.2
		はちみつ入りヨーグルト	26	41	1.8	1.5	5.2	24	60	0	0.2	17	0	0.02	0.07	0.1	1	0	0.1
		ミルクティー	26	11	0.6	0.6	0.9	8	18	0	0.1	6	0	0.01	0.04	0	0	0	0
		朝食合計		340	12.6	11.7	47.0	505	110	1.0	1.1	41	0.4	0.16	0.18	0.3	40	2.9	1.3
	昼食	山芋の団子汁	27	113	9.9	0.2	21.1	511	43	0.5	0.8	7	0	0.11	0.07	1.5	9	1.3	1.3
		小松菜のお浸し	27	9	1.4	0.1	0.9	123	52	1.0	0.1	78	0	0.03	0.05	0.2	12	0.6	0.3
		おかゆ	27	142	2.4	0.4	30.8	0	2	0.3	0.6	0	0	0.03	0.01	0	0	0.2	0
		昼食合計		264	13.7	0.7	52.8	634	97	1.8	1.5	85	0.0	0.17	0.13	1.7	21	2.1	1.6
	間食	バナナミルクジュース	28	135	5.1	5.3	17.8	56	154	0.2	0.6	55	0.4	0.08	0.23	0.4	9	0.6	0.1
		ソーダクラッカー	28	43	1.0	1.0	7.4	73	6	0.1	0.0	0	0	0.01	0.00	0.0	0	0.2	0.2
		間食(10時)合計		178	6.1	6.3	25.2	129	160	0.3	0.6	55	0.4	0.09	0.23	0.4	9	0.8	0.3
		間食(15時)コーンポタージュの雑煮	28	153	2.8	2.5	28.9	449	22	0.3	0.5	1	0.0	0.04	0.07	0	0	0.3	1.1
	夕食	ロールキャベツ	29	119	8.2	6.0	8.0	574	52	0.9	1.2	29	0.4	0.16	0.15	0.3	23	1.3	1.4
		トマトの和風マリネ	29	38	1.0	0.1	8.0	535	8	0.3	0.1	32	0	0.04	0.03	0	11	0.7	1.4
		おかゆ	29	142	2.4	0.4	30.8	0	2	0.3	0.6	0	0	0.03	0.01	0	0	0.2	0
		夕食合計		299	11.6	6.5	46.8	1109	62	1.5	1.9	61	0.4	0.23	0.19	0.3	34	2.2	2.8

			掲載ページ	エネルギー	たんぱく質	脂質	炭水化物	ナトリウム	カルシウム	鉄	亜鉛	ビタミン						食物繊維	食塩相当量
												A（レチノール当量）	D	B_1	B_2	B_{12}	C		
				kcal	g	g	g	mg	mg	mg	mg	μg	μg	mg	mg	μg	mg	g	g
退院後2週間	おかゆのバリエ	湯葉のあんかけがゆ	30	210	8.7	3.8	34.5	549	31	1.4	1.1	0	0	0.09	0.06	0.3	0	0.4	1.4
		鶏ささ身のトマトリゾット	31	262	14.7	5.5	38.1	782	49	0.6	1.1	98	0	0.16	0.11	0.1	33	2.5	2.0
	うどんのバリエ	ほうとう風みそ煮込みうどん	32	276	8.9	3.7	51.7	1092	87	1.6	1.0	106	0	0.19	0.14	0.6	25	6.1	2.8
		鶏つくねと白菜のうどんすき	33	364	20.9	10.5	47.1	1557	119	2.9	1.4	204	0	0.17	0.25	0.8	21	3.7	4.0
	汁物のバリエ	吉野汁	34	151	18.4	0.5	18.6	753	39	0.5	0.8	7	0	0.09	0.11	1.6	8	0.6	2.0
		にんじんのポタージュ	35	91	0.9	5.7	9.2	280	26	0.2	0.2	454	0.1	0.03	0.04	0	4	1.8	0.7
	手作りおやつ	豆腐白玉の黒みつかけ	36	118	2.5	0.8	24.5	4	12	0.4	0.4	0	0	0.03	0.01	0	9	0.4	0
		チーズサブレ	37	93	1.8	4.9	9.7	86	27	0.1	0.2	31	0	0.02	0.02	0.1	0	0.3	0.2
退院後4週間	献立1																		
	朝食	生揚げの網焼き・おろし添え	44	105	7.3	7.4	2.1	178	164	1.8	0.8	0	0	0.05	0.03	0	3	0.8	0.4
		ブロッコリーの塩ゆで	44	10	1.3	0.2	1.6	22	11	0.3	0.2	20	0	0.04	0.06	0.0	36	1.3	0.1
		シジミのみそ汁	44	34	2.3	0.7	4.5	575	37	1.3	0.5	4	0	0.01	0.05	10.6	0	0.4	1.6
		ごはん	44	252	3.8	0.5	55.7	2	5	0.2	0.9	0	0	0.03	0.02	0.0	0	0.5	0
		朝食合計		401	14.7	8.8	63.9	777	217	3.6	2.4	24	0.0	0.13	0.16	10.6	39	3.0	2.1
	昼食	ホタテ貝柱とカリフラワーのクリームシチュー	45	239	14.7	8.3	26.2	582	138	0.6	1.7	167	0.3	0.12	0.24	1.3	38	2.3	1.5
		グリーンサラダ	45	31	0.4	2.9	1.2	38	11	0.2	0.1	18	0	0.02	0.02	0	5	0.3	0.1
		パン（ロールパン）	45	95	3.0	2.7	14.6	147	13	0.2	0.2	0	0	0.03	0.02	0	0	0.6	0.4
		昼食合計		365	18.1	13.9	42.0	767	162	1.0	2.0	185	0.3	0.17	0.28	1.3	43	3.2	2.0
	間食	**間食（10時）キウイヨーグルト**	46	85	4.0	3.0	10.7	49	134	0.1	0.4	36	0	0.04	0.15	0.1	31	1.1	0.1
		カステラ	46	128	2.5	1.8	25.3	22	12	0.4	0.2	19	0	0.01	0.17	0.1	0	0.2	0
		お茶（ほうじ茶）	46	0	0	0	0.2	2	3	0	0	0	0	0	0.03	0	0	0	0
		間食（15時）合計		128	2.5	1.8	25.5	24	15	0.4	0.2	19	0	0.01	0.20	0.1	0	0.2	0
	夕食	鶏ささ身の梅じそ風味	46	50	10.5	0.4	0.9	276	6	0.2	0.3	11	0	0.04	0.05	0	1	0.2	0.4
		ちくわぶとかぶの煮物	46	83	3.6	0.4	17.3	378	16	0.4	0.2	3	0	0.03	0.04	0.3	4	1.0	1.0
		茶わん蒸し	46	49	5.5	2.6	0.5	402	19	0.5	0.5	39	0.5	0.03	0.12	0.7	0	0	1.0
		ごはん	46	252	3.8	0.5	55.7	2	5	0.2	0.9	0	0	0.03	0.02	0.0	0	0.5	0
		夕食合計		434	23.4	3.9	74.4	1058	46	1.3	1.9	53	0.5	0.13	0.24	1.0	5	1.7	2.4
	献立2																		
	朝食	ハムとキャベツのサンドイッチ	48	206	8.4	7.0	28.0	672	34	0.5	0.7	3	0.1	0.17	0.06	0.1	22	1.9	1.7
		いちごヨーグルト	48	72	3.9	3.0	7.5	48	125	0.1	0.5	33	0	0.05	0.15	0.1	20	0.4	0.1
		ミルクティー	48	11	0.6	0.6	0.8	7	18	0	0.1	6	0	0.01	0.03	0	0	0	0
		朝食合計		289	12.9	10.6	36.3	727	177	0.6	1.3	42	0.1	0.23	0.24	0.2	42	2.3	1.8
	昼食	サケの幽庵焼き	49	86	13.9	2.5	1.4	382	12	0.4	0.4	7	19.2	0.10	0.14	3.5	5	0	1.0
		長芋のとろろ	49	35	1.3	0.2	7.3	173	9	0.3	0.2	0	0	0.05	0.02	0	3	0.5	0.4
		大根とにんじんのみそ汁	49	49	2.5	0.8	8.4	674	40	0.7	0.3	204	0	0.05	0.05	0.6	8	2.1	1.7
		ごはん	49	252	3.8	0.5	55.7	2	5	0.2	0.9	0	0	0.03	0.02	0.0	0	0.5	0
		昼食合計		422	21.5	4.0	72.8	1231	66	1.6	1.8	211	19.2	0.23	0.23	4.1	16	3.1	3.1
	間食	ホットレモネード	50	42	0	0	11.6	1	1	0.1	0	0	0	0	0	0	3	0	0
		ソーダクラッカー	50	81	2.0	1.9	14.1	139	10	0.1	0.1	0	0	0.01	0.01	0	0	0.4	0.4
		間食（10時）合計		123	2.0	1.9	25.7	140	11	0.2	0.1	0	0	0.01	0.01	0	3	0.4	0.4
		チーズとバジルの蒸しパン	50	78	1.9	0.6	15.4	100	34	0.1	0.1	3	0	0.03	0.01	0	0	0.5	0.3
		紅茶	50	2	0.2	0	0.2	2	2	0	0	0	0	0	0.02	0	0	0	0
		間食（15時）合計		80	2.1	0.6	15.6	102	36	0.1	0.1	3	0.0	0.03	0.03	0.0	0	0.5	0.3
	夕食	キンメダイと豆腐の寄せなべ	51	166	13.7	4.7	17.4	1014	86	1.5	1.3	112	0.5	0.15	0.12	0.6	19	2.1	2.6
		ごはん	51	252	3.8	0.5	55.7	2	5	0.2	0.9	0	0.0	0.03	0.02	0	0	0.5	0
		夕食合計		418	17.5	5.2	73.1	1016	91	1.7	2.2	112	0.5	0.18	0.14	0.6	19	2.6	2.6

			掲載ページ	エネルギー	たんぱく質	脂質	炭水化物	ナトリウム	カルシウム	鉄	亜鉛	ビタミン						食物繊維	食塩相当量
												A（レチノール当量）	D	B_1	B_2	B_{12}	C		
				kcal	g	g	g	mg	mg	mg	mg	μg	μg	mg	mg	μg	mg	g	g
退院後4週間	献立3																		
	朝食	湯豆腐のほうれん草添え	52	64	6.2	3.3	2.4	189	106	1.4	0.7	105	0	0.09	0.09	0.1	11	1.1	0.4
		里芋のごまだれかけ	52	74	2.3	4.1	7.8	172	4	0.2	0.1	0	0	0.03	0.01	0	2	0.8	0.4
		大根のレモンあえ	52	13	0.3	0.1	2.9	131	16	0.1	0.1	0	0	0.01	0.01	0	13	1.0	0.3
		ごはん	52	252	3.8	0.5	55.7	2	5	0.2	0.9	0	0	0.03	0.02	0	0	0.5	0
		朝食合計		403	12.6	8.0	68.8	494	131	1.9	1.8	105	0.0	0.16	0.13	0.1	26	3.4	1.1
	昼食	ふわふわカニ玉	53	146	9.3	7.2	9.3	685	39	1.1	1.5	75	0.9	0.04	0.24	0.5	0	0.0	1.8
		きゅうりのスティック	53	4	0.3	0	0.8	0	7	0.1	0.1	7	0	0.01	0.01	0	4	0.3	0
		かぼちゃの中国風スープ	53	44	1.2	0.1	9.6	443	9	0.3	0.2	135	0	0.04	0.05	0	21	1.6	1.1
		ごはん	53	252	3.8	0.5	55.7	2	5	0.2	0.9	0	0	0.03	0.02	0	0	0.5	0
		昼食合計		446	14.6	7.8	75.4	1130	60	1.7	2.7	217	0.9	0.12	0.32	0.5	25	2.4	2.9
	間食	間食(10時)ラッシー	54	110	4.7	4.6	12.6	61	157	0.1	0.6	48	0.2	0.06	0.20	0.3	4	0	0.1
		間食(15時)花麩うどん	54	156	5.0	0.5	33.7	1014	17	0.5	0.3	3	0	0.05	0.05	0.5	0	1.0	2.6
	夕食	カレイの煮付け	55	129	19.0	1.2	12.1	922	45	0.5	0.9	5	11.7	0.04	0.34	2.8	1	0.2	2.4
		小松菜と油揚げの煮浸し	55	50	2.6	2.5	5.7	382	78	1.3	0.3	78	0	0.04	0.06	0.3	12	0.7	1.0
		にんじんとセロリのサラダ	55	53	0.8	3.0	6.0	60	30	0.2	0.2	344	0	0.03	0.04	0	5	1.9	0.2
		ごはん	55	252	3.8	0.5	55.7	2	5	0.2	0.9	0	0	0.03	0.02	0	0	0.5	0
		夕食合計		484	26.2	7.2	79.5	1366	158	2.2	2.3	427	11.7	0.14	0.46	3.1	18	3.3	3.6
	肉と魚のおかず	アジのつみれ汁	56	120	14.3	2.4	10.6	630	52	0.9	0.7	10	1.2	0.10	0.17	0.4	9	2.2	1.7
		中国風ゆで鶏	57	223	24.0	13.8	10.3	849	33	1.1	2.3	27	0	0.11	0.27	0.4	25	1.0	2.2
		れんこんハンバーグ	58	223	13.3	11.2	17.0	661	33	1.7	2.2	69	0.4	0.30	0.19	0.6	42	2.6	1.7
		鶏手羽元のポトフ	59	197	12.5	9.0	16.5	577	47	0.8	1.0	242	0.1	0.11	0.11	0.2	44	2.9	1.5
	麩のおかず	車麩入り肉じゃが	60	180	8.5	2.4	33.8	374	21	1.0	0.9	6	0	0.30	0.10	0.1	42	2.4	0.9
		麩入り肉団子	61	275	18.1	16.8	11.5	672	33	1.8	2.3	53	0.5	0.46	0.29	0.4	49	2.3	1.7
	野菜のおかず	大根とにんじんのきんぴら	62	37	0.6	1.7	5.5	268	16	0.2	0.1	68	0	0.02	0.02	0	6	0.9	0.7
		かぼちゃとりんごのサラダ	63	85	1.1	2.5	15.4	45	9	0.3	0.2	167	0	0.04	0.05	0	24	2.3	0.1
退院後2か月	献立1																		
	朝食	生トマトのピザトースト	68	205	9.9	7.5	25.0	371	140	0.4	0.4	102	0	0.07	0.11	0	11	1.9	0.9
		和風グリーンサラダ	68	57	1.9	3.2	6.3	633	13	0.3	0.2	11	0	0.02	0.03	0	5	0.5	1.6
		いちごヨーグルト	68	76	3.9	3.0	8.4	48	125	0.1	0.5	33	0	0.05	0.15	0.1	20	0.4	0.1
		紅茶	68	2	0.2	0	0.2	2	2	0	0	0	0	0	0.02	0	0	0	0
		朝食合計		340	15.9	13.7	39.9	1054	280	0.8	1.1	146	0	0.14	0.31	0.1	36	2.8	2.6
	昼食	豆腐のステーキ・おろし添え	69	158	9.1	8.1	14.4	710	135	1.5	1.0	27	0	0.14	0.13	0	51	2.6	1.8
		れんこんのきんぴら	69	63	1.3	2.0	11.1	352	10	0.3	0.2	0	0	0.04	0.01	0	19	0.8	0.9
		ごはん	69	252	3.8	0.5	55.7	2	5	0.2	0.9	0	0	0.03	0.02	0	0	0.5	0
		お茶(ほうじ茶)	69	0	0	0	0.2	2	3	0	0	0	0	0	0.03	0	0	0	0
		昼食合計		473	14.2	10.6	81.4	1067	150	2.0	2.1	27	0	0.21	0.19	0	70	3.9	2.7
	間食	ジンジャーティー	70	23	0.2	0	5.9	2	2	0.1	0	0	0	0.00	0.02	0	0	0.1	0
		クリーム入りウエハース	70	100	1.7	3.0	16.6	106	5	0.1	0.1	4	0	0.01	0.02	0	0	0.3	0.3
		間食(10時)合計		123	1.9	3.0	22.5	108	7	0.2	0.1	4	0	0.01	0.04	0	0	0.4	0.3
		間食(15時)りんご	70	43	0.2	0.1	11.7	0	2	0	0	2	0	0.02	0.01	0	3	1.2	0
	夕食	生タラの甘酢いため	70	193	15.6	6.3	17.5	719	39	0.6	0.6	34	0.8	0.11	0.15	1.1	54	1.1	1.8
		かぼちゃの含め煮	70	69	1.7	0.2	14.2	310	12	0.3	0.2	165	0	0.05	0.06	0.3	22	1.8	0.8
		白菜のサラダ	70	46	1.3	3.3	3.0	567	29	0.4	0.2	6	0	0.02	0.03	0	10	0.9	1.4
		雑穀入りごはん	70	264	4.2	0.6	57.6	2	7	0.3	1.0	0	0	0.04	0.02	0	0	0.8	0.0
		夕食合計		572	22.8	10.4	92.3	1598	87	1.6	2.0	205	0.8	0.22	0.26	1.4	86	4.6	4.0

			掲載ページ	エネルギー	たんぱく質	脂質	炭水化物	ナトリウム	カルシウム	鉄	亜鉛	ビタミン A（レチノール当量）	ビタミン D	ビタミン B_1	ビタミン B_2	ビタミン B_{12}	ビタミン C	食物繊維	食塩相当量
				kcal	g	g	g	mg	mg	mg	mg	μg	μg	mg	mg	μg	mg	g	g
退院後2か月	献立2																		
退院後2か月	朝食	アジの干物	72	101	12.1	5.3	0.1	402	22	0.5	0.4	0	1.8	0.06	0.09	3.8	0	0	1.0
退院後2か月	朝食	かぶのしょうゆ漬け	72	16	0.6	0	4.0	231	22	0.2	0.1	12	0	0.02	0.03	0	10	0.6	0.6
退院後2か月	朝食	豆腐としめじのみそ汁	72	47	4.1	1.7	4.8	659	31	0.8	0.4	0	0.4	0.09	0.08	0.6	1	1.4	1.7
退院後2か月	朝食	ごはん	72	252	3.8	0.5	55.7	2	5	0.2	0.9	0	0	0.03	0.02	0	0	0.5	0
退院後2か月	朝食	朝食合計		416	20.6	7.5	64.6	1294	80	1.7	1.8	12	2.2	0.20	0.22	4.4	11	2.5	3.3
退院後2か月	昼食	納豆と野菜の冷やしうどん	73	238	8.8	2.3	47.0	887	52	1.2	0.6	39	0	0.12	0.13	0.1	33	3.8	2.2
退院後2か月	昼食	しょうがスープ	73	7	0.2	0.2	1.0	434	1	0	0	0	0	0	0	0	0	0.1	1.1
退院後2か月	昼食	昼食合計		245	9.0	2.5	48.0	1321	53	1.2	0.6	39	0	0.12	0.13	0.1	33	3.9	3.3
退院後2か月	間食	間食(10時)シリアルヨーグルト	74	73	3.8	3.1	7.4	73	120	0	0.4	33	0	0.04	0.14	0.1	1	0.1	0.2
退院後2か月	間食	間食(15時)バナナのせフレンチトースト	74	172	6.7	6.2	22.3	192	67	0.7	0.7	66	0.6	0.06	0.20	0.4	4	0.8	0.5
退院後2か月	夕食	鶏肉の照り焼き	75	256	17.8	18.7	1.8	659	10	0.6	1.8	44	0.1	0.09	0.21	0.4	5	0.2	1.6
退院後2か月	夕食	根菜汁	75	63	2.2	0.1	15.4	357	36	0.5	0.4	136	0	0.07	0.06	0.8	6	3.0	0.9
退院後2か月	夕食	じゃこと青じその混ぜずし	75	288	7.4	2.3	56.5	197	82	0.5	1.3	27	4.6	0.06	0.03	0.5	0	0.9	0.5
退院後2か月	夕食	夕食合計		607	27.4	21.1	73.7	1213	128	1.6	3.5	207	4.7	0.22	0.30	1.7	11	4.1	3.0
退院後2か月	ワンディッシュメニュー	エビとほうれん草の水ギョーザ	76	202	15.3	5.6	21.6	591	57	2.2	1.8	267	0.1	0.28	0.25	0.6	28	3.0	1.5
退院後2か月	ワンディッシュメニュー	五目あんかけそば	77	393	20.0	11.1	52.2	1052	85	1.7	1.7	173	1.1	0.24	0.21	1.5	23	4.3	2.7
退院後2か月	ワンディッシュメニュー	魚介のパスタ	78	306	20.6	6.0	42.8	522	35	1.4	1.9	135	3.6	0.25	0.15	1.6	64	4.4	1.4
退院後2か月	ワンディッシュメニュー	豆腐のキーマカレー	79	444	13.6	10.7	70.9	645	127	1.6	1.9	43	0.5	0.13	0.17	0.2	4	2.5	1.6
退院後2か月	ワンディッシュメニュー	ハヤシライス	80	556	20.9	19.4	70.4	693	26	2.5	5.6	51	0.1	0.13	0.23	1.6	58	1.9	1.7
退院後2か月	ワンディッシュメニュー	車麩入りカツ丼	81	519	18.9	13.8	77.1	865	51	2.0	2.5	93	1.0	0.28	0.33	0.5	4	1.6	2.2
退院後3か月	献立1																		
退院後3か月	朝食	キャベツ入りいり豆腐	84	117	8.4	7.8	2.8	436	116	1.2	0.8	39	0.5	0.08	0.14	0.2	12	0.8	1.1
退院後3か月	朝食	かぶのレモン漬け	84	13	0.4	0.1	2.9	335	26	0.2	0.1	12	0	0.02	0.02	0	15	0.9	0.8
退院後3か月	朝食	こんぶのつくだ煮	84	4	0.3	0.1	1.7	145	8	0.1	0	0	0	0	0	0	0	0.3	0.4
退院後3か月	朝食	麩のすまし汁	84	16	1.2	0.1	3.2	335	7	0.1	0.1	2	0	0.02	0.02	0.5	0	0.1	0.9
退院後3か月	朝食	ごはん	84	269	4.0	0.5	59.4	2	5	0.2	1.0	0	0	0.03	0.02	0	0	0.5	0
退院後3か月	朝食	朝食合計		419	14.3	8.6	70.0	1253	162	1.8	2.0	53	0.5	0.15	0.20	0.7	27	2.6	3.2
退院後3か月	昼食	エビとアボカドのサンドイッチ	85	370	17.5	13.5	45.8	762	58	1.1	1.6	26	0	0.13	0.16	0.7	9	4.6	2.0
退院後3か月	昼食	スティックサラダ	85	11	0.7	0.1	2.5	12	24	0.2	0.1	11	0	0.02	0.02	0	9	1.0	0
退院後3か月	昼食	ヨーグルト	85	50	2.9	2.4	3.9	38	96	0	0.3	26	0	0.03	0.11	0.1	1	0	0.1
退院後3か月	昼食	紅茶	85	2	0.2	0	0.2	2	2	0	0	0	0	0	0.02	0	0	0	0
退院後3か月	昼食	昼食合計		433	21.3	16.0	52.4	814	180	1.3	2.0	63	0	0.18	0.31	0.8	19	5.6	2.1
退院後3か月	間食	間食(10時)野菜ジュース	86	77	0.8	0	18.5	81	—	—	—	1010	9.5	2.30	2.55	4.0	1000	—	0.2
退院後3か月	間食	さつま芋の茶巾絞り	86	97	0.6	2.8	17.5	27	19	0.3	0.1	18	0	0.05	0.01	0	13	1.0	0.1
退院後3か月	間食	紅茶	86	2	0.2	0	0.2	2	2	0	0	0	0	0	0.02	0	0	0	0
退院後3か月	間食	間食(15時)合計		99	0.8	2.8	17.7	29	21	0.3	0.1	18	0	0.05	0.03	0	13	1.0	0.1
退院後3か月	夕食	ホタテ貝柱と青梗菜の塩いため	87	251	33.2	6.3	13.8	850	164	2.0	3.7	255	0	0.05	0.23	3.6	40	1.8	2.2
退院後3か月	夕食	大根とにんじんの中国風甘酢漬け	87	59	0.2	1.0	11.9	127	11	0.1	0.1	102	0	0.01	0.01	0	4	0.8	0.3
退院後3か月	夕食	ワンタンスープ	87	112	4.6	2.9	15.8	577	8	0.4	0.5	1	0.1	0.09	0.04	0	1	0.7	1.5
退院後3か月	夕食	ごはん	87	269	4.0	0.5	59.4	2	5	0.2	1.0	0	0	0.03	0.02	0	0	0.5	0
退院後3か月	夕食	夕食合計		691	42.0	10.7	100.9	1556	188	2.7	5.3	358	0.1	0.18	0.30	3.6	45	3.8	4.0

			掲載ページ	エネルギー kcal	たんぱく質 g	脂質 g	炭水化物 g	ナトリウム mg	カルシウム mg	鉄 mg	亜鉛 mg	ビタミン A（レチノール当量） µg	ビタミン D µg	ビタミン B_1 mg	ビタミン B_2 mg	ビタミン B_{12} µg	ビタミン C mg	食物繊維 g	食塩相当量 g
退院後3か月	献立2																		
退院後3か月	朝食	納豆ときゅうりの梅じそあえ	88	88	7.2	4.1	6.7	418	53	1.5	0.9	23	0	0.04	0.24	0	7	3.4	0.8
		ミックスリーフのサラダ	88	20	0.4	1.0	1.9	172	9	0.2	0.1	15	0	0.01	0.01	0	3	0.2	0.4
		アサリのみそ汁	88	39	3.4	0.8	4.5	954	36	1.5	0.4	1	0	0.01	0.06	14.7	0	0.6	2.5
		ごはん	88	269	4.0	0.5	59.4	2	5	0.2	1.0	0	0	0.03	0.02	0	0	0.5	0
		朝食合計		416	15.0	6.4	74.5	1546	103	3.4	2.4	39	0	0.09	0.33	14.7	10	4.7	3.5
	昼食	サワラのみそ漬け焼き	89	124	14.1	6.8	0.1	46	9	0.6	0.7	8	4.9	0.06	0.25	3.7	0	0	0.7
		にんじんのごまあえ	89	36	0.9	1.7	5.1	149	50	0.4	0.3	340	0	0.03	0.03	0	2	1.6	0.4
		ブロッコリーの塩ゆで	89	7	0.9	0.1	1.0	12	8	0.2	0.1	13	0	0.03	0.04	0	24	0.9	0
		ごはん	89	269	4.0	0.5	59.4	2	5	0.2	1.0	0	0	0.03	0.02	0	0	0.5	0
		いちご	89	20	0.5	0.1	5.1	0	10	0.2	0.1	1	0	0.02	0.01	0	37	0.8	0
		お茶（ほうじ茶）	89	0	0	0	0.2	2	3	0	0	0	0	0	0.03	0	0	0	0
		昼食合計		456	20.4	8.2	70.9	211	85	1.6	2.2	362	4.9	0.17	0.38	3.7	63	3.8	1.1
	間食	間食（10時）栄養補給飲料	90	160	1.5	0	37.0	56	—	—	—	—	—	0.09	0.10	0.1	—	2.9	0.1
		ココアクッキー	90	118	1.3	6.1	14.5	52	8	0.3	0.2	35	0	0.02	0.01	0	0	0.7	0.1
		お茶（ウーロン茶）	90	0	0	0	0.2	2	3	0	0	0	0	0	0.05	0	0	0	0
		間食（15時）合計		118	1.3	6.1	14.7	54	11	0.3	0.2	35	0	0.02	0.06	0	0	0.7	0.1
	夕食	ポテトコロッケ	91	515	16.5	30.0	43.1	293	33	2.3	3.0	12	0.2	0.23	0.20	0.9	67	3.5	0.7
		根菜の煮物	91	42	1.9	0.1	12.3	176	24	0.4	0.5	70	0	0.06	0.04	0.2	14	2.5	0.5
		発芽玄米ごはん	91	133	2.1	0.4	28.8	1	3	0.1	0.4	0	0	0.05	0.01	0	0	0.4	0
		お茶（ほうじ茶）	91	0	0	0	0.2	2	3	0	0	0	0	0	0.03	0	0	0	0
		夕食合計		690	20.5	30.5	84.4	472	63	2.8	3.9	82	0.2	0.34	0.28	1.1	81	6.4	1.2
	手作りお弁当	豚肉とキャベツのしょうが焼き	93	104	11.1	4.6	5.1	365	15	0.5	1.0	3	0	0.37	0.10	0.1	11	0.5	0.9
		小松菜のソテー	93	12	0.3	1.0	0.5	198	38	0.6	0	57	0	0.02	0.03	0	9	0.4	0.5
		蒸しかぼちゃ	93	27	0.6	0.1	6.2	195	5	0.2	0.1	99	0	0.02	0.03	0	13	1.1	0.5
		とろろこんぶのみそ汁	93	22	1.4	0.6	4.0	525	35	0.5	0.1	3	0	0.02	0.02	0	1	1.6	1.3
		おむすび	93	272	4.2	0.6	60.0	101	5	0.2	1.0	0	0	0.03	0.02	0	0	0.5	0.3
		豚肉のしょうが焼き弁当合計		437	17.6	6.9	75.8	1384	98	2.0	2.2	162	0	0.46	0.20	0.1	34	4.1	3.5
		厚揚げのしぐれ煮	95	101	6.5	5.7	7.6	703	126	1.5	0.7	0	0	0.05	0.04	0.2	0	0.4	1.8
		エビ入り酢ばす	95	57	5.0	0.1	8.8	218	14	0.2	0.4	1	0	0.04	0.02	0.6	15	0.6	0.6
		さやいんげんのおかかあえ	95	5	0.6	0	0.7	6	7	0.1	0.1	7	0	0.01	0.02	0.1	1	0.3	0
		のりと梅干しのお吸い物	95	1	0.2	0	0.4	176	2	0.1	0	9	0	0	0.01	0.2	1	0.2	0.2
		ごはん	95	269	4.0	0.5	59.4	2	5	0.2	1.0	0	0	0.03	0.02	0	0	0.5	0
		厚揚げのしぐれ煮弁当合計		433	16.3	6.3	76.9	1105	154	2.1	2.2	17	0	0.13	0.11	1.1	17	2.0	2.6
100日目のお祝い膳		エビのチリソース煮	100	115	11.6	3.5	8.8	578	24	0.3	0.8	10	0	0.03	0.04	1.1	2	0.6	1.5
		ハムと野菜の湯葉巻き	100	56	5.3	3.3	1.5	226	15	0.5	0.5	0	0.2	0.10	0.03	0.1	8	0.5	0.6
		温野菜	101	18	1.8	0.2	3.5	4	26	0.5	0.3	30	0	0.06	0.09	0	28	2.0	0
		中国風コーンスープ	101	61	2.7	1.9	8.0	290	10	0.5	0.4	27	0.3	0.02	0.09	0.2	1	0.7	0.8
		ごはん	99	218	3.3	0.4	48.2	1	4	0.1	0.8	0	0	0.03	0.01	0	0	0.4	0
		フルーツ入り杏仁豆腐	101	178	8.4	6.0	23.9	72	188	0.2	0.7	61	0.5	0.07	0.25	0.5	45	1.4	0.2
		お祝い膳合計		646	33.1	15.3	93.9	1171	267	2.1	3.5	128	1.0	0.31	0.51	1.9	84	5.6	3.1

著者プロフィール

■ 医療解説

森谷宜皓《もりやよしひろ》

独立行政法人国立がん研究センター中央病院下部消化管外科長、医学博士。
岡山大学医学部卒業。日本大学医学部客員教授、オランダ・ライデン大学客員教授（1994 ～ 1995 年）、JCOG 大腸がん外科グループ代表、日本消化器外科学会評議員、大腸肛門病学会評議員を務める。オランダ外科学会金賞受賞。
得意診療は、あらゆるステージの大腸がん、中でも進行直腸がんと再発がんの外科治療。ＱＯＬを考慮した根治性の高い手術を行なうために腫瘍内科医、放射線治療医、内視鏡治療医とのきめ細かい連携のもと治療方針を立て、難治がんである局所再発がん、肝転移などの遠隔転移例に対しても積極的外科治療を行なっている。

■ 栄養指導

桑原節子《くわはらせつこ》

独立行政法人国立がん研究センター中央病院栄養管理室長、管理栄養士。
女子栄養大学栄養学部実践栄養学科卒業。国立佐倉病院をはじめ、国立横浜病院栄養管理室長などの栄養管理室長を歴任し、2003年国立がんセンター中央病院（現国立がん研究センター中央病院）栄養管理室長に就任。2007 ～ 2010年、厚生労働省医政局政策医療課栄養専門官併任。
また、全国がん栄養管理研究会会長や全国国立病院管理栄養士協議会副会長、全国国立高度専門医療センター栄養管理室長協議会会長なども務める。栄養指導を行なうかたわら、研究活動や講演活動においても活躍している。

■ レシピ・料理作成

重野佐和子《しげのさわこ》

料理研究家、菓子店店主。
フランス料理研究家・上野万梨子氏のアシスタントを経て渡仏、ル・コルドン・ブルー、エコール・ド・ルノートルで学び帰国後、横浜にフランス料理とお菓子の教室を開講。同時にフリーの料理研究家となる。
自身の大腸がん手術を機に、ヘルシー料理の研究を始め、術後の食事レシピやエッセイを雑誌や書籍、新聞に執筆している。2008年にはヘルシースイーツ専門店「焼き菓子のアトリエ Café Rico」をオープン。おなかの健康を第一に考えた商品開発をモットーにしている。
著書に『きょうも、おいしく』（ペンネーム Rico、女子栄養大学出版部）、『大腸がん・大腸ポリープ再発予防のおいしいレシピ』（法研）他がある。
Café Rico ホームページ　http://cafe-rico.com/

撮影 ■ 青山紀子
アートディレクション ■ 大藪胤美（フレーズ）
デザイン ■ 木村陽子（フレーズ）
イラスト ■ Haco
スタイリング ■ 渡辺孝子
栄養価計算 ■ スタジオ食
校正 ■ くすのき舎
編集協力 ■ 中島さなえ
写真提供 ■ 国井美奈子

100 日レシピシリーズ
大腸がん手術後の100日レシピ
退院後の食事プラン

2010 年 10 月 1 日　初版第 1 刷発行

著者 ■ 森谷宜皓　桑原節子　重野佐和子
発行者 ■ 香川達雄
発行所 ■ 女子栄養大学出版部

〒 170 - 8481　東京都豊島区駒込 3 - 24 - 3
電話 ■ 03 - 3918 - 5411（営業）
03 - 3918 - 5301（編集）
ホームページ ■ http://www.eiyo21.com/
振替 ■ 00160 - 3 - 84647
印刷所 ■ 凸版印刷株式会社

ISBN978 - 4 - 7895 - 1432 - 3